자연치유력

The Cure: Heal Your Body, Save Your Life by Timothy Brantley
Original copyright ⓒ 2007 by Timothy Brantley
This original edition was published in U.S.A. by John Wiley & Sons International Rights, Inc.
Korean translation copyright ⓒ 2008 by FirForest Press
This Korean edition was arranged with John Wiley & Sons International Rights, Inc. through Best Literary & Rights Agency, Korea.
All rights reserved.

이 책의 한국어판 저작권은 베스트 에이전시를 통한
원저작권자와의 독점 계약으로 도서출판 전나무숲이 소유합니다.
신저작권법에 의하여 한국 내에서 보호를 받는 저작물이므로 무단전재와 무단복제를 금합니다.

THE CURE

잠들어 있는 몸속 생명력을 깨워라!

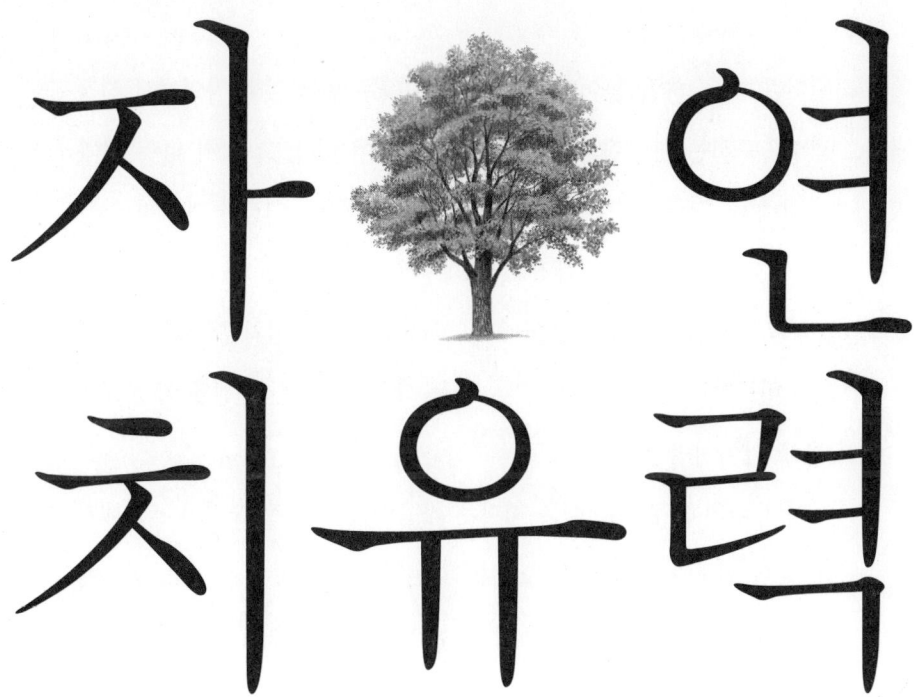

자연치유력

티모시 브랜틀리 지음 | **박경민** 옮김

전나무숲

서문

어린 시절, 하늘 높이 솟아 있는 망고나무 위에 앉아 자연에서 직접 먹이를 구하는 다람쥐와 새들을 바라본 적이 있다. 그 당시 나는 나와 내 가족들, 그리고 모든 사람들을 무척 사랑했다. 그러나 예기치 않은 질병이 내 목덜미를 움켜잡았고, 그때부터 나는 끔찍한 현실을 인식하지 않으면 안 되었다. 어머니, 아버지, 그리고 사촌이 불치병으로 이른 나이에 비극적인 죽음을 맞이한 후, 나는 그들이 요절한 원인을 알고 싶었고, 또 알아야만 했다.

이런 나의 의무감은 때론 힘겨운 싸움이었고, 많은 노력이 필요했지만, 오랜 연구와 노력 끝에 마침내 그 원인을 규명할 수 있었다. 동시에 이런 과정을 통해 나는 최적의 건강 상태를 되찾을 수 있었다. 독자들도 나와 마찬가지로 자연과 호흡하면서 몸을 정화하고 단련한다면, 질병에 대한 두려움 없이 살게 될 것이다.

내 연구에 따르면, 대부분의 질병은 어느 날 갑자기 예고 없이 찾아와 우리를 꼼짝하지 못하게 하는 것도, 누군가에게 의지하지도 못하게 만드는 것이 아니며 고통과 절망에 빠뜨리는 불가사의한 것은 더더욱 아니다. 나는 질병의 원인을 찾아 그것으로부터 벗어나는 방법과 또 가장 중요한 요소인 건강을 해치는 생활습관을 예방할 수 있는 방법을 알아냈다. 우리의 건강 이력이나 부모님의 사망 경위와 관계없이 이 책은 우리가 사랑했던 사람들이 왜 죽는지, 우리가 왜 아픈지, 그리고 그것에 대해 무엇을 해야 하는지 간단 명료한 답을 제공할 것이다. 그리하여 우리가 그들처럼 고통을 받거나 안타까운 죽음을 맞지 않도록 할 것이다.

가슴 아픈 일은 미국인들의 건강이 지난 100년간 믿지 못할 정도로 나빠졌다는 사실이다. 많은 사람들이 우리가 직면한 건강 문제의 심각성을 제대로 이해하고 있는지 의심스럽다. 오늘날 두 사람 가운데 한 사람 꼴로 심장병으로 사망하고 있으며, 2.5명 가운데 한 명은 이런저런 형태의 암으로 사망한다. 비만과 당뇨가 빠르게 늘어나면서 대부분의 주요 질병 역시 급증했다. 그럼에도 의료 및 의약업체들은 빈약한 건강 상태나 고질적인 질병들이 마치 어쩔 수 없는 현대인의 산물인 양 인식시키는 데만 애를 써왔다.

우리는 가족들뿐만 아니라 많은 사람들이 암, 당뇨, 심지어 동맥경화로 쓰러져 질병에 찌든 삶을 살지 않으면 안 되는 암울한 시대에 살고 있다. 그런데도 거대한 제약업체들은 약을 통한 치료 방법만을 강조하고 있다. 하지만 제약업체들이 애초의 발병 원인을 알아내려고 노력하지 않는 한 치료 방법을 찾기란 거의 불가능하다.

제약회사들은 엄청난 부를 가져다줄 차세대 '기적의 약'을 만드느라 분주하다. 하지만 나는 여러분에게 이런 일반적인 과학 기술의 발전 가능성에 대한 장밋빛 환상과는 반대로, 거의 모든 건강 조건에는 논리적인 답이 있다고 말하고 싶다. 장담하건대, 대부분의 질병은 잘못된 식습관과 생활양식으로 인해 발생한다. 제약업계가 아무리 많은 약을 제조하고, 아무리 그럴듯한 논리를 내세우더라도 질병을 사라지게 할 기적의 약은 결코 찾지 못할 것이라고 단언하는 이유도 바로 이 때문이다.

이유는 그야말로 간단하다. 우선 약은 애초의 발병 원인을 제거하지 못한다. 오히려 약은 증상을 겉으로만 덮어 씌워 순간적으로만 우리를 안심하게 만드는 반창고와 유사하다. 약은 결코 질병의 초기 원인을 제거할 수 없다. 한편 공장에서는 우리를 병들게 하는 가공식품과 부작용을 일으키는 약들을 쏟아내고 있다. 우리에게는 이런 환경으로부터 우리 자신과 우리 아이들을 지켜낼 수 있는 정확한 정보가 필요하다. 건강 상태는 우리가 매일 섭취하는 것들에 대한 정확한 이해만으로도 호전될 수 있다. 이런 이해는 우리 자신과 가족들이 먹는 내용물이 우리의 건강을 계속 유지해줄 것인지, 아니면 불필요한 질병으로 조기에 고통을 받게 할 것인지 우리 스스로 판단할 수 있게 해줄 것이다.

연구를 시작한 10대 이후, 내 환자와 주변 친구들은 줄곧 내게 책을 쓰라고 용기를 북돋아주었다. 그러는 사이에도 병들어 죽어가는 수천 명의 환자들과 고통을 나누면서, 환자 스스로가 자신의 건강을 위협하게 만든 원인들을 찾기 위한 나의 연구는 계속되었다. 그 뒤에도 나는 더 많은 임상 결과가 필요하다고 생각했고, 마침내 불치병 환자들과 함께 했던 지난 30년간의 연구 결과를 사람들에게 제공할 준비가 되었다는 확신이 서게 되었다. 이 책은 병든 사람과 죽어가는 사람들을 연구한 내 최고의 경험적 산물이다.
건강의 균형과 생명력을 회복해줄 수 있는 단순하면서도 심오한 진리를 함께 나눔으로써, 이 책이 모든 사람들에게 최적의 건강 상태를 되찾아줄 수 있는 해답이자 길라잡이가 되기를 바라는 마음 간절하다.

남녀노소 누구나 할 것 없이 모든 사람들이 자연에 순응하는 삶이란 얼마나 아름다울지 한번 상상해보라.

내가 깨달은 건강의 열쇠는 땅과 바다에서 나는 생명력 넘치는 자연식을 먹는 것이다. 이제부터는 우리 모두가 인간에 의해 훼손되지 않은 자연 그대로의 완벽한 먹을거리와 마실거리를 섭취해야 할 때이다.

이 책은 의사나 건강 전문가들만 이해할 수 있는 복잡한 안내서가 아니라 모든 사람을 위한 것이다. 내 목표는 사람의 건강에 문제를 일으킨 근본 원인과 방식, 그리고 그 해결책을 이해시키는 것이다. 당신이 믿든 믿지 않든, 당신은 이미 최적의 건강에 이를 수 있는 열쇠를 갖고 있는 셈이다. 당신과 당신의 아이들이 무서운 질병에 걸릴지, 아니면 최적의 건강 상태를 누릴지의 여부는 결국 당신 자신의 결정에 달려 있다.

이 책에 실린 매우 다양한 연구들을 통해, 이미 많은 환자들이 자연이 우리에게 제공한 음식들로 영양을 보충하고 몸을 정화시켜 건강을 회복했다. 나는 당신이 이 책을 학습 도구로 쓸지, 아니면 어떤 영감을 받기 위해서 사용할지 모르지만 어느 경우라도 열린 마음으로 대해주기를 바란다. 건강이 가장 심각한 불균형 상태에 있거나 이미 질병 상태에 있다 하더라도 회복은 이미 진행 중이며, 반드시 호전시킬 수 있는 방법이 있음을 이 책은 입증해줄 것이다.

내 인생은 하나의 거대한 보물찾기와 같아서 대자연의 섭리를 이해하면 할수록 인생의 실마리도 꼬리에 꼬리를 물고 풀려나갔다.

지난 세월을 돌이켜보면 차근차근 한 번에 한 단계씩 밟아 올라가, 마침내 사명을 완수할 수 있었던 것이 아닌가 싶다. 이제 나는 이 책으로 자연의 가르침과 내 연구 결과를 통해 얻은 해답을 많은 사람들과 나누고자 한다. 자연이라는 이정표를 길잡이 삼고 자신의 몸에 귀를 기울일 수만 있다면, 체계적인 내 연구와 방식들이 완벽하다는 사실과 결코 논쟁의 여지가 없는 생명을 구제하는 역할을 할 것이라는 사실을 알게 될 것이다.

―티모시 브랜틀리

감사의 글

이 책은 한 개인의 노력이 아니라 여러 사람의 협력의 산물이다. 누구보다도 먼저 불철주야 작업을 하면서 책 집필에 많은 도움을 준 크리스틴 로트블라트에게 무한한 고마움을 전한다. 그녀의 경이적인 집필과 편집, 치유에 대한 자료가 없었다면 이 책은 결코 완성되지 못했을 것이다. 그녀의 재능은 줄곧 나를 놀라게 했는데, 그녀의 능력은 참으로 그 끝을 모를 정도였다. 크리스틴은 전문 침술사로서 25년간 영양에 관한 연구를 계속해왔다.

그녀가 건강문제에 대한 도움을 받기 위해 나를 찾아왔을 때 정작 도움을 받은 사람은 나 자신이었다. 크리스틴은 평생 한 번이나 만날 수 있을 법한 헌신적이고 진실한 친구이다. 진심으로 경의를 표한다. 그녀는 내가 알고 지냈던 사람들 가운데 가장 친절하고 상냥하며, 사려 깊은 사람일 뿐만 아니라, 최고의 재능까지 갖춘 사람이다. 만약 어떤 사람이 운이 좋아 크리스틴과 같은 친구를 만날 수 있다면, 그 사람은 반드시 인생에서 성공할 것이라고 확신한다. 크리스틴의 능력과 재주는 끊임없이 나를 놀라게 했다. 나의 사고 과정에 대한 도전, 정보 포착, 그리고 단어들을 책에 옮길 때 도움을 준 방법들은 마법과도 같았다. 게다가 편집 솜씨는 또 얼마나 놀라웠던지…….

크리스틴의 남편 스티븐 로트블라트, 딸 코리와 아들 맥스에게도 큰 감사를 전한다. 크리스틴이 이런 메시지를 세상에 알리려고 애쓰는 동안 보여준 그들의 인내심과 이해에 깊은 존경을 표한다.

또 작가인 앤드리아 캐건의 성실한 지원과 독려에 진심으로 고마움을 전한다. 앤드리아는 집필 팀의 핵심 멤버로서 이 책의 집필에 큰 역할을 했다. 나에 대한 앤드리아의 믿음이 나 자신을 채찍질할 수 있게 했고, 내 연구에 대한 그녀의 열성이 내 연구의 원동력이 되었음을 밝힌다.

나에게 항상 용기를 북돋아준 형 더글러스 브랜틀리에게도 감사를 전한다. 나의 어린 시절, 밥 브랜틀리 삼촌의 절대적인 사랑과 뒷받침에 대해서도 감사드린다. 그분의 자비로움, 그리고 셀 수 없을 정도의 많은 사람들에게 베푸신 사랑의 본보기들이 항상 나에게 영감을 주었다.

마지막으로 이런 놀라운 발견의 길로 안내해준 나의 모든 환자 및 의뢰인들의 절박한 상황들이 내 평생 연구의 수수께끼를 푸는 데 큰 도움을 주었다. 그리고 모든 스승들께 감사드린다. 그들의 용기, 열정, 진실에 대한 확신은 연구의 각 과정에서 사기 진작은 물론 든든한 가이드 역할을 해주었다.

차 례

서문   4
감사의 글   10

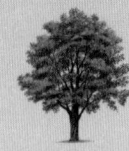
PART 1
내 몸의 균형을 찾아라

자연치유에 눈을 뜨다   18
- 어머니의 유방암 발병   25

아무도 이런 고통을 받아서는 안돼   44
- 드디어, 식이요법을 시작하다   48
- 내가 만든 첫 번째 기적, 카를로스 이야기   52

화학물질에 중독된 우리 가족 이야기   66
- 효소가 없거나 파괴된 음식을 피하라   77
- 살균 유제품을 끊어라   81

결장 해독과 단식으로 불치병을 치료하다　87
- 식이요법으로 만성 천식을 고치다　91
- 자연치유를 체계적으로 연구하다　99
- 인간이 만든 것과 자연이 만든 것　106

유방암과 대장암에 걸린 캐시 이야기　111
- 캐시에게서 암이 사라지다　122

진정한 치료자, 자연　127
- 유전에 관한 난센스　130
- 탤런트 켈리, 중증 당뇨병을 고치다　136

중금속으로 오염된 나 자신을 치료하다　142
- 중금속과 무기물　142
- 소금을 치느냐, 마느냐　147
- 미네랄 도둑이란?　149
- 과도하게 조리한 음식이 우리 몸을 망친다　151
- 요리한 것과 날것, 살아 있는 것과 죽은 것　155
- 슈퍼모델 캐럴 알트, 위 확장·비강염을 치료하다　161
- 루이, 통풍을 고치다　163

소냐, 자궁경부암을 고치다   172
- 잘못된 식생활 습관을 고쳐라   173
- 암이 흔적도 없이 사라지다   179

물이 건강을 회복시킨다   189
- 만성적 탈수는 만성적 피로를 가져온다   195
- 물은 단순히 물이 아니다   199

나의 연구   205
- 음식 그룹별 테스트   206
- 테스트와 평가 방법   208

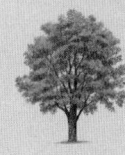

PART 2
내 몸의 균형을 찾기 위한 실천 프로그램

내 몸의 균형을 찾기 위한 로드맵   222
- 지침   223
- 균형을 찾기 위한 12가지 열쇠   226

건강은 건강할 때 지켜라   228
- 호위 클라인, 전립선암을 고치다   229

어떤 물을 언제 마실까? 234

- 하루에 마셔야 할 물의 양 235
- 레몬의 혜택 237
- 조직에 수분을 재공급시킬 때 유의해야 할 신호들 239
- 물을 마시는 방법 241

무엇을 언제 먹을까? 244

- 균형 잡힌 식사를 위한 지침 246
- 합성 비타민제를 버리고 천연 비타민제를 먹어라 249
- 정크푸드를 당장 끊어라 250
- 아침식사로는 무엇이 좋을까? 251
- 점심식사로는 무엇이 좋을까? 263
- 저녁식사로는 무엇이 좋을까? 269
- 건강을 위한 간식 273
- 식당에서는 이렇게 하라 275
- 디너파티에서 금하는 음식과 행동 지침 276

몸의 찌꺼기를 제거하자 285

- 장 해독하기 285
- 간과 쓸개 해독하기 291
- 신장과 방광 해독하기 297

태양, 정신, 운동, 휴식, 여가, 놀이 그리고 용서 299

- 태양 300
- 정신 301

- 운동　301
- 휴식과 여가　302
- 놀이　304
- 용서　304

비만 치료　306
- 매들린 해먼드, 비만을 치료하다　309

노화 치료　317
- 노화의 원인은 무엇인가?　317
- 토니와 설탕과 커피　320

건강은 가장 신성한 권리　323

브랜틀리 처방 건강 제품　327
브랜틀리 처방 주문 방법　328
참고문헌　330

THE CURE

PART 1

내 몸의 균형을 찾아라

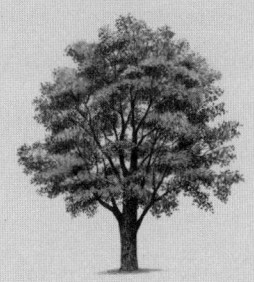

자연치유에 눈을 뜨다 / 아무도 이런 고통을 받아서는 안돼 / 화학물질에 중독된 우리 가족 이야기 / 결장 해독과 단식으로 불치병을 치료하다 / 유방암과 대장암에 걸린 캐시 이야기 / 진정한 치료자, 자연 / 중금속으로 오염된 인간을 치료하다 / 소냐, 자궁경부암을 고치다 / 물이 건강을 회복시킨다 / 나의 연구

자연치유에 눈을 뜨다

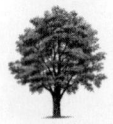

나는 운 좋게도 플로리다의 마이애미에서 자랐는데, 그것도 커다란 공원 한가운데가 우리 집이었다. 집 뒤쪽의 잔디 동산은 계단처럼 공원 아래쪽으로 층층이 내려와 있어서, 나는 그곳에서 늘 신선한 잔디 냄새를 맡았다. 우리의 정원은 거대한 나무들로 빽빽해서 시도 때도 없이 그 나무들에 오르곤 했는데 앞마당에는 코코넛, 뒤뜰에는 자몽, 키 라임, 망고 나무들로 가득 차 있었다. 나는 그곳에서 잘 익은 과일을 서로 먹겠다고 꽥꽥거리며 싸우는 다람쥐들이나 새들과 함께 앉아 있곤 했다. 그곳은 나만의 에덴동산이었던 셈이다.

오염된 세상으로부터 벗어나 아이가 성장하기에 얼마나 좋은 세계인가! 높은 나무 꼭대기에 올라가면 터키 옥석같은 대양의 푸른 물결을 볼 수 있었고 소금 냄새와 신선한 공기, 잘 익은 과일 향기를 맡을 수 있었다. 매일 새로운 발견을 하는 탐험가처럼 나는 그것들이 자라고 변해가는 모습을 보면서 대지와 내가 하나임을 느낄 수 있었다.

아버지와 함께 정원에서 일하면서, 물과 사랑을 제외하고는 어떤 도움도 없이 작은 씨앗에서 싱싱한 채소로 커가는 모습들을 바라볼 때마다 나는 조용하고 잔잔한 평화를 느낄 수 있었다. 그럴 때면 으레 인생의 모든 해답을 자연이 가지고 있는 것처럼 느꼈다. 자연은 언제나 조화와 균형을 이루었고 또 생명력을 느끼게 했다.

조지아의 한 농장에서 성장하신 나의 아버지 세실은 내게 자연의 아름다움과 균형에 대해 가르쳐주셨다. 몹시 가난했던 아버지의 가족들은 농사일로 하루하루를 연명했다. 그들에게는 땅이 전부였는데, 아버지의 강인한 외모가 그 사실을 입증해주고 있었다. 아버지의 몸은 자신의 몸을 해치면서까지 멋진 몸매를 만들려고 보디빌딩을 하는 사람들의 몸과는 차원이 달랐다. 아버지는 유전적으로 건장한 몸, 빛나는 녹색 눈, 검은 머리, 강건한 몸매, 그리고 넓은 가슴을 가진 완벽한 신체의 표본이었다.

나의 형 더글러스 역시 흙을 사랑했다. 우리는 밤과 낮처럼 서로 판이하게 달랐는데도(형은 조용하고 느긋한 반면 나는 한시도 가만히 있질 못했다), 아버지와 함께 땅을 가꿀 때만은 늘 함께였다. 우리 채소밭은 아버지가 자연을 존경해야 한다고 가르친 본보기와 같았다. 나는 내가 만든 밭이랑에 심은 작은 씨앗에서 싹이 나오는 것을 보고 경탄을 금할 수 없었다. 내가 "오, 세상에! 작은 새싹이 돋아나고 있어요!"라고 소리를 치기라도 하면 가족들은 웃곤 했다.

아버지는 더글러스 형과 내가 함께 일하고, 잡초를 뽑고, 땅을 파고, 심을 준비를 하고, 마지막으로 물을 주는 것도 잊지 않도록 하셨다. 아버지는 우리가 정원에서 애를 쓰고 진땀을 흘리고 있는 동안 "얘들아, 여기서 모든 것들이 나오는 거란다. 자연은 모든 답을 가지고 있지. 계속해서 땅을 가꾸도록 해라."라고 말씀하셨다.

그러나 아버지가 평생을 목가적으로 산 것은 아니었다. 아버지는 전쟁에 자원함으로써 농사일로부터 떠나신 적이 있었다. 복무기간이 끝났을 때 아버지는 소방관이 되어서 집으로 돌아왔고, 한참 후에는 소규모 해충 박멸회사 사장이 되었다. 소방관 시절, 24시간 교대 근무를 마치고 귀가할 때는 재 냄새를 풍기셨다. 큰 화재가 일어나기라도 한 날이면 아버지의 눈은 충혈되었고 머리, 팔, 눈썹에서는 털이 타는 냄새가 났다. 아버지의 표정이 이상한 날이면 우리는 누군가가 화재로 죽었다는 것을 알았지만, 아버지는 거기에 대해 전혀 언급하지 않으셨다.

우리 집 주방의 저장실은 집 밖의 에덴동산과는 완전 반대였다. 그것은 완전히 다른 세계였다. 그 당시만 해도 밭에서 나온 신선한 작물들이 포장되거나, 익히거나, 정제되거나, 과도하게 가공된 음식물들 때문에 빛을 보지 못하고 있었다. 그렇지만 아무도 이런 문제들을 이상하다고 생각한 사람은 없었다. 거의 모든 사람들은 SAD로 불리는 표준 미국 식품 기준에 따랐기 때문에 훨씬 나중에야 그 이유들을 이해하게 되었다.

텔레비전 광고와 캠페인은 우리집 부엌을 이상하게 바꾸어 놓았다. 선반과 조리대에는 신선한 채소나 과일보다는 설탕으로 정제된 시리얼, 식빵, 크래커, 포화 지방이 가득한 식물성 쇼트닝, 저온 살균 우유, 치명적인 방부제를 쓴 독성이 가득한 각종 캔 제품 같은 몸에 좋지 않은 가공식품들로 가득했다. 그리고 디저트들이 있었다. 부엌은 설탕을 묻힌 패스트리, 글레이즈드 도넛, 갖가지 종류의 막대 사탕들, 아이스크림, 팝시클(아이스캔디)과 탄산음료들로 넘쳐났다.

아이러니한 것은 설탕, 분홍색 또는 파란색으로 포장된 인공 감미료, 정제 소금, 첨가제 등이 우리집 부엌 찬장에 가득 들어차 있었는데, 그래도 어머니는 여러 가지 색소를 입힌 분말 상태의 인스턴트 음료는 금지하셨다. 그렇지만 마가린, 분말 인공 감미료, 젤리를 바른 식빵을 한 입 물면서 어머니는 "그런 음료는 너희들 건강에 좋지 않아."라고 말씀하시곤 했다.

어머니 바이올렛도 아버지와 마찬가지로 가난한 환경에서 자라셨다. 어머니는 항상 가족의 먹을거리를 준비하기 위해 힘겨운 싸움을 해야 하는 대가족의 전사였다. 따라서 형과 나는 부모님이 주시는 것은 무엇이든지 당연히 '먹어도 되는 것'으로 알았다. 어떤 종류의 음식도 거절할 그런 처지가 아니었다. 그저 먹을 수 있다는 사실에 감사할 따름이다.

가공·정제한 음식들은 미국인 대부분 가정의 주식이었으며, 우리 집도 다르지 않았다.

나는 어머니의 식단에 따라 식사를 했다. 달리 방법이 있었겠는가? 기분도 괜찮았고, 활력도 남 못지않았다. 나는 가능한 한 바깥에서 낚시를 하거나 다이빙을 하거나 파도를 헤치며 많은 시간을 보냈다. 신선한 공기를 들이켜면 소금물이 얼굴에 와닿곤 했다. 자연은 언제나 내 주변에 있었다. 열심히 놀았고 원하는 만큼 먹었으며, 살도 찌지 않아 스스로를 건강의 화신쯤으로 여겼다. 항상 허기를 채울 수 있는 충분한 음식을 먹었지만, 사실 나는 영양 부족 상태였다. 그러나 내 몸에 적신호가 울리기 전까지는 아무도 그 사실을 몰랐다.

어린 시절, 나는 홍역, 볼거리, 수두 같은 일반적인 아동 질병을 제외하고는 거의 아픈 적이 없었다. 감기에 걸려도 금세 나았다. 아침에 일어날 때면 코가 답답하거나 잦은 변비, 피부 가려움증 등 딱히 설명하기 어려운 신체 증상이 있기는 했지만 학교는 거의 결석하지 않았다.

내가 7살이 되었을 때 발에 흰색 마른 각질이 생겨 점점 커지고 있다는 사실을 알았다. 각질들이 갈라져 피가 나고, 남이 보는 데서는 결코 신을 벗을 수 없을 정도로 파충류처럼 발이 갈라지기 시작했다. 표현할 수 없을 만큼 심하게 아프기도 했다. 그 통증으로 인해 어떤 때는 제대로 걸을 수조차 없었다. 그로 인해 병원을 찾게 되었는데, 부모님은 "걱정하지 마라. 의사 선생님이 다 고쳐주실 거야."라며 나를 안심시켰다.

나는 의사 선생님에게 "원인이 뭐예요?"라고 물어보았다. 이런 물음은 부모님을 당황하게 했다. 어머니께서는 내 입을 막았다. 나는 그것이 싫었지만 어느새 익숙해져 있었다. 이른바 전문가들에게 질문을 할 때마다 어머니는 그렇게 하셨다. 전문가에게 질문을 하는 것은 그들의 권위에 도전하는 불경한 짓이라고 생각하셨기 때문이다. 그래서 매번 내가 의사들에게 같은 질문을 던질 때마다 어머니는 속상해하셨다.

의사 선생님은 주제넘은 내 질문을 무시했고, 나는 그저 연고를 받아 어머니와 진료실을 나오는 수밖에 없었다. 그러나 2주 후, 연고가 더 이상 효험이 없자 내 발의 상태는 더욱 악화되었고, 다른 의사를 찾아가게 되었다. 이번에는 몸집이 비대한 의사였는데, 각질이 벗겨진 발을 세심하게 들여다보더니 이렇게 말했다.

"균에 감염되었구나."

그 말은 이미 지난번 의사로부터 들은 말이었다.

그는 계속 얘기했다. "이 연고로 증상이 잡힐 거야. 그러나 장기간 이런 상태가 계속되기 때문에 익숙해져야 해." 나는 즉시 "원인이 뭐예요?"라고 질문했다. 그는 "글쎄, 거기까지는 생각 안 해봤는데."라며 웃었다.

"왜 생각해보지 않으셨어요?" 나는 다시 물었다.

내가 그렇게 말하자, 어머니는 나를 쏘아보면서 손으로 다시 내 입을 막으셨다. 그러나 병원을 나서는 순간, 어머니는 의사에게 내가 질문한 것에 상당히 만족스러워하시며 '쪽' 소리가 나도록 이마에 키스를 해주셨다. 그로부터 통쾌한 나의 질문이 계속되었다.

그 후 내게 어떤 일들이 일어났을지는 짐작할 수 있을 것이다. 두 번째 처방 역시 듣지 않았다. 그리고 10살 되던 해, 증상이 더 심해졌다. 피부 상태는 그 뒤로도 3년간 계속 악화되었다. 더 많은 '전문의'들을 찾았지만 그들은 내게 아무것도 해주지 못했다. 그들은 하얀 가운 공장에서 생산되어 나온 프로그램화된 기계처럼 똑같은 말만 되풀이했다. 그들은 주로 내게 연고를 건네주는 것으로 치료를 끝냈으며, 대체로 같은 처방으로 치료해주며 나를 집으로 돌려보냈다.

증상이 악화되었을 때, 어떤 의사는 약이 잘 스며들도록 발을 비닐 백으로 싸고 자라고 권했다. 나는 약이 듣지 않을 게 너무 뻔한데도 왜 귀찮게 그렇게 해야 하는지 알 수 없었다. 그러면서도 나는 어쩌면 전문가가 나에게 해결책을 제시해줄지도 모른다는 생각에 일말의 희망을 갖고 최선을 다했다. 그러나 그들은 나를 어떻게 치료해야 할지 전혀 모르는 것 같았고, 그럼에도 그들은 그것을 인정하려 들지 않았다. 이런 치료과정이 반복되자 부모님은 더 이상 내 발을 의사들에게 보이려 하지 않았고 병원에도 데리고 가지 않으셨다. 부모님이 생각하시기에 내 발 상태는 생명에 지장을 주는 것은 아니라고 여기게 되었고, 그래서 나는 그것을 안고 살아가는 방법을 배워야만 했다.

어머니의 유방암 발병

13살이 되었을 때도 나는 여전히 남들 앞에서 신발과 양말을 벗지 않았다. 그즈음 나는 두통을 앓기 시작했다. 두통이 사라지지 않고 계속되자, 나는 그것이 아버지의 해충 박멸사업과 관련이 있는 것이 아닌가 하는 의문이 들기 시작했다. 더글러스 형과 나는 곧잘 아버지를 도왔는데, 아버지는 그럴 때마다 싸구려 노동력을 이용한다고 장난기 어린 농담을 던지시곤 했다. 사람들에게 가장 독성이 강한 화학물질의 일부로 알려진 말라티온, 더스반, 클로르데인, DDT(법으로 금지되기 이전까지만 해도 우리 주변에 널려 있었다) 등의 살충제들은 통이 개봉된 채로 우리 집 창고와 주변에 가득했다. 우리는 벼룩이나 바퀴벌레 같은 징그러운 벌레들을 죽이기 위해 그것들을 잔디에 뿌리곤 했다. 나는 흰개미를 죽이기 위해 집 담장 아래 있는 컴컴하고 비좁은 공간을 기어서 통과하기도 했고, 가끔은 거미줄에 걸려 죽은 벌레들을 흠뻑 뒤집어쓰기도 했으며 심지어 귀신이 나타날 경우에 대비해서 독성으로 가득찬 스프레이 총도 준비해 다녔다.

더글러스 형과 나는 종종 동네 주택들이 늘어선 건물 아래쪽에서 서

너 시간을 보내면서 건물 벽 쪽으로 참호를 판 후, 클로르데인을 펌프질로 쏟아 붓곤 했다. 우리가 기어서 밖으로 나올 때면 독성분과 땀으로 범벅이 되어 얼굴이 부어오르고 눈이 충혈되어 화끈거렸다. 우리가 서로 호박머리라고 놀리는 동안 아버지는 물로 우리를 씻겨주셨다.

"이건 약한 독성일 뿐이야, 얘들아. 이것으로 너희가 죽지는 않는단다."

아버지는 웃으면서 말씀하셨다.

두통은 점점 더 심해졌지만, 부모님들은 달리 어찌해야 할지를 모르셨다. 그 무엇도 두통에 도움이 되지는 못했고 시간이 지날수록 더욱 심해질 뿐이었다. 발의 각질도 더욱 심해졌다. 그러나 내 문제는 어머니의 가슴에서 혹이 발견되면서 잊혀졌다. 여러 달 동안 그 혹의 크기는 변하지 않았다. 어머니는 혹이 있다는 사실을 인정하지 않으려고 했지만, 친구들이 다그친 끝에 결국 전문의 진단을 받으러 가셨다. 의사는 조직검사를 한 후 혹의 크기가 작고 몇 개월 동안 자라지도 않았지만, 암이 분명하다고 어머니에게 알려주었다. 두 번째 찾아간 전문의 진단도 같았다. 두 의사 모두 유방 절제 수술을 받아야 한다는 의견을 제시했다.

어머니는 나를 안심시키면서도 표정은 내가 지금껏 본 적이 없는 두려움으로 가득 차 있었다.

"왜 유방을 절단해야 한다는 거죠?"

나는 예의 그 '왜'라는 질문을 해서 어머니를 다시 화나게 했다.
어머니의 대답은 예상대로였다.

"왜냐하면 그들은 전문가이고 해야 할 일을 알고 있기 때문이란다."

어머니가 유방 한쪽을 잘라내는 수술을 받고 나오자, 흉한 모습이 드러났다. 어머니의 가슴은 한쪽이 오목 파였으며, 너무 고통이 심해 계속 약으로 마음을 안정시켜야 했다. 그 뒤 어머니는 전과 같지 않으셨다. 의사가 곧 나을 것이라고 말했음에도 불구하고 어머니는 강하고 활기에 넘치던 예전의 그 모습이 아니었다.

"수술은 성공입니다. 암 덩어리를 모두 제거했고 주변도 깨끗하게 처리했습니다."
의사가 말했다.
"그게 무슨 말씀이죠?"
내가 물었고, 여전히 어머니는 나를 못마땅한 듯 쏘아보셨다.

의사는 암 세포가 숨을 수 있는 주변 조직을 잘라냈다고 설명하면서, 암 세포가 전혀 전이되지 않았다고 말하며 얼굴에 미소를 띠었다.
나는 다시 물었다.

"의사 선생님, 왜 암에 걸린 거죠?"

내가 이렇게 막무가내로 질문하자 어머니는 의사에게 사과하면서 이렇게 말씀하셨다.

"글쎄, 얘야. 우리는 이유를 모른단다."
"알고 싶지 않으세요?"
"그것으로 충분한 질문이라고 생각하네, 젊은 친구."

내가 되묻자, 의사는 짜증을 내면서 말했다. 어머니도 나를 못마땅해하면서 뚫어지게 쳐다보셨다.

의사는 어머니 몸속의 암이 더 이상 자라지 않는다고 말했다. 그렇다면 왜 의사들이 기뻐하는 것 같아 보이지 않는 걸까? 그리고 어머니의 다음 진료에서 왜 방사선 치료를 처방했을까? 나는 "어머니가 회복 상태라면서 왜 방사선 치료를 하죠?"라고 질문했고, 어머니와 의사는 나의 거듭되는 질문에 어찌할 바를 몰랐다. 어쨌든 나는 이런 일련의 일들이 이해가 가지 않았고 어떻게 이해를 해야 할지 난감할 뿐이었다. 도대체 이런 퍼즐 조각들은 쉽게 맞춰지지 않았고, 따라서 나는 그 퍼즐 조각을 맞추려는 노력을 계속했다.

방사선 치료는 암의 재발을 막기 위해 세포를 죽이는 과정인데, 이때

암세포는 물론 정상 세포들까지 죽이게 된다. 내 머릿속은 또다시 의문으로 가득 찼다. 이 과정이 회복 중인 사람들에게 안전하고 효험이 있다면, 왜 사람들이 암에 걸리지 않도록 아무에게나 방사선 치료를 하지 않는가? 예방 조치로서 의사나 의사의 부인, 그리고 그들의 자녀들에게는 왜 방사선을 쪼이지 않는가? 나는 패스트푸드 식당의 드라이브 스루(운전하는 도중에 음식을 주문할 수 있도록 되어 있는 시스템)처럼 사람들이 방사선 치료를 받는 것을 상상해보았다.

나중에 알게 된 사실이지만, 그들은 막대한 양의 방사선으로 어머니의 가슴을 지진 것이다. 어머니의 가슴에 방사선을 쪼이는 것을 보고, 나는 치료를 하지 않는 것이 훨씬 나을 것이라는 생각이 들었다. 밤새 어머니가 고통으로 신음하는 소리를 들으면서, 대신 나에게 고통을 달라고 하느님께 기도했다. 치료가 끝났다는 말을 듣고 안도의 숨을 내쉬었으나, 이미 어머니의 건강은 상할 대로 상한 뒤였다. 그 후 1년 내내 치료를 받았지만 어머니의 몸은 계속 황폐해져 갔다. 어머니는 자신의 모습에 슬퍼했지만, 친구들은 모두 좋아졌다고 거짓말을 했다. 그러나 우리 모두는 암이 재발한 것을 알고 있었다.

어머니는 다시 방사선 치료를 받기 시작했다. 의사들이 치료를 받지 않으면 암이 몸 전체로 퍼진다고 으름장을 놓았기 때문이었다.

"다시 방사선 치료를 한다구요!"

나는 그렇게 소리쳐 묻고 싶었지만 참았다.

어머니는 방사선 치료를 끝냈지만 상태는 더욱 나빠졌다. 머리카락이 빠지고, 팔이 부어올라 팔인지 다리인지 알 수 없었고, 구토와 어지럼증이 계속되었다. 어머니는 거의 잠을 이루지 못한 채 신음하며 밤새 토하셨다. 대학에 다니던 더글러스 형은 집에 없었고, 집안이 어둡고 조용할 때면 어머니에게서 들려오는 신음소리 때문에 나는 고통스럽고 무서웠다. 그렇게 어머니가 병마와 싸우시는 몇 달 동안 나는 잠을 제대로 이룰 수 없었다.

모든 사람들이 어머니가 다시 회복 상태로 들어섰다고 말했지만, 그것은 방사선 치료에 의한 일시적인 회복일 뿐 나는 어머니가 괜찮아졌다고 결코 믿지 않았다. 그 무렵 내가 좋아하던 건강 전문가인 70대 영양학자 잭슨 박사가 우리를 찾아와 어머니에게 비타민B 주사를 놓아주었다. 어머니의 건강 상태가 일시적으로 호전되자, 나는 잭슨 박사에게 많은 질문을 하고 싶었다. 나는 박사님이 많은 것을 알고 있다고 생각했지만 그와 단둘이 있을 수 있는 기회가 오지 않았다.

야자수 열매의 털을 연상시키는 백화점 마네킹의 가발을 보고 어머니의 머리카락과 똑같다고 농담을 하던 형과 나는 가족들의 눈치가 이상하다는 것을 느꼈다. 그 이유는 어머니와 동일한 치료를 받았던 사람들이 죽었기 때문이었다. 나는 본능적으로 의사들이 정확한 치료를 하지 못하고 있다는 것을 알았다. 이때 사촌 데비가 생각났다.

10대 소녀인 데비가 암에 걸렸던 것이다. 의사는 그녀에게 다섯 개의 각기 다른 화학요법을 적용했다. 밥 삼촌이 노발대발한 것은 그 가운데 한 가지 약이 실제로 새로운 종양이 생기도록 했기 때문이었다. 형과 나는 그 약이 사촌 데비를 죽게 만들었다고 생각했다. 우리는 데비의 예를 들면서 아버지에게 화학요법의 위험성을 강조했지만, 아버지는 더욱 혼란스러워 하실 뿐이었다. 아버지는 화학요법이 암이 자라는 원인이라는 우리의 말에 귀를 기울이려 하지 않으셨다.

사촌 데비의 건강이 계속 악화되자, 삼촌은 당신 뜻대로 처리하기로 마음먹고 의사에게 모든 현대의학의 치료를 끝내라고 하는 한편, 멕시코에서 병원을 운영하는 콘트레라스 박사에게 데비를 데려갔다. 하지만 불행하게도, 그 의사는 데비의 면역체계가 과다한 화학요법에 길들여져 있어서 대체요법에 반응을 보이지 않는다고 삼촌에게 말했다. 일반 의사들이 대체요법은 사기이며 엉터리라고 단정하고 있음에도 불구하고 삼촌은 계속 살펴달라고 매달렸다.

내가 왜 멕시코의 자연요법 의사들에게 치료를 받으려고 하는지를 묻자, 삼촌은 별다른 선택 방법이 없기 때문이라고 말씀하셨다. 미국에서는 실제로 치료에 도움이 되는 경우라 하더라도 비정통요법으로 사람들을 치료하면 구속된다. 어느 날, 밥 삼촌은 일부 암 환자를 낫게 했다고 사람들이 믿고 있는 레이어트릴(laetrile)에 관한 이야기를 들려주셨다. 레이어트릴은 살구 씨에서 추출한 것으로 많은 사람들이 효과를 보고 있다고 했다. 하지만 미국에서는 레이어트릴 요법으로 치료하는 것이 불법이라고 덧붙이셨다.

나는 많은 의구심이 들었지만, 삼촌의 말이 사실임을 알았을 때 이런 현실을 받아들이기가 너무 힘들었다. 거대 제약회사들은 암 환자들로부터 많은 돈을 거두어들이면서도 모든 의료 경쟁을 봉쇄한 후, 제약업계의 돈줄을 막는 여타 요법들에 대해 결코 인정하려 하지 않았다.

나는 암 환자들의 혈액 재생에 도움을 주는 방법을 고안한 미국인 의사 버튼 박사에 관한 이야기도 들었는데, 그는 의료 당국으로부터 면허를 박탈당했다. 그의 핵심 연구는 환자의 혈류에서 없어지는 영양소를 대체하는 방법에 관한 것으로, 어느 정도 성공을 거두기도 했지만 국내에서 인정받지 못하고 결국 시술이 허용되는 자메이카로 떠날 수밖에 없었다. 나는 의료업계가 그의 연구 성과를 인정하지 않았다는 사실이 이해되지 않았다. 이 일을 계기로 나는 비정통 의학쪽으로 발을 들여놓게 되었다.

나는 제약업계가 돈버는데만 몰두하고 의료기술 개발을 등한시함으로써 환자의 치료에는 제대로 관심을 기울이지 않고 있다는 사실을 알게 되었고, 오히려 질병을 통해 이익을 얻는 데 급급해 치료 가능성이 있는 시술들까지도 제지한다는 생각이 들었다. 내가 이런 현실에 눈을 뜨게 되자 보이는 모든 것들이 역겹게만 느껴졌다.

나는 사촌 데비는 면역체계가 극도로 쇠약해져 이미 때가 늦었지만, 어머니에게는 대체요법이 효험이 있지 않을까 생각했다. 사람의 타액과 소변의 페놀을 검사(산 대 알칼리)하는 생화학자인 캐리 림스 박사를 찾아가기로 했다. 그의 이론은 사람의 페놀 균형이 최적 범위에 있거나 되돌아온다면 질병에 걸리지 않는다는 것이었다. 나는 그와 연락을 취하기는 했으나 소용이 없었다. 버튼 박사처럼 의료 당국은 면허 없이 시술 행위를 하는 사람들을 괴롭히고 박해를 가하다가 끝내는 기소를 했던 것이다. 요법이 성공하면, 심지어 약을 이용하지 않고 단지 약초, 비타민, 미네랄, 식이요법 등에 변화를 주었을 뿐인데도 불법으로 몰아갔다. 이 때문에 림스 박사도 사람들을 치료할 때마다 철창신세를 지지 않을 수 없었다. 희망이 없는 병자들에게 도움과 안정을 위한 실마리를 제공하는 의사들을 감옥으로 보내는 제도란 과연 어떤 제도란 말인가.

나는 어안이 벙벙했다. 자유의 나라라는 미국에서 암이나 다른 질병에 걸릴 경우 치료법을 선택할 자유는 어디에 있단 말인가? 도대체 알 수가 없었다. 자연의 선물을 이용해 치유할 자유마저 없다니…….

내가 생각하기에는 질병 치료 체계가 전혀 갖추어져 있지 않은 것 같았다. 정부와 업계가 공모해 환자들 치료로 돈을 번다는 사실을 알게 되자, 분노와 절망이 나를 엄습했다. 결국 나는 그들과 더불어 가기를 거부하고 드넓은 세계로 나가기로 결심했다. 그리하여 상식이 통하고, 자연과 우리 모두가 필요로 하며, 서로 존경심을 가지고 대할 수 있는 전혀 새로운 세상을 찾는 것으로 내 인생 행로로 정했다.

우리는 세 번째로 암이 재발한 뒤의 어머니의 모습에 놀라지 않을 수 없었다. 어머니는 지구상에서 가장 해로운 화학물질로 온몸을 가득 채우시고도 기대감을 가지셨을 것이다. 의사가 어머니에게 재차 수술을 받아야 한다고 말했을 때 내 머리는 쥐가 나는 듯했다. 그러나 이제는 의사들의 그런 처치에 익숙해져 있었다.

"지난번 치료로 더욱 악화되었어요." 어머니가 말씀하시자,
"음, 암을 잡기 위해 할 수 없었습니다. 그런 방식으로 해야만 합니다." 라고 의사가 말했다. 애초에 어머니의 암을 치료했던 것처럼 말이다.
어머니는 덫에 걸린 생쥐처럼 눈을 커다랗게 뜬 채 머리를 끄덕이셨다. 앞에 있던 양이 절벽에서 뛰어내리는 것을 보고 뒤의 양들도 따라 뛰어내려야 한단 말인가? 의사들은 우리 모두를 바보로 생각하는가? 나는 가만히 있지 못하고 말했다.

"약초요법 같은 자연치유법을 써보시죠."

그러자 어머니는 또다시 나를 노려보셨다. 의사도 대뜸 일침을 놓았다.

"그런 엉터리 사기술에 넘어가면 안 됩니다. 그러면 어머니가 돌아가시게 돼요."

분명한 것은 대부분의 의사들이 창의적으로 생각하는 능력을 이미 오래전에 상실했고, 오히려 제약업계가 프로그램화한 조건들을 받아들일 뿐이라는 사실이었다. 모든 것이 돈과 관련되어 있기 때문에 경쟁적인 대체요법에 관심을 기울이긴 하지만, 치유에는 관심이 없는 것이다. 다시 말해 대체요법은 그들의 돈벌이에 도움이 되지 않는다는 것이다.

나는 그 의사가 엉터리라는 생각이 들자 갑자기 웃음이 나와 큰소리로 웃었다.

"애야, 뭐가 잘못되었니?"

어머니는 이런 심각한 순간에 웃는 나를 보고 화난 표정으로 내게 물으셨다. 그러나 훈련이 잘된, 공손한 아들인 나는 즉시 "아뇨."라고 대답했다.

"그래야지, 오늘 진료는 끝난 것 같구나."

어머니는 일어나서 진찰실을 나오셨다. 이상하게도 나는 갑자기 흥분을 느꼈다. 의사들이 약초를 사용하는 요법을 그렇게 두려워한다면, 그 약초들은 분명 효과가 있기 때문일 것이다. 그러나 병원을 나서면서 나는 그들이 말하는 엉터리와 사기꾼이라고 하는 (내가 생각하기에는 절대 그렇지 않은) 치료자들에 관한 모든 것을 알아내야겠다고 굳게 마음을 먹었다.

그러기 위해서는 먼저 아버지께 말씀드릴 필요가 있었다.

"아버지, 처음에 어머니가 수술한 다음 방사선을 쬐고 나서 그것이 독이 된 거예요. 의사들의 멍청한 말에 진절머리가 나요. 화학요법, 방사선요법, 그 어떤 것도 듣지 않았어요. 의사들이 어머니를 더 빨리 죽게 만드는 것 아니에요? 우리가 정말 바보인 줄 아나 봐요."

아버지는 나를 금방이라도 쥐어박을 표정이었고, 나는 머리가 쭈뼛 섰다. 아버지는 잠깐 눈을 감았지만 고개를 숙이고 땅을 내려다보시면서 나직이 말씀하셨다.

"의사들은 최선을 다하는 거야. 다만 효험이 없는 거지."
소파에 앉아 계신 아버지 바로 옆에서 나는 다시 외쳤다.

"의사들은 최선을 다하지 않고 있어요. 환자의 건강이 가장 중요하다고 주장하는 것은 맞지만, 효력이 있을 수 있는 다른 치료 방법들에 대해서는 왜 겁을 먹는 거죠? 방사선 치료를 받자마자 사촌 데비에게 일어난 일을 보세요. 이제는 아무도 도울 수 없잖아요? 어머니가 방사선요법을 받은 후의 결과도 보세요. 계속 악화되고 있어요. 이제 됐다구요!"

아버지는 머리를 좌우로 흔들며 일어나 방에서 나가셨다.
또다시 방사선 치료를 받아 너무 고통스러워진 어머니는 많이 토하셨고, 목은 항상 부어 있었으며, 밤새 신음하셨다. 나는 늘 밤잠을 설쳐서 학교에서 정신을 차릴 수 없었는데, 특히 점심시간 직후에 심했다. 잠에 곯아떨어지는 이유가 식습관 때문이라는 생각을 그때는 전혀 하지 못했다. 오늘날에는 이런 질환을 주의력결핍장애(ADHD)로 부르며, 특정 약을 처방한다. 되돌아보면 나는 그런 증세를 갖고 있었음에도 몸속의 당분이 조절될 때까지 졸지 않으려고 안간힘을 썼던 것이다.

의사들은 어머니에게 브롬프틴 믹스(Bromptins' Mix)라는 혼합 약제를 투여했는데, 대부분이 모르핀이어서 복용 후 통증은 거의 느끼지 않았지만 졸음이 쏟아지다가 곧 잠에 곯아떨어지셨다. 어머니는 깨어 있는 상태에서는 집중력이 왔다갔다 해서 뭔가를 이야기하다가도 갑자기 "내가 환상을 보고 있나보다. 미안하다."라고 말씀하시곤 했다.

그야말로 최악이었다. 어머니는 거의 사경을 헤매며 사물을 알아보지 못하는 모르핀 중독자가 되셨다. 어머니에게 비타민B_{12} 주사를 놓기 위해 잭슨 박사가 집에 오신다는 소식을 듣고 나는 의사들이 저지른 만행으로 황폐해진 어머니의 모습을 보고 박사님이 얼마나 경악하실까 생각했다. 박사님을 밖에서 맞이하면서 나는 그제야 단둘이 대화를 나눌 기회를 마련했고, 어머니에게 필요한 조치를 해달라고 부탁했다.

"의사들이 어머니를 돌아가시게 하고 있어요."

내가 이렇게 말하자, 박사님이 나직이 대꾸하셨다.

"이런 일은 많이 보아왔단다."

"삼촌이 레이어트릴을 구하고 있어요. 그러면 주사를 놓을 수 있는데요."

"너무 늦었다. 어머니의 정맥이 화학요법으로 인해 아주 상태가 좋지 않아. 레이어트릴을 몰래 들여와도 정맥이 주저앉아 주사하기가 정말 힘들단다. 그리고 불법이어서 주사를 놓을 수도 없어. 그러면 의사 면허를 잃게 된다."

내 말에 박사님이 말씀하셨다. 나는 박사님을 응시한 채 아무 대답도 못하고 있었는데, 어머니가 간신히 현관으로 나오면서 우리를 보셨다.

"안녕하세요, 잭슨 박사님. 제가 이렇게 걷고 있어요. 오늘은 행운의 날입니다."

"선천적으로 강하시잖아요."

어머니의 말씀에 박사님이 대꾸하시며 나를 쳐다보시고는 어머니가 침대로 다시 돌아갈 수 있도록 도와주셨다.

이후 몇 주 동안, 나는 어머니의 몸이 독으로 가득 차서 쇠잔해진 끝에 생명이 점점 꺼져가는 것을 목격했다. 어머니는 토하면서 아무것도 나오지 않자, 장들이 터져버린 것 같은 느낌이 든다고 하셨다. 나에게는 마치 병마가 서서히 어머니의 목을 조이며 숨을 막히게 하는 것처럼 생각되었다.

나는 반질반질한 젤리 도넛, 초콜릿 우유, 소다수, 피자 등 먹거리에 대해 많은 생각을 했다. 어머니가 암에 걸린 이유를 생각하며, 대체요법에서 권장하는 식이요법에 대해 더 깊은 연구를 시작했다. 특히 자연성, 단순성, 그리고 안전성 이 세 가지에 많은 관심을 두었다. 그것들은 의사들이 처방하는 독성 약제나 화학요법과는 전혀 상관이 없는 것들이었다.

그 무렵, 나는 그냥 걷기만 해도 발에 통증이 오고 두통도 와서 아주 견디기 어려웠다. 내가 그동안 병원에 가지 않았던 이유는 집안의 모든 돈이 어머니를 살리는 데 쓰였기 때문이었다.

나는 더 이상 버틸 수 없다는 생각에 어릴 때부터 알고 있던 소아과 의사에게 예약을 했고, 그분이 잘 치료해주기를 기대했다.

"발이 전보다 훨씬 더 아픕니다. 이 발 때문에 두통이 따라다니는 것 같아요."

나는 다리의 각질을 의사에게 보여주었다.

"다른 크림을 한 번 사용해보자. 이전 것보다 더 강력하니까 효험이 있을 거야."

의사가 빙그레 웃으면서 말했다.

"듣지 않으면요?"

"톱이 있으니까, 달리 방법이 없으면 절단할 수도 있단다."

의사는 이렇게 내 말을 농담으로 받아넘겼다.

나는 의사 선생님의 유머에 오랜만에 웃어보았다. 그리고 선생님이 유머도 있고 마음이 넓어보여서 용기를 내보았다.

"최근에 식이요법과 영양에 관해 살펴보고 있는데 제 병이 혹시 그것과 관련된 것은 아닌가요? 그리고 살충제 영향은 없는지요? 어렸을 때 살충제를 많이 접했거든요."

다른 의사들과 달리 내가 말한 내용에 거부 반응이 없는 것을 보고 나는 다시 용기가 났다. 의사 선생님은 잠시 생각해보시더니 이렇게 말씀하셨다.

"글쎄, 살충제가 그 당시에는 어느 정도 자극을 주었겠지만, 현재는 아니다. 그러니 두통에는 다른 아스피린을 복용한 후 결과가 어떤지 살펴보자꾸나."

"제가 섭취한 음식의 종류에 대해서도 생각해봤어요. 음식들이 원인이 될 가능성은 없나요? 어머니의 식단도 좋지 않았던 것 같아요."

나는 애써 설명했다.

"아니야. 그렇지 않을 거야. 크림을 발라보고 각질이 떨어져나가면 다시는 전화하지 말거라."

의사 선생님은 여전히 미소를 지으면서 말씀하셨다.

모든 의사들이 써준 처방들은 분명히 계획된 프로그램에 의한 것일 수밖에 없다. 방금 들렀던 병원의 의사도 미국식품의약국(FDA)이 인증한 약들을 처방한 것이다. 의사가 권한 강력한 크림을 바르자 가려움증은 가라앉았으나, 피부가 갈라지는 것은 막지 못했다.

두통이 심해지면서 집에서의 스트레스도 심해졌다. 어머니는 산소마스크를 달고 생활했는데, 이 산소마스크로 호흡을 해서인지 폐가 그르렁거리는 소리가 작은 우리 집 전체에 울려 퍼졌다. 병원을 왕래하면서 어머니의 사지는 형편없이 야위어갔다. 지금도 가발이 떨어지지 않도록 움켜쥔 채 화장실로 가시던 어머니의 모습이 지워지지 않는다. 기억해보면 우리의 생활이 얼마나 뒤죽박죽으로 헝클어져 있었는지 생각이 난다. 어머니의 가발처럼 말이다.

음식과 자연치유에 관한 연구를 통해 깨달은 사실은 가공식품들을 환자의 식단에서 추방하는 것은 물론, 일반 사람들도 먹지 말아야 한다는 것이다. 그 당시 대부분의 의사들은 자연식품 섭취를 줄곧 엉터리나 사기라고 주장했다. 이런 그들의 반응이 내가 직접 시험해보도록 만드는 계기가 되었다. 당시에는 어머니의 면역체계가 사실상 사라진 상태였기 때문에 어머니의 경우에는 적용할 수 없었지만, 나 자신을 위해서는 정보가 필요했다.

설탕이나 밀가루가 함유된 음식들이 해롭다는 주장으로 인해 나는 학교와 집에서 끝없는 놀림감이 되었다. 정말 편치 않은 일이었지만, 나는 헤로인을 끊은 마약 중독자처럼 설탕이 먹고 싶을 때는 채소로 대신했고, 아버지와 친구들에게조차 앞뜰에다 밭을 만들라고 채근했다. 그러나 부모님 두 분 모두, 특히 상태가 심각한 어머니조차 식이요법으로 바꾸어야 하는 이유를 납득하지 못하셨다. 나는 거듭 말씀드렸지만, 자신들의 방식에 매인 나머지 내가 추구하는 간단명료한 해법을 이해하지 못하셨던 것이다.

나는 나의 새롭고 훨씬 건강한 식이요법에 대한 친구와 가족들의 거부반응을 목격하고 우리가 얼마나 철저하게 식품업계의 노예가 되어 있는지를 깨달을 수 있었다. 어머니는 약으로 인해 횡설수설하시는 산송장이나 다름없었는데도, 아무도 내 말에 귀 기울이려 하지 않았다. 의사들이 어머니에게 새로운 약들을 처방하면서 계속 다른 약들과 비교해보는 사이에 어머니의 건강은 급속도로 나빠졌고, 의료비 청구서는 산더미처럼 쌓여갔다.

이런 날이 계속되던 어느 날 저녁, 병원에서 어머니는 퀭한 눈동자로 나를 쳐다보시면서 내 손을 꼭 쥐었다. 그러고 나서 의식을 잃으셨다. 나는 어머니의 팔에 매달린 튜브들과 멍으로 가득한 팔, 얼굴을 덮고 있는 산소마스크를 바라보았다. 이런 것들이 생존을 위한 절대적인 것이라고 나는 믿지 않는다.

그날 저녁 병원을 나서면서 내 머릿속은 이런저런 생각들로 가득했다. 조용한 집으로 돌아와 바로 잠에 곯아떨어진 나는 깊은 꿈속에서 따뜻한 파도가 몸 전체를 감싸고 있음을 느꼈다. 이튿날 아침 눈꺼풀이 스르르 열리면서 깊은 안정과 평온을 느꼈다. 조용히 누워 태양이 솟는 모습을 바라보았다. 그때 전화벨이 울렸다. 아버지가 전화기를 들어 누군가에게 감사의 말을 전했고, 그리고 내 방으로 들어오셨다. 아버지는 잠시 마음을 가라앉힌 뒤, 목이 멘 소리로 간신히 말씀하셨다.

"엄마가 방금 세상을 떠났단다."

나는 창밖 너머 먼 하늘을 바라보았다.

"편하게 돌아가셨을 거야."

아버지의 표정을 차마 볼 수 없었다. 아버지의 표정에서는 고통과 함께 모든 괴로움이 끝났다는 안도감이 교차하고 있었다. 침대에서 나오면서, 나는 내 가슴이 뻥 뚫려 아무것도 없는 것 같은 기분이 들었다. 비틀거리면서 앞마당으로 나온 나는 잔디 위에 그대로 누웠다.

"어머니를 통증과 고통으로부터 벗어나게 해주셔서 감사합니다, 주님!"

나는 크게 흐느끼며 어머니의 고통이 끝난 것에 감사했다. 어머니도 자유롭고 나 역시 자유로워졌다. 이제부터 나는 자연치유를 연구하는 나의 길을 가면 되는 것이다.

아무도
이런 고통을
받아서는 안 돼

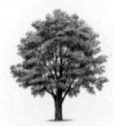

　윙윙거리는 산소 탱크의 소리는 사라졌고 더 이상의 고함도, 속삭임도, 애걸이나 탄원도, 그리고 당혹감도 사라졌다. 죽음이 마침내 어머니를 데려갔기 때문이다. 마치 나의 새로운 환경을 내 자신에게 확인시키기라도 하듯 나는 방과 방 사이를 배회했다. 내가 간구했던 평화가 거기에 있어야 했으나 그렇지 못했다.
　나는 무릎을 꿇고 어머니의 팔에서 정맥을 찾으려고 애쓰는 잭슨 박사를 도와주려고 했던 어느 날을 회상했다. 어머니의 팔에 부질없는 바늘을 찔러 넣을 때마다 '포르륵' 하고 피가 나던 그때, 나는 어머니가 더 이상 생존할 가망이 없음을 알았다. 그때 어머니의 뺨을 타고 눈물이 흘러내렸다. 그리고 나를 쳐다보며 조용히 말씀하셨다.

"너 괜찮니, 버드?"

나는 괜찮은 척했다.

"제발 부탁한다. 너는 나처럼 죽어가는 사람의 병을 퇴치할 수 있는 모든 방법을 찾아봐야 한다. 방법을 찾아라. 하느님께서 네게 주신 마음의 등불을 밝혀라. 그 누구도 이런 고통을 받아서는 안 돼."

이 말이 어머니의 마지막 말이었다. 자거나 서거나 목욕하거나 직장에 가거나 무슨 다른 일을 할 때도 이 말이 언제나 나를 따라다녔다.

나는 어머니의 말씀대로 '불가사의한' 질병들에 대한 해답 찾기를 계속하기로 마음먹었다. 그렇게 마음을 정하자 힘이 솟아났다.

내 질문에 대한 해답은 전통적인 약품이나 모든 의사들이 행하는 치료나 약 처방, 그리고 수술에 있지 않다는 것을 알았다. 사람을 치료한다는 것은 무엇인가? 원인을 찾기 위해서는 어떻게 해야 하는가? 퇴행성 질병과 싸우기 위해 우리의 전반적인 신체 상태를 바꾸기 위해서는 어떻게 해야 하는가?

아버지는 역경과 비극으로 허약해지셨고 나는 아버지가 불면의 밤을 보내며 수많은 의료비 청구서와 씨름하느라 건강을 잃지나 않을까 걱정이 되었다. 이미 어머니를 잃었는데, 이제 사랑하고 존경하는 아버지까지 잃는다고 생각하니, 나의 탐구를 더 이상 미루어 둘 수가 없었다.

나는 내가 나아갈 길을 커다란 직소 퍼즐(조각 그림 맞추기)처럼 받아들였다. 어느 날엔가 그것을 모두 이해할 수 있는 논리적인 체계로 꿰맞출 때까지 한 번에 한 조각씩 찾아 나가기로 결심한 것이다. 나는 현대의학이 도움이 된다는 것은 알고 있었지만, 여전히 돈 되는 일을 중심으로 움직이는 제약업계는 인정할 수 없었다.

현대의학은 사고나 응급 수술, 정형 수술, 열상, 총상, 골절상 같은 외상이나 위독한 상태가 발생할 때 효율적인 시스템이다. 또 몹시 고통스러운 통증을 줄이기 위해서는 일시적인 신체 마취도 필요하다. 내 생각에 이런 종류의 통증에는 현대의학의 치료가 유효하다고 본다. 나는 대부분의 시스템에는 어떤 강점이 있다는 것을 알고 있었기 때문에 좋지 않은 것과 좋은 것을 함께 내던져버리고 싶지는 않았다.

치료를 이유로 어머니의 생명을 연장시킨 무책임과 금전적인 손해를 끼친 이 치료 시스템이 얼마나 해를 끼치는가에 대해 눈을 뜨게 해주었다. 사람들이 극구 칭찬하는 시스템이 질병의 원인을 제거하고 찾는 데는 거의 아무런 역할도 하지 못한다는 사실이 가장 큰 문제점으로 여겨졌다. 한 걸음 더 나아가, 그들이 단지 원인 파악을 외면하는 데서 그치는 것만이 아니라 그 시스템이 모든 환자를 다 치료할 수 없다는 사실까지도 인정하지 않으려 한다는 것을 알았다.

아버지는 어머니의 오랜 병환으로 불어난 엄청난 의료비를 지불해야 하는 상황에 놓였고, 나는 아버지를 돕기 위해 애썼다. 나는 내 몸을 치료하는 방법을 찾는 한편, 온갖 약초들로 실험을 계속하고 있었다. 그밖에 할 수 있는 것은 아무 것도 없었다.

아버지는 이제 나의 유일한 부모였다. 나는 피부를 벗겨버릴 듯한 약품과 찌는 듯한 마이애미의 무더위와 지독한 습기 속에서도 열심히 연구하며 아버지 옆에 꼭 붙어 있었다. 왜냐하면 아버지가 심장 발작으로 쓰러질까 봐 두려웠기 때문이었다. 아버지는 건강했으나 엄청난 재정적 스트레스로 인해 갈수록 몸과 마음이 피폐해졌다.

나는 어머니가 돌아가신 후, 이웃을 방문할 때마다 대부분의 사람들이 그들의 건강에 어떤 일이 닥칠지 전혀 모르고 있다는 것을 알게 되었다.

치료의 기초가 된 퍼즐의 첫 조각은 무엇이었을까. 나는 암 환자나 말기 질환을 앓고 있는 사람들을 위한 해답을 찾겠다고 한 어머니와의 약속을 지키면서 아버지를 돕는 데 집중했다.

"아무도 이런 고통을 받아서는 안 돼."

어머니의 말씀이 계속 마음속에서 되살아나 내 연구를 재촉했다. 스트레스는 분명 사람들이 병에 걸리는 원인 가운데 하나지만, 그것이

전부는 아니다. 나는 연구를 통해 야생동물도 다른 동물에게 잡아먹힐 수 있다는 스트레스에 지속적으로 시달린다는 것을 알아냈다. 그럼에도 그들은 건강하다.

이 때문에 나는 환경이 우리에게 어떻게 영향을 미치는가보다는 무엇이 우리 몸에서 일어나고 있는가에 더 많은 비중을 두어야만 했다. 자연에 순응하겠다는 나의 결심, 거부할 수 없는 자연의 질서에 따르는 것이야말로 건강을 위한 내 탐구의 첫걸음이었다. 나 자신이 실험용 모르모트가 되어 나 자신을 실험대상으로 삼았다.

드디어, 식이요법을 시작하다

나는 페놀 테스트에 관심을 갖게 되었다. 나는 가장 기본적인 신체 척도인 '페놀 수치'가 산성과 알칼리의 균형과 관련이 있다는 것을 알았다.

나는 식이요법을 전혀 바꾸지 않은 채 날마다 수치를 기록했고, 시작 초기부터 내 몸이 위험할 만큼 산성이라는 사실을 알아냈다. 내 몸의 산성치는 기준치에서 벗어나 있었다. 당도와 염도 수치가 심각한 불균형 상태라는 것도 알 수 있었다. 솔직히 말해서 이런 상황은 일종의 충격이었다. 나는 때때로 격렬한 운동을 즐기면서 대체로 건강하다고 믿고 있었다. 하지만 이때부터 비록 겉으로는 건강해보이더라도 내부에서는 내 몸이 항상 고통 받고 있다는 사실을 깨닫게 되었다.

내 몸은 점점 정상에서 벗어나는가 싶더니 고통에 시달리기 시작했다. 두통이 심해졌고 다리와 관절, 허리 아래쪽의 통증, 그리고 심한 피로를 호소해야만 했다. 게다가 소화불량, 위 팽만증, 심한 변비 증세까지 겹쳐 일어났다. 아버지는 신체적인 고통에 너무 민감하게 대처하지 말라고 하셨지만 나는 진심으로 고통이 없어지기를 원했고, 그것을 없애려고 무척 애썼다.

내게 페놀 테스트를 가르친 사람들의 권고로 종합 보충제를 복용했다. 그들은 내가 이런 방식으로 회복되리라 생각했다. 하지만 나는 내 몸에 변화가 거의 없다는 것을 알았고 게다가 구역질까지 났으며 알약을 먹기에도 이미 지쳐 있었다.

나는 식이요법에 착수하기로 결심하고 매일 먹는 음식을 바꾸기로 했다. 백설탕을 과다 섭취하는 습관을 바꾸자 당장 몸이 건강해지는 것 같은 희망에 부풀었지만, 그것이 또 다른 문제를 일으키는 원인이 된다는점은 미처 생각하지 못했다.

나는 정제 설탕이 들어 있는 시리얼(곡류) 상자를 던져버리고 밀과 다른 곡류로 만든 천연 시리얼을 먹기 시작했다. 그러나 이 시리얼 역시 살균된 꿀과 과당, 그 밖의 감미료 등이 들어 있었다. 그리고 꿀과 우유를 조금씩 먹고 있었다. 내 새로운 아침식사는 과거에 먹었던 것보다 훨씬 좋아 보였고, 처음으로 몸이 좋아지고 있는 것을 느꼈다. 단것에 대한 욕구가 시작되기 전까지는 말이다.

나는 이런 욕구를 병에 든 다량의 과일주스로 보충했다. 과일주스 병에는 모두 '천연'이라고 쓰여 있었고 건강식품점에서만 구입할 수 있었다. 그렇다면 살균 처리한 과일주스에는 도대체 무슨 문제가 있는 것인가? 나는 아침에는 100% 압착주스를 마셨는데, 이는 각종 광고와 건강에 관한 책들이 한결같이 100% 압착주스가 최고라고 말했기 때문이다. 설탕에 대한 욕구를 충족하고자 약간의 마른 과일, 대추야자, 바나나, 그리고 건포도를 게걸스럽게 먹기 시작하면서도 나는 여전히 스스로를 '자연의 아들'이라고 생각했다. 그런데 비록 다른 형태이긴 했지만 증상을 악화시키는 당분을 지나치게 많이 섭취하고 있다는 사실을 그때까지도 나는 알지 못했다. 그러는 동안에도 나는 또 다른 변화를 추구했다. 예컨대 식빵에서 통밀로, 파스타 정식에서 밀과 시금치 파스타로, 감자칩과 옥수수 칩으로부터 완전 곡류와 쌀 케이크로 식단을 바꾸는 것이었다.

나는 건강 책에서 몸에 좋다고 추천한 대추야자를 더 많이 먹었다. 그런데 방귀가 몹시 잦아졌다. 위 팽만증과 심한 소화불량으로 마치 임신한 듯한 기분이었다. 나는 더 이상 정제된 백설탕을 먹지 않았기 때문에 장이 깨끗해졌을 것이라고 자못 안심하고 있었다. 설탕에 대한 욕구를 진정시켜줄 것으로 믿었던 100% 천연이라는 과일주스를 건강식품으로 여긴 것도 문제였다.

우리는 건강에 대한 배려 없이 빠르고 편한 문화 속에서 아무렇지도 않은 듯 살아가고 있다. 패스트푸드 산업이 시작된 1950년대 초 이래로 패스트푸드의 광고와 마케팅 전략은 우리의 식사 문화를 바꾸어놓았다. 내가 이런 식사 문화를 바꾸어야 함을 주장할 때면 사람들은 나를 조롱하며 괴짜라고까지 했다. 그러면 그럴수록 내 결심은 더욱더 단호해져 갔다.

내 식단에서 '건강에 나쁜' 음식을 제거하기로 결정했을 때, 나는 매일 섭취하는 음식 가운데 많은 부분이 패스트푸드와 관련이 있음을 알았다.

그 당시 내 건강은 급속히 악화되었고 증세는 더 심해졌다. 오랫동안 변비로 심한 고통을 겪었기 때문에 장의 변이 굳지 않도록 하는 데 집중했다. 창자 내부의 딱딱하게 굳어진 변이 쥐어짜는 듯한 고통을 안겨주었다. 나는 몇 차례 천연약초 하제(下劑)를 써보았으나 잘 듣지 않았다. 내 변비는 심한 경우였으므로 복용량을 늘렸지만, 그 쥐어짜는 듯한 고통은 가라앉지 않았다. 그래서 과다 복용으로 인한 부작용도 신경 쓰지 않고 정해진 이상으로 약을 많이 먹었다. 그러나 어떤 효과도 나타나지 않았고, 결국 많은 고통과 실망을 경험한 후에 나는 약물복용을 포기하기로 했다. 그리고 어머니처럼 생을 끝마치기보다는 자연치유와 식사 문화를 바꿈으로써 사람들로부터 조롱당하는 쪽을 택하기로 했다.

맨 처음에 사용한 하제는 잘 듣지는 않았으나 적어도 독성물질로 야기된 부작용으로부터 내 몸을 지킬 수는 있었다. 나는 결국 천연약초가 내 몸을 청소해주리라 믿고 계속 복용했는데, 복용법 조절을 통해 마침내 긍정적인 결과를 얻을 수 있었다.

내가 만든 첫 번째 기적, 카를로스 이야기

나는 어린 시절부터 권투를 좋아했고, 마르긴 했지만 강단이 있어서 아이들이 쉽게 덤벼들지 못할 정도로 힘이 셌다. 대학 시절에는 권투와 킥복싱도 했다. 때때로 체육관에 들러 스파링을 하기도 했다.

그러던 어느 날, 링 옆에 서 있는 카를로스라는 키는 작지만 덩치가 크고 곱슬머리인 쿠바인이 눈에 띄었다. 몸무게가 90kg 정도로 보였고 얼굴은 여드름으로 덮여 있었는데, 너무 심해 마치 종기가 얼굴 위로 솟아나온 것처럼 보였다. 그는 쉴 새 없이 떠벌렸으며 스파링에 관해 이야기를 할 때면 점잖지 못한 단어들을 곁들이면서 모든 이들을 질리게 만들었다. 나는 19살의 카를로스가 한 손에 코카콜라를 들고 다른 손에는 몇 개의 캔디 바를 들고 있는 것을 보았다. 그는 콜라를 들이키면서 위궤양 처방약을 복용했다. 그 녀석은 걸어 다니는 열차의 잔해 같았으나 왠지 끌리는 무언가가 있었다.

"아마도 네가 그 몹쓸 콜라 마시는 것을 그만두고 대신 물을 마신다면, 네 몸이 훨씬 좋아지는 것을 느낄 수 있을 거야."

내가 불쑥 내뱉었다. 카를로스는 그 말이 무슨 말인지도 모르면서 재미있다는 듯이 바라보았다.

그가 웃어버리자 나도 웃었다. 그것이 우리 두 사람의 별난 인연의 시작이었고 우리는 처음부터 서로 좋아하게 되었다. 나는 이 얼빠진 쿠바인에게 아무런 환상도 없었다. 툭하면 튀어나오는 욕설을 통해 그가 결점 투성이 인간이라는 것을 알 수 있었고, 크고 튀어나온 배와 여드름을 통해 건강에 문제가 있다는 것도 알 수 있었다. 그는 야성적이며 제멋대로였지만 마음씨만은 착하다는 것을 알 수 있었다. 그와 함께 식사를 하러 갔을 때, 나는 그가 얼마나 절망적인 고통에 처해 있는가에 대해서도 알게되었다. 그는 건강을 위한 나의 연구에 매혹되었으며, 그때까지만 해도 대부분의 사람들이 나를 조롱하고 우스꽝스럽게 생각한 반면, 카를로스는 그렇지 않았다. 그는 오랫동안 고통에 시달려왔으며 도와줄 의사를 찾지 못했다고 내게 말했다. 대화를 계속하는 동안 나는 나의 다리 통증과 두통, 그리고 소화불량이 카를로스가 겪어온 고통과는 견줄 수 없을 만큼 그의 상태가 심각하다는 것을 알게 되었다.

그는 위 수술을 받을 계획이라고 하면서, 먹을 때마다 통증을 느껴서 오랫동안 제산제를 복용해왔으며, 위궤양으로 인해 셀 수 없을 만큼 많이 응급실에 실려 갔다고 말했다. 심한 위 팽만증은 비만으로 악화되었고 변비, 피로, 두통 그리고 지금까지 내가 본 것 가운데 최악이라고 할 정도의 여드름으로 고생하고 있었다. 여드름은 머리에서 목까지 퍼졌고, 이제는 가슴과 잔등까지 덮어 그는 공공장소에서는 웃옷을 벗을 수도 없었다. 의사가 처방한 국소 여드름 크림은 아무 소용이 없었으며, 지속적으로 복용한 처방약도 소용이 없었다. 본질적으로 의사들은 19살의 카를로스를 약국에 드나들게만 만든 꼴이 되고 말았다.

그가 어떻게 하면 좋을지 물어왔을 때, 나는 그가 깨어나서 잠들 때까지 무엇을 먹고 마셨는지 모두 내게 말해달라고 부탁했다. 나는 건강을 위한 연구에 동참하고 또 치유의 대상이기도 한 그를 만나서 기뻤다. 나는 그를 실험용 모르모트 넘버 2라고 명명했다. 물론 넘버 1은 나였다.

그가 자신의 식단을 설명했을 때 나는 전율을 느끼며 듣고 있었다. 카를로스는 아침에 일어나면 우유와 하와이언 펀치(혼합 음료의 일종)를 마시는 것이 습관이며, 그 밖에도 타르트(과일 파이), 데니시 패스트리, 젤리 도넛 등을 먹었다. 그는 언제나 캔디 바를 호주머니에 넣고 다녔으며 다 먹은 치즈 두들과 감자칩 또는 스낵류의 봉지가 늘 차 안에 널려 있었다. 그는 언제나 한 손에 소다수를 들고 다른 손에는 칩과 캔디 바를 들고 있었다. 비만이기 때문에 매일 다이어트 소다수를 마시려고 했지만 맛이 없어 소다수와 함께 다량의 인공 음료수를 마신다고 말했다. 그는 항상 갈증을 느꼈는데, 내가 물은 얼마나 마시냐고 묻자, 웃으면서 이렇게 말했다.

"나는 물을 마실 필요를 느끼지 않아. 왜냐하면 콜라에 물이 들어 있으니까. 라벨을 읽어 봐."

카를로스는 고교 시절에 때때로 학교로 음식을 갖고 가거나 또는 식빵으로 만든 생선 샌드위치, 캔디 바, 슬러시 등을 구하러 세븐일레븐에 가곤 했다고 말했다. 이것이 그가 소다 캔을 자주 마시는 계기가 된 것이다. 다른 날은 치즈가 든 와퍼 버거를 사기 위해 버거킹으로 달려가거나 빅맥, 감자튀김, 애플파이, 셰이크, 소다를 사기 위해 맥도날드로 가곤 했다. 왜 학교에서 점심을 먹지 않았느냐고 묻자 건강식이 너무 맛이 없었기 때문이라고 말했다.

학교에서 먹는 점심은 우리 모두에게 수수께끼였다. 우리는 무엇을 먹고 있는지 추측할 수도 없었다. 왜냐하면 너무 가공되고 지나치게 그레이비(쇠고기 육수 소스)로 뒤덮여 있었기 때문이다. 우리는 그것을 주 단백질 덩어리인 '신비의 고기'로 불렀는데, 무엇을 먹는지 아는 유일한 방법은 식당 칠판에 적힌 메뉴를 읽거나 학교 스피커에서 알려주는 것을 듣는 것뿐이었다. 신비의 고기 옆에는 마가린이 가득하고 맛이 없는 흐늘흐늘한 채소 통조림이 있었다. 그 옆에는 냉동 케이크 조각이나 속에 과일 통조림을 곁들인 네온 빛 젤리가 전부였고, 큰 조각의 식빵이나 버터 또는 마가린을 바른 롤빵을 고를 수 있었다.

우리는 종종 이 구역질나고 먹어서는 안 될 음식의 절반을 종이 팩에 담긴 우유와 함께 먹어 치웠다. 학교 급식의 문제점은 심각했다. 만약 그것을 건강하고 균형 잡힌 식단이라고 생각한다면 미국인의 건강은 그야말로 엉망이라고 해도 이상할 것이 없다.

나의 부모님은 학교 점심 값으로 더글러스 형과 나에게 충분한 돈을 주었으며 힘들게 번 돈을 패스트푸드나 정크푸드(열량은 높지만 영양가는 낮은 패스트푸드·인스턴트 식품의 총칭)에 낭비하지 못하도록 했다. 만약 학교의 점심 식단이 균형 잡힌 식단이었다면 왜 우리가 따로 돈을 쓰겠는가?

카를로스는 어머니가 직장에서 돌아와 쿠바식 가정식을 요리하지 않는 한, 점심에 먹은 것과 같은 매우 많은 정크푸드를 저녁에도 먹었다고 말했다. 카를로스와 나는 기본적으로 아침과 점심에 같은 음식을 먹었다. 비록 남부식으로 요리하기는 했으나 우리 두 가정의 저녁 식단은 모두 지방과 밀가루, 쌀이나 쇠고기 그레이비 감자, 모든 종류의 설탕, 그리고 다량의 빵으로 이루어져 있었다. 저녁식사에는 커피와 디저트가 뒤따랐다.

타고난 운동선수인 카를로스와 나는 둘 다 외부의 도움이 거의 없이 건강을 되찾기 위한 경쟁을 시작했다.

"쉽지는 않을 거야."

나는 카를로스에게 경고했다.

아무도 다른 방법을 갖고 있지 않다는 것, 그리고 인내가 필요하다는 것을 나는 알고 있었다. 왜냐하면 자연식품과 자연요법은 느리지만 안전한 방식으로 효과를 보기 때문이다.

"우리가 아닌 원래의 자연(Mother Nature)에 맡길 뿐이야. 우리는 이 과정을 신뢰해야 하고, 그 방법이 쉽지 않다는 것도 알아야 해."

내가 그에게 설명했다.

나는 카를로스가 건강을 되찾기 위해 나아가는 데 무엇이 어려운 문제인지를 알아주길 바랐다. 순간적인 만족감이나 신속한 치유란 있을 수 없기 때문이다. 그런 것들은 모두 창밖으로 던져버려야 한다. 신속한 변화를 바라는 마음 자체를 버리지 않으면 안 되는 것이다.

내가 화학약품을 포기하고 천연약초를 사용해 긍정적인 효과를 보기까지 얼마나 오래 걸렸고, 그 변화가 처음에는 매우 미미했다는 것을 설명하자, 카를로스는 조바심을 냈다.

"나는 시간이 많지 않아. 속도를 내기 위해 쿠바산 커피를 우리 식단에 추가할 수 있겠지?"

그는 말하면서 웃음을 터뜨렸다. 나는 카를로스가 자신에게 일어나는 증상에 대해 낱낱이 설명하도록 했다.

"나는 살찐 돼지야. 두통으로 고통스럽고 마치 떨어져 나갈 정도로 위장이 쓰려. 복부 팽만증 때문에 개처럼 방귀를 뀌고, 코는 항상 막혀 있지. 관절과 허리에 통증이 있고, 피로하고 신경이 예민해져 있어서 쉽게 잠들지도 못하고 불안해. 변비와 설사가 번갈아 생기고……. 더 계속할까?"

카를로스는 이쯤에서 말을 끊었다.
내가 그랬듯이 나는 설탕이 들어 있는 모든 것을 먹어서는 안 된다고 단호하게 말했다. 그는 흥분해서 말했다.

"뭐라고? 어떤 것들을 먹지 말라고?"

내가 설탕이 함유된 식품과 음료들을 열거하기 시작하자, 그는 마치 심장마비에라도 걸린 듯 정색을 했다. 그도 그럴 것이 내가 열거한 식품에는 지금까지 그가 먹어온 거의 모든 음식이 포함되어 있었기 때문이다.

"농담이겠지. 그럼 내가 먹을 것과 마실 것은 아무것도 없잖아!"

그는 고함치듯 말했다.
내가 예상했던 것보다 카를로스는 훨씬 심각하게 반응했다. 주스 대신 하루에 물을 최소한 여섯 잔은 마시라고 하자 그는 나를 마치 외계인 보듯 쳐다보았다.

"소다수 마시는 걸 포기해야 하나?"
마음에 내키지 않는 듯이 그가 물었다.
"물론이지. 거기에도 설탕이 잔뜩 들어 있어."
내가 말하자, 당혹감이 그의 얼굴에 퍼졌다.
"그렇다면 무엇을 마실 수 있는 거야?"

그가 그때까지 마셨을 소다수의 양을 생각하자, 어릴 적 우리가 타던 자동차 배터리 단말부(터미널) 부식이 떠올랐다. 달라붙은 녹이 마치 돌이나 자갈처럼 단단하고 두꺼워 망치나 스크루 드라이버로도 떼어낼 수 없었다. 차에 대해 잘 아는 이웃 아저씨가 부식 부분에 콜라를 붓고 거품을 나게 하라고 아버지에게 말해주었다. 그리고 칫솔을 사용해 부드럽게 문지르라고 했다. 아저씨의 말대로 하자 단단하게 굳어 부식된 단말부가 분해되기 시작했다.

나는 내 눈을 믿을 수 없었다. 아버지가 콜라를 조금 더 붓고 칫솔로 문지르자 덩어리가 분해되어 떨어지기 시작했다. 부식된 부분은 콜라에 의해 말 그대로 산화해 녹아버렸다. 그날 이후 나는 결코 콜라를 마시지 않았다. 콜라가 사람의 치아에 미치는 영향을 상상할 수 있겠는가? 카를로스의 위장이 산화하고 19살에 궤양이 생긴 것도 결코 이상한 일이 아니었다.

만약 카를로스가 줄잡아 하루에 다섯 캔의 소다수를 마셨다면 1년에 1,825개의 캔을 마신 셈이 된다. 그런데 단지 한 캔의 콜라만으로도 여러 해 동안 부식된 배터리를 깨끗하게 청소할 수 있었지 않은가. 배터리의 단말부를 교체하는 것은 쉽지만 위장을 교체하기란 쉽지 않다. 내가 카를로스에게 간 기능을 청소하고 pH 균형을 위해 아침마다 레몬수를 마시라고 권하자 그는 사형선고라도 받은 표정이었다. 나는 어머니를 위한 암 요법의 대안을 연구하던 중 레몬수가 강력한 간 청소 기능을 하며 사람의 pH 균형에도 도움을 준다는 사실을 알아냈다. 카를로스는 대신 레몬에이드를 마실 수 있느냐고 물었다. 내 대답은 "안 돼!"였다.

그가 당혹해서 나는 그를 위로했다.

"30분 후 따뜻한 레몬수를 줄게. 대신 건강식품점에서 천연주스나 농축 오렌지주스를 마실 수 있잖아."

이 말에 다소 안정감을 되찾은 그는 무엇을 먹어야 할지 내게 물었다. 내가 먹는 음식인 신선한 채소, 신선한 과일, 기름기 없는 단백질에 대해 설명하자 그는 화난 표정이었지만 곧바로 나의 충고에 따랐다.

그는 달걀과 통밀 토스트로 새로운 아침 식단을 짰다. 나는 그 당시, 그것이 건강한 아침식사라고 믿었다. 그가 원한다면 달걀 대신 과일을 먹을 수 있다고 내가 말하자 카를로스는 나를 정신 나간 사람 보듯 쳐다보았다.

카를로스는 점심으로 닭고기와 생선, 그리고 육류를 먹었다. 당시 19살이었던 나는 좋은 기름에 대해서는 잘 알지 못했다. 그러나 튀긴 음식은 멀리하고 있었다.

"튀긴 음식이 너를 살찌게 하는 거야."

나는 카를로스에게 말했다. 그러자 갑자기 조지아에 살고 있는 내 먼 친척을 방문했던 일이 생각났다. 친척 대부분이 그들이 키우고 있는 돼지처럼 살이 쪄 있었다. 큰아저씨는 튀긴 닭고기와 으깬 감자로 저녁을 잔뜩 먹은 다음 불쑥 나온 배를 쓰다듬으며 말했다.

"애야, 걱정 마라. 너도 삼십이나 사십 살이 되면 발가락 끝을 볼 수 없게 될 테니까, 하하하."

그들은 하얀 마운틴 케이크, 아이스크림, 피칸 파이를 입안으로 밀어 넣으며 웃었다.

실험과정이 가파르게 진행되면서 나와 실험용 모르모트 넘버 2에 관한 변화가 나타나기 시작했다.

나는 카를로스에게 말했다.

"신선한 채소를 먹을 필요가 있어."

나 역시도 그것들을 더 먹을 필요가 있었다. 부모님이 그랬듯이 기름에 요리하지 않고 증기에 찐 채소를 보여주었을 때, 카를로스는 찐 채소가 맛이 너무 덤덤해 먹기 싫다며, 그에게 권한 약초와 함께 채소를 그런 식으로 먹는 것은 죽기보다도 싫다고 했다.

그러나 그는 한 달 간은 찐 채소를 먹겠다고 약속했고 어느 정도 진척을 보였다. 그러나 설탕이 든 식품을 못 먹게 하자 그는 풀죽은 사람처럼 기가 꺾였다. 애초부터 설탕에 대한 그의 식탐을 알았고, 또 그가 설탕 섭취를 중단하면 어떤 일이 일어날 것인지도 나는 알고 있었다.

처음 며칠간, 카를로스는 밤에 잠들 때 참을 수 없는 두통을 느꼈고 그럴 때마다 욕실로 달려가 헛구역질을 해댔다. 그는 매일 나를 두들겨 패주고 싶다고 말했다. 설탕을 중단한 후 그의 동요가 너무도 격렬해 이제는 분노로 폭발할 지경이 되었다.

사흘째 되는 날 정오였다. 그가 나에게 전화를 걸어 마치 미친 사람처럼 외쳤다.

"믿기지가 않아. 지금 얼마나 흥분되는지 몰라. 음식을 먹거나 먹은 뒤에 위가 타는 듯이 아팠었는데 지금은 그렇지 않아. 어떻게 된 일이지? 이런 느낌은 처음이야. 아아! 믿을 수가 없어, 정말! 아아!"

그는 날아갈 듯했고 나도 많이 흥분했다. 우리 둘은 무언가 큰일이 일어나고 있음을 알아챘다. 우리는 정말 들떴다.

닷새째 되는 날 카를로스는 더 이상 통증을 느끼지 않았다. 그러자 이번에는 제산제와 위궤양 약을 중단하고 싶어 했다. 그러나 그때는 나도 아직 모르는 것이 많았기 때문에 뭐라고 말해야 좋을지 알 수가 없었다. 하지만 누구나 하는 식으로 "주치의와 상담하라."는 말은 결코 하고 싶지 않았다. 나는 육지도 전혀 보이지 않고 나침반도 라디오도 노도 없는 망망대해의 한가운데 앉아 있는 것 같은 느낌이 들었다. 두 주일이 지나자, 카를로스는 꼭 필요하다고 생각하는 약 이외의 약들을 스스로 끊기 시작했다. 위가 타는 듯이 아픈 증세는 사라졌고 쥐어짜는 듯한 통증도 줄어들었다. 바야흐로 천연약초 하제를 써야 할 때가 된 것 같았다. 내가 그것을 권하자 그는 미소 지으며 좋다고 말했다.

"쓰레기를 버리는 것처럼 좋은 일은 없지."

나는 오랫동안 지속돼온 변비의 고통으로부터 그를 구할 수 있기를 바라면서, 내가 했던 것보다 점진적으로 치료하기 시작했다. 그도 만족했고, 변비 증상이 없어지자 나에게 전화를 걸어 내가 필요로 하는 것보다 더 많은 정보, 즉 모양이나 색깔, 냄새 등에 대해서도 설명해주었다. 궁극적으로 그런 세부적인 사항들은 다년간의 나의 연구에 중요한 자료가 되었다.

이 무렵 카를로스와 나는 그의 피부에 변화가 일어났다는 사실을 알았다. 몸과 얼굴에서 채찍 자국 같던 커다란 부스럼이 사라지고, 크고 붉은 여드름도 더 이상 생기지 않았다. 피부가 조금씩 정상으로 돌아오기 시작했고, 그는 흥분을 감추지 못했다.

그에게 피부 치료제를 바르지 말라고 했다. 그것이 오히려 치료를 방해하고 실제로도 피부에 해를 끼친다고 생각했기 때문이었다. 그도 내 의견에 동의했다.

"위궤양 약을 중단했어. 그리고 무슨 일이 일어나는지 보려고 해. 위장이 치유되기 시작한 것 같아."

그는 말했다.

"위궤양 약을 중단했다고?"

나는 놀라서 물었다.

"응, 그 약을 끊었어. 다시 되돌아갈 리도 없고 해서 모든 쓰레기들을 버리기 시작했지. 어리석은 의사들이 계속 그 쓰레기들을 먹어야 한다고 했지만, 그 약은 아무런 도움도 되지 않았어. 어머니는 그 약값으로 돈을 모두 썼고 나는 바보같이 음료수만 마신 셈이야."

카를로스가 말했다.

신은 물을 만드셨고 인간은 콜라를 만들었다. 물은 사람의 몸을 깨끗이 하는 데 좋으며, 콜라는 사람의 차 배터리를 청소하는 데 좋다. 카를로스가 위궤양 수술을 취소하는 바람에 의사는 화를 냈고, 그의 어머니도 놀랐지만 그는 매일매일 자신이 더 나아지는 것을 느꼈다. 수술만이 만사형통은 아니지 않은가!

나는 카를로스의 변화를 기록하기 시작했고 그와 내가 실험대상이 된 식이요법 프로그램을 짤 수 있었다. 그리고 시작부터 그것이 얼마나 단순하고 간단한 것인지를 알았다.

물은 그의 속쓰림을 중단시켰다. 그래서 그는 계속 물을 마실 수 있었다. 위장이 타는 듯이 아플 때도 그는 계속해서 물을 마셨다.

소다가 그의 몸에서 완전히 빠져나가자 카를로스는 물 마시는 것을 더 좋아했고 그로 인해 내장이 깨끗해졌다. 설탕이 카를로스의 몸속에서 빠져나가기 시작하자, 에너지는 요요행위를 멈추고 다시 강력한 웰빙 감각을 되찾기 시작했다. 정크푸드와 설탕 섭취를 중단하자 여드름도 사라지기 시작했다.

나는 이 친구로부터 스릴을 느끼는 한편, 친구의 극적인 변화를 관찰하면서 덜 변화된 나 스스로에 대한 좌절감을 느끼지 않을 수 없었다.

내가 그때까지 다량으로 섭취한 대추야자와 무화과의 당분이 나의 비참한 발 상태에 악영향을 미쳤다는 사실을 안 것은 그로부터 1년이 지난 후였다. 나는 가공한 설탕 대신에 자연적인 형태의 당분으로 대체했을 뿐이었는데, 그런 방식으로는 여전히 내 몸을 낫게 할 수 없었다. 카를로스는 나처럼 말린 과일을 좋아하지 않았고, 오렌지와 사과를 먹음으로써 좋은 결과를 얻었던 것이다.

비록 변화의 정도는 적었지만 나도 치유되기는 했다. 나는 더 활기가 넘쳤고, 점심 후에도 졸리지 않았으며 두통도 줄어들었다. 심하던 아침의 뻐근함과 무릎 염증도 완화되었다. 그리고 앉아 있다가 일어설 때 오는 통증도 덜 느끼게 되었다. 그러나 변비는 그다지 좋아지지 않았고 다리도 여전히 피로했다.

카를로스의 많은 친구들이 내게 자문을 구하기 위해 전화를 걸어 왔고, 나는 무엇이 잘못됐는지 알아내려고 무척 애를 쓰면서 연구를 계속했다. 그들은 카를로스의 변화를 보고 놀라서 나와 상담을 하고 싶어 했다. 나는 내가 했던 자연적이고 간단한 식이요법과 정화 시스템의 반응 방식에 관한 더 많은 지식을 얻기 위해 다른 사람들과 함께 연구에 착수하기로 결심했다. 나는 그들을 돕고 싶었고 그들과 함께 일함으로써 나 자신에게도 어떤 해답을 줄 수 있기를 기대했다.

화학물질에
중독된
우리 가족 이야기

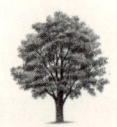

어느 날, 밥 삼촌은 나에게 전화를 걸어 장기적으로 인체에 치명적인 영향을 미치는 더스반, 말라티온, 클로르데인 같은 살충제에 관해 진행 중인 연구 결과를 알려주었다. 우리가 사용하는 화학약품인 DDT는 먹이사슬에서 많은 동물들에게 중독을 끼친 것으로 판명되었고 독성이 너무 강해 금지시킬 것을 고려하고 있다는 것이었다.

"우리에게 어떤 영향을 미쳤을지 한 번 상상해봐라. 너와 세실, 형 더글러스, 그리고 나까지 상당히 중독된 것이 틀림없다."

밥 삼촌은 말했다.

물론 나는 여기에 동의했다. 삼촌은 윈스턴 젭슨 박사가 집으로 올 거라고 말했다. 여러 해 전 미국 항공우주국(NASA)에서 아폴로 우주 계획과 관련된 일을 하던 젭슨 박사는 매우 민감한 렌즈를 장착한 특수카메라 개발에 참여하기도 했다. 아주 세분화된 지역까지 정확하게 포착할 뿐 아니라, 지구의 미세한 색깔 변화까지 감지해낼 수 있는 렌즈였다. 그는 이후 사람의 홍채를 이용해 병력(病歷)을 판독하는 데 그 렌즈를 활용하고 있었다. 젭슨 박사가 밥 삼촌 집에 도착했을 때 나는 더글러스 형과 함께 박사님을 찾아갔다.

"이 카메라는 심층 조직을 분석할 수 있고, 홍채를 통과해서 시신경을 찍을 수도 있단다."

그가 말했다. 이런 방식으로 신체의 깊은 부분에 있는 기능 장애와 허약함을 탐지해낼 수 있다는 것이었다.

젭슨 박사는 렌즈를 통해 내 눈 속을 들여다보더니, 내 몸속에 위험스러울 만큼 높은 수치의 독성이 있다는 사실을 알려주었다.

"무엇에 노출된 적이 있니, 티모시?"

박사님은 근심 어린 표정으로 물었다. 나는 삼촌을 흘깃 보았다. 밥 삼촌은 젭슨 박사에게 살충제에 노출된 나의 병력이나 나에 관해서는 아무 것도 말하지 않겠다고 맹세한 바가 있었기 때문이다.

"나는 네 나이 또래의 젊은이가 이처럼 많은 독성을 가지고 있는 것을 본 적이 없어. 너는 중금속에 중독되어 있고, 지금까지 살아 있다는 게 기적이다."

박사님은 솔직히 말씀해주셨다.

길가에서 뛰노는 아이들이 모기 박멸용 살충제를 뿌리는 트럭 뒤를 따라다니다가 꽁무니에서 나오는 유독 분무기에 흠뻑 젖곤 하던 광경이 떠올랐다. 나와 형이 건물 바닥을 기어 다니며 장시간 화학제를 뿌린 사실과 귀가했을 때도 독물로 뒤덮여 있었다는 사실 등을 박사님에게 설명했다. 여섯 살 때부터 아버지를 돕기 시작했고, 큰 유독 화학제품 통이 언제나 뚜껑이 열린 채로 우리 집 차고에 있었다는 사실, 그리고 형과 내가 그 통들 사이로 뛰어다니며 놀았다는 사실도 말해주었다. 젭슨 박사는 놀라울 만큼 정확하고 빠르게 나의 증세에 대해 설명하기 시작했다.

"너의 간과 중요기관이 위태로운 것은 물론이고, 살충제의 중금속 성분이 조직에 퍼져서 대장에도 감염되었다. 변비로 고생하고 있지 않니?"

그는 소름이 끼칠 만큼 정확히 내 증세를 파악하고 있었다.

그리고 몸속에 갇혀 있는 독성을 확인하기 위한 '모발 분석' 테스트에 관해서도 말해주었다. 모발 샘플을 실험실로 보낸 뒤, 우편으로 그 결과를 받아 보았다. 결과 보고서에는 페이지마다 형 더글러스와 나의 중금속 중독이 표준치를 벗어나 있다는 내용으로 가득했다.

나는 처음에는 놀라서 밥 삼촌에게 실험실에서 잘못된 결과를 보내온 것이 아니냐고 물었다. 삼촌도 확신할 수 없어 모발 샘플 분석을 다시 의뢰했다. 그러나 2주 후에, 내가 높은 수치의 비소, 수은, 납, 카드뮴, 알루미늄 등 기타 중금속에 중독되었다는 동일한 결과를 받았다. 그것은 부정할 수 없는 사실이었다. 나는 심각하게 중독되어 있었다. 그러나 이제 그 사실을 알았다 해도 무엇을 할 수 있단 말인가?

나는 경악스런 테스트 결과를 건강식품을 파는 곳에서 일하는 히피 친구에게 보여주었다. 나는 건강과 영양에 관한 그의 지식을 존경하고 있었고, 그는 건강에 관한 한 나에게는 최상의 표본이었다. 그는 항상 활기차 보였고, 자신이 늘 활기찬 이유는 주로 날것과 생것을 먹기 때문이라고 말했다. 그는 생식(raw food) 운동의 창시자인 노먼 워커 박사가 1920년대에 쓴 책 『젊어지기(Become Younger)』를 내게 보여주었다. 이 책을 구입한 나는 식단에 더 많은 생식을 도입하기 시작했다. 건강식품점 친구에게 나의 모발 분석에 관한 수치를 보여주자 그는 말했다.

"야아! 이건 너무 심한데. 너도 하루에 한 번씩은 대변을 보고 있을 거 아니냐, 그렇지?"

나는 그렇다고 말할 수 없었다. 이틀이나 사흘에 한 번 대변을 보는 것이 고작이었기 때문이다. 나는 어머니의 암 치료 대안을 찾을 때를 회상했다. 어떤 사람이 콜로닉(colonic;대장 해독)으로 더 잘 알려진 '결장요법'을 추천했다. 그것을 시도해보기로 결정하고, 나는 마이애미에 있는 결장 치료사를 찾아냈다. 결장의 정도가 심하다는 것을 알고 있던 나는 치료에 크게 기대하지 않았다. 왜냐하면 대장이 언제나 바위처럼 단단한 배설물로 가득 차 있었기 때문이다. 결장 치료사가 그 안에 차 있는 것을 제거하려고 대장에 천천히 물을 흘려 넣자, 운동으로 단련된 강한 인내력에도 불구하고 푸줏간의 칼로 내장을 후벼 파는 것 같은 고통을 느꼈다. 불행히도 물이 막혀 있는 대장을 뚫지 못했기 때문에 극심한 고통에 시달렸다. 하지만 그럼에도 두 번째 치료를 받기 위해 다시 그를 방문했다.

이전과 다름이 없자, 장을 움직일 방법을 찾은 다음 세 번째 치료를 받기로 했다. 자두 주스를 조금 마셨으나 소용이 없었던 이유는 과당(果糖)이 몸 전체에 퍼지면서 잠에 빠지게 되었기 때문이다. 약초 하제를 사러 건강식품점에 갔으나 선택할 수 있는 품목들이 많지 않았다. 될 수 있는 한 강한 성분을 골라 규정 복용량인 한 알보다 많은 세 알을 먹었다. 너무 막혀 있었기 때문에 더 먹어야 할 것 같았다. 한 시간쯤 후에 대변이 나오기를 기다렸으나 전혀 기미가 보이지 않았다. 세 알을 더 먹기로 했다. 아마 충분히 먹지 않은 것 같았다. 혹은 약초 하제는 일반 약에 비해 약한지도 몰랐다. 그때 내가 하제에 관해 좀 더 자세히 알았더라면, 바로 센나 잎(하제의 일종)을 먹었을 것이다. 그러나 센나 잎은 잘못 복용할 경우 역겨울 수 있었다.

나는 마이애미의 멋진 더위를 즐기며 집 옆 공원 입구에 서 있었다. 그때 갑자기 장이 심하게 당기면서 참을 수 없는 고통이 밀려와 몸을 구부리고 무릎을 꿇었다. 서 있을 수도 숨을 쉴 수도 없었다. 그 자리에 누워서 땀을 흘리며 맹장염에라도 걸린 게 아닌가 하는 의심이 들었다. 나는 혼자였고 우리 집 현관은 수백 마일이나 멀리 떨어져 있는 것처럼 아득하게 느껴졌다. 마치 공포 영화의 한 장면 같았다. 대변이 나오려고 하는 동안 내가 어떻게 집에 도착했는지 기억도 나지 않는다. 나의 장이 모든 생각과 움직임을 담당하는 사령탑이었다.

나는 타는 듯 뜨거운 아스팔트 위를 천천히 기기 시작했다. 현관 입구로 기는 듯 걸어가면서 한손으로는 빙빙 도는 배를 움켜잡았지만, 갑작스런 장 복통으로 인해 걸음을 뗄 때마다 멈추어 서야 했다. 그리고 숨을 내쉬었다. 마침내 복통에서 약간 해방되었을 때 괄약근을 조이며 화장실 문으로 내달았다. 나는 자갈과 물이 장에서 흘러내리는 것 같은 느낌을 받으면서 화장실에서 여러 시간 동안 앉아 있었다. 그런 일이 주말 내내 되풀이되었고, 내 장에 변화가 생기기 시작했다.

일요일 오후, 창밖을 바라보니 모든 것이 더 생기 있고 전보다 푸르게 보였다. 나는 기진맥진했으나 내 몸이 더 나아져 있다는 사실을 느낄 수 있었다. 15년간 쌓인 독성물질이 장에서 빠져나간 듯한 느낌이었다. 하제의 양을 적절히 변경해 복용하자 그 다음 결장요법에서는 훨씬 쉽게 되었다. 결장요법은 여전히 몹시 고통스러웠지만, 적어도 독성물질이 마침내 내게서 빠져나가기 시작했다는 것만은 분명했다.

두 차례에 걸쳐 강력하고 집중적인 여섯 번의 장 요법을 시행한 후에, 보다 고질적인 독성물질을 내보내는 방법을 연구해야겠다는 생각이 들었다. 이에 따라 나는 자연요법으로 바꾸었다. 실리움 허스크(psyllium husk)가 그것이었다. 다량의 물을 마셔야 하는데, 처음에는 잘 듣지 않고 변비가 더 심해졌지만 나는 계속했다. 한동안 위가 너무 확장해 마치 뭍에 올라온 고래가 된 듯한 기분이었으나, 양을 조절하고 물로 씻어 내리자 미묘한 차도를 보이면서 사태는 조금씩 변화하기 시작했다.

현실적인 고통은 지속적으로 나를 엄습했다. 독성물질을 더 적극적으로 제거하려고 하면 할수록 증세는 두통과 식은땀, 관절통과 발열이 심하게 나타났다. 돌이켜 보면 이 과정에서 나는 죽을 수도 있었다. 하지만 죽지 않은 것은 자연요법 치료를 했기 때문일 것이다. 만약 일반 약을 동일한 양으로 복용했다면 지금 이렇게 내 얘기를 전할 수도 없었을 것이다.

나는 계속되는 복통을 감내하면서, 그 시련기에 내가 만난 수많은 의사들이 나의 피로한 다리나 고통스러운 두통과 변비가 나의 식단과는 어떠한 관계도 없다고 확신시켰는가를 돌이켜보았다. 그들은 잘못 말했고, 그들의 의견은 아주 틀린 것이었다. 내 몸의 중독 정도를 알고 이 고통스런 청소 과정이 얼마나 필요한 것인가를 깨닫자 내 고통도 완화되었다. 아무리 나쁘다고 해도 나는 그것을 극복하려 했고 나를 이처럼 건강하지 못한 상태로 떨어뜨린 내 삶의 습관들을 바꾸기 위해 싸우면서 날마다 치유해달라고 기도했다.

어느 날 조지아의 조그만 병원에 입원하고 있던 아버지에게서 전화가 걸려 왔다. 아버지는 심한 복통으로 인해 수술을 받겠다고 하셨다. 나는 내가 그곳에 도착할 때까지 조금만 기다려달라고 당부한 뒤, 제일 빠른 비행기를 탔다.

아버지는 맹장염이 아닌가 걱정하셨다. 의사들은 아버지에게 아무런 설명도 해주지 않았고, 비행기가 도착했을 때는 이미 수술실로 들어가 계셨다.

수술 후 무의식 상태로 누워 계신 아버지를 보면서, 나는 참담한 기분으로 앉아서 기도를 했다. 나의 영웅이신 아버지는 죽은 듯이 누워 계셨는데, 아무것도 도와드릴 수가 없었다. 나는 수술을 집도한 의사들에게서 수술에 관한 어떤 얘기도 들을 수 없었다.

다음날 오후가 되어서야 담당의사가 병실로 찾아오자 나는 다그쳐 물었다.

"수술한 이유가 뭐죠? 맹장염이었나요?"

"아닙니다."

"그럼 왜 수술을 했습니까? 무슨 병이었나요?"

"글쎄요." 의사는 발뺌하듯 말했.

"확신할 수는 없지만 암이 의심되어 장을 삼분의 일쯤 절제했습니다."

내가 암을 확인하기 위해 생체조직을 보여달라고 하자, 의사는 내 말은 무시한 채 병실을 나갔다. 아버지는 여러 날 동안 복부에 커다랗게 찢어진 상처를 가진 채 위중한 상태로 무기력하게 계셨다. 나중에 나는 의사들이 수술 전에 마땅히 해야 할 관장을 하지 않았기 때문에 복막염과 독성으로 인한 쇼크로 아버지가 거의 죽을 뻔했다는 것을 알았다. 그것은 내 중독보다 더 심각한 것이었다. 2주 후 아버지는 퇴원하셨다. 그 후 아버지의 건강은 계속 나빴지만 목숨만은 건지신 셈이었다.

아버지가 집으로 돌아오신 것은 친구 카를로스가 그의 식이요법을 바꾼 지 6개월이 된 후였다. 카를로스가 겪은 변화는 엄청난 것이었다. 그의 위장에서는 더 이상 타는 듯이 아픈 증세가 나타나지 않았고, 두통도 사라졌으며, 정신을 집중할 수 없었던 증세도 옛날 이야기가 되고 말았다. 무엇보다도 큰 일은 피부가 치유된 것이다. 부스럼이 더 생기지 않았을 뿐 아니라 기존에 있던 것들마저도 말라버리거나 사라졌다. 그는 얼굴에 큰 종기자국을 지닌 채 살아가야 한다고 생각했으나, 피부가 변화하기 시작하면서 깨끗이 없어지기 시작했다. 이 사실에 우리는 가슴이 뭉클했다.

두말할 나위 없이 카를로스도 기뻐했다. 그의 체중 감량(5개월에 18kg)은 그의 친구들을 깜짝 놀라게 했는데, 그는 자신이 원하는 어떤 자세도 취할 수 있게 되었다. 카를로스의 기적적인 치유는 그가 치료과정에 적극적으로 참여했기 때문이라고 나는 생각한다. 그렇게 되기까지는 단호한 그의 결심이 가장 중요했다.

멋진 설명을 할 때면 나는 자동차의 비유를 떠올리곤 한다. 우리의 몸은 갈수록 기운이 빠지고 고장이 나는 반면, 차는 어떻게 갈수록 더 잘 달리는 것일까? 그 답은 우리가 차를 제조업체가 설계한 방식에 따라 정비하기 때문이다. 우리는 차량을 점검하고 기름을 바꾸고 연소할 연료를 주입한다. 하지만 우리의 몸에 대해서는 우리를 설계한 신의 뜻에 따라 그것을 정비하지 않는다. 피로할 때 쉬지 않으며, 활력을 되찾는 데 필요한 잠을 제대로 자지 못하고, 신이 설계하신 대로 음식을 먹지 않는다.

결론을 말하자면, 우리는 우리의 몸보다 차를 더 잘 관리하고 있는 셈이다. 발 빠른 '신속한 치유'라는 생활양식이 우리를 돌이킬 수 없는 고통으로 몰고 간 것은 아닐까 하는 의문을 지울 수 없다. 인간은 지구상에서 가장 영리하고 진화된 종(種)으로 여겨지고 있다. 그것이 사실이라면 왜 대부분의 야생 동식물이나 곤충들이 우리보다 더 번성하고 건강한 것일까? 우리의 본능과 상식에 도대체 무슨 일이 생긴 것일까?

만약 우리의 몸을 돌보는 일이 단순하다면, 좋은 건강을 위해 우리 몸을 잘 건사할 수 있는 올바른 생활양식 유형을 따르는 일도 어렵지만은 않을 것이다. 그러나 그것은 단순하지만 결코 쉬운 일은 아니다.

무엇이 카를로스에게 그렇게 큰 변화를 가져오게 했는가에 대해 검토하기 시작하자, 그가 여러 해 동안 심각한 탈수상태로 있었다는 것이 명백해졌다. 타는 듯이 아팠던 카를로스의 위장 증세와 궤양은 물에 의해 즉각 교정되었다. 얼마나 단순한 해결책인가! 나는 해부학과 생리학 책을 뒤져보면서 우리의 혈장(血漿)이 주로 단순한 물로 이루어져 있다는 사실을 알게 되었다. 실제로도 우리 몸은 4분의 3이 물로 이루어져 있으며 우리가 매일 살아가기 위해서는 일정량의 물을 마셔야 한다.

카를로스와 나는 더 많은 물을 마실수록 몸이 더 나아지는 것을 체험했다. 우리는 물이 독성물질을 씻어내는 데 도움이 된다는 사실을 깨달았다. 탈수현상이 독소를 과도하게 응축시킨다면 우리의 장과 간, 그리고 소화기관은 독성을 씻어내기 위해 물을 필요로 한다는 사실을 이해할 수 있다. 카를로스와 내가 신선한 물을 마시고 순수한 식품을 먹자 독성이 제거되었을 뿐 아니라 질병의 원인들까지도 제거할 수 있었는데, 이는 식이요법과 생활패턴을 바꾸기로 한 데서 온 결과일 것이다.

'치유로 증세를 완화시키기보다는 병의 원인을 제거해야 한다.'

카를로스의 치료와 나 자신의 면밀한 노력을 통해 나는 길이 어디로 이어져 있는지 끝까지 알아보기 위해 계속해서 달려갈 것을 결심했다. 그러나 여러 차례의 장 요법을 시행했음에도 불구하고 나는 여전히 변비로 시달렸다. 나는 더 많이 씻어내야 했다. 카를로스의 친구들이 내게 조언을 구하러 왔을 때 실험 대상들을 일렬로 늘어세웠는데, 이것으로 나의 본격적인 진료활동은 자연스럽게 시작되었다. 나는 각자의 설명을 듣고, 그들의 상황과 그때그때의 상황에 맞게 치료를 시도했는데, 내 고객들 역시 나와 마찬가지로 치유 과정에 동참하기를 원했기 때문이었다. 나는 언제나 본능과 상식에 흥미가 있었고 모든 사람의 아이디어와 참여를 기쁘게 받아들였으며, 그런 자세는 오늘까지도 계속되고 있다.

효소가 없거나 파괴된 음식을 피하라

건강한 신체에서는 절대로 질병이 존재하거나 또는 상존할 수 없다고 결론지을 즈음, 나는 하나의 새로운 사실과 직면하게 되었다. 어머니의 건강이 좋지 않았던 이유는 생전의 식단이 좋지 않았기 때문이었다. 아버지 또한 가공되고 정제된 음식을 드셨고, 화재로 인한 매연과 술 그리고 살충제 등에 노출되었기 때문에 건강하지 못했다. 이제 아버지에게 어떤 일이 일어났는지 보기로 하자.

노먼 워커 박사의 생식에 관한 책을 읽고 나는 매일 섭취하는 음식에 더 많은 생식을 첨가했다. 그리고 더 많은 정보를 얻기 위해 다각도로 노력했다. 워커 박사는 음식을 잘 씹는 것이 얼마나 중요한지를 강조했다. 우리가 음식을 삼키기 전에 음식이 액체 상태로 될 때까지 씹는다면 세포벽 외부의 소화효소를 분해할 수 있어서 음식을 잘 소화할 수 있다. 이런 효소의 기적에 매료된 나는 어느 날 과학자이자 연구가인 에드워드 호웰 박사가 쓴 같은 주제의 폭넓은 연구 성과를 담은 책을 발견했다. 호웰 박사가 발표한 효소의 작용과 신진대사에 관한 포괄적인 연구 자료가 마음에 들었다.

오늘날의 대중적 이론과 달리 '적응하는 효소의 분비'라는 호웰 박사의 이론은 단순한 과학적 데이터에 기초를 두고 있었다. 그는 신체에는 유한한 수효의 신진대사 효소가 있다고 말한다. 그리고 이들 효소들은 우리 몸이 적절한 기능을 하는 데 필요한 에너지 생산을 도와주기 때문에 건강과 생명력을 유지하는 열쇠라고 주장한다. 호웰 박사에 따르면, 먹는 것에서부터 자는 것, 걷는 것에서 책을 읽는 것에 이르기까지 개개의 신체기능은 몸을 잘 움직이게 하는 신진대사 효소를 통해서 가능하다. 우리가 효소 비축분을 다 써버리면, 휘발유를 다 써버려 더 이상 갈 수 없는 자동차처럼 죽게 되는 것이다.

호웰 박사는 신진대사효소, 소화효소, 음식효소, 이렇게 세 가지로 효소를 분류한다. 효소는 우리가 필요로 할 때, 그 필요에 따라 만들어진다. 예를 들면 소화효소는 우리가 소화를 필요로 할 때 만들어진다. 동시에 우리 입안의 감각기관은 요리한 음식을 먹을 때 그 음식에서 효소가 죽어버렸을 경우 잃어버린 음식효소를 생산하도록 우리 몸에 신호를 보낸다.

나는 효소가 모든 동식물의 음식에 원천적으로 내재한다고 생각하고 있었다. 그러나 새롭게 이해한 바에 따르면 음식은 적절한 소화를 하기에 필요한 특정 양의 효소를 부여받는다. 만약 음식을 41~48도에서 몇 분간만 요리한다면 내재된 효소는 죽고 말 것이다. 그러면 우리 몸은 그 음식을 소화시키기 위해 요리 과정에서 파괴된 효소를 생산할 수 있도록 우리 몸에 비축된 효소를 훔쳐오거나 동원해야 한다. 효소를 많이 훔치거나 많이 써버릴수록 우리 몸속의 보유분은 더 많이 줄어든다.

호웰 박사는 곡류나 씨앗, 견과류 등에는 효소를 억제하는 물질이 있다고 한다. 곡류, 씨앗, 견과류 등은 단지 물과 접촉을 하는 경우에만 활성화되며, 그렇게 되면 알맞게 소화할 수 있다. 호웰 박사는 물속에서 곡류나 씨앗의 싹을 트게 하는 것이 중요하다고 강조한다. 만일 그렇게 하지 않으면 효소 억제물이 나오는 견과류, 씨앗, 곡류 등을 소화하기 위해서는 우리 몸에서 막대한 양의 효소를 만들어내야 한다고 주장했다.

호웰 박사는 각 효소는 지정된 pH(용액의 수소 이온 농도 지수) 범위 내에서만 활성화되므로 온도에 민감하다고 주장한다. 우리가 채소, 곡류, 씨앗, 견과류, 고기 등을 요리할 때 효소를 죽인다면 결국 우리 몸속의 소중한 효소에 의존할 수밖에 없게 될 것이다. 우리 몸의 시스템이 효소를 활성화할 수 있는 특정한 균형 pH 범위 밖에 있다면 시스템은 적절하게 작동하지 못할 것이다.

사실상 모든 효소는 특정한 pH에서 생성되며, pH가 정상적인 범위에 있을 때에만 작동한다. 내 환자의 대부분도 효소가 완전히 죽은 상태로 요리된 음식을 먹음으로써 결국 그들 자신의 몸속의 효소에 의존하고 있다는 사실을 깨닫고 나자 생각들이 많이 달라졌다. 그들이 정제 설탕, 빵, 살균 우유제품, 캔디, 소다, 충분히 익혀 요리한 고기와 지방 등을 게걸스레 먹으면 위에 가스가 차고 피곤하며 소화불량이 된다는 것은 그리 놀랄 일이 아니었다. 날짜별 pH 테스트에 따르면, 이들 식품들은 몸을 산성화하고 균형을 파괴한다. 이 음식들을 소화하는 데 필요한 효소의 대부분이 활성화하지 못하기 때문이다. 바꿔 말하면 우리의 잘못된 식사

습관이 우리의 pH 범위를 완전히 왜곡하는 것이다. 따라서 우리가 해야 할 일은 우리 몸의 균형을 유지하기 위해 어머니인 대자연의 섭리를 따르는 것뿐이다.

소화는 입에 음식을 넣는 순간부터 시작된다. 씹을 때는 타액선에서 효소가 분비되는데, 음식물이 액체 상태로 될 때까지 씹지 않으면 다음 소화 단계에서 충분히 분해하지 못한다. 소화되지 못한 음식물을 덩어리째 받아들여야 한다고 상상해보라. 그렇게 되면 소화되지 못한 조각들이 그대로 몸속을 통과하든가 장기나 피 속에 남아서 썩거나 많은 문제를 일으키며 독성물질을 만들게 될 것이다.

음식을 거의 씹지 않고 삼키는 사람들을 보고 놀란 적이 있다. 잘 씹지 않고 어떻게 세포나 기관, 그리고 조직 속에서 영양분을 얻기를 바랄 수 있겠는가? 나는 카를로스가 음식을 씹기 전에 콜라를 홀짝홀짝 마시면서, 커다란 햄버거를 겨우 한두 번 정도만 씹던 것을 기억했다.

그가 식단을 바꾸었을 때 철저하게 씹도록 훈련시키는 것은 상당히 어려운 일이었고, 음식물을 액체상태로 만드는 데는 30~60번까지 씹어야 한다는 것을 알아냈다. 나는 치아가 '천국에 이르는 진주로 만든 문'이라는 비유를 좋아하는데, 치아가 우리의 신성하고 거룩한 몸 안에 영양을 공급하는 열쇠이기 때문이다. 일단 음식물이 진주 문을 통과한 뒤에는 사람은 자신 안에 천국이나 지옥을 만들어내게 되는데, 대부분의 사람들은 그 안의 천국을 발견하지 못하고 살아 있는 생지옥 속에 있게 된다.

사람들의 식사습관을 살펴보면 대개의 경우 효소가 없는 요리나 가공된 음식을 먹는다. 게다가 음식을 씹지 않고 먹거나 차가운 음료를 마심으로써 효소를 비활성화하고, 효소를 희석시켜 자연 질서마저도 깨뜨린다. pH의 불균형은 소화효소가 적절히 작용하지 못하도록 한다. 종종 우리는 음식을 먹는 것보다 음식을 소화시키는 데 더 많은 에너지를 소모한다. 우리가 피로를 느끼는 것도 이 때문이다.

우리는 정말로 에너지를 쓸데없이 소모하고 있는데, 상황은 이렇다. 우리는 아밀라아제와 피틸린 효소의 도움 없이는 설탕과 탄수화물을 소화할 수 없다. 지방 분해를 위해서는 리파아제, 단백질 분해를 위해서는 프로테아제가 있어야 한다. 요리 과정에서 효소가 파괴된 가공식품, 빵, 설탕 같은 음식을 먹음으로써 우리 몸이 지속적으로 효소를 과도하게 분비해야 한다면, 동시에 그런 유의 식품들을 소화시키기 위해 보충할 수 있는 효소도 분비해야 한다. 이 경우 우리의 효소은행은 고갈될 수밖에 없는데, 이는 다시 말해 우리가 18살에 먹을 수 있었던 동일한 음식을 40살에는 먹을 수 없다는 뜻이 된다.

살균 유제품을 끊어라

살균과 균질화 분야의 전문가인 폴 오스터 박사에 의하면, 유제품을 적정 이상의 너무 높은 온도에서 살균할 경우 효소를 죽일 뿐 아니라 독성 화학물질인 크산틴 옥시다아제(XO 인자)를 생성하며, 동맥에 들어가 혈전을 형성한다.

관상동맥 속의 굳은 혈전에 의해 야기되는 심장병은 지난 100년 동안 전국적으로 증가해왔다. 살균 유제품을 섭취한 결과였다. 오스터 박사는 우유의 살균이 중요한 우유효소인 락타아제를 죽인다고 말한다. 락타아제는 우리 스스로 만들어낼 수 없고 그것 없이는 락토오스를 분해할 수 없다.

나는 식단의 주요 식품인 유제품 섭취를 중단하고 며칠 지나지 않은 어느 날 아침, 충혈 없이 깨어날 수 있었다. 오랜만에 처음으로 코로 숨실 수 있었다. 갈라진 다리의 틈도 경미하긴 했으나 줄어들기 시작했다. 이전까지는 별다른 긍정적인 변화를 느끼지 못했지만, 장 활동에 확실한 전환점을 발견하자 기뻤다. 팔과 다리의 혈액 순환도 나아진 것 같았다. 이 모든 것이 치즈와 밀크를 끊었기 때문에 생긴 변화가 아닐까 하는 생각이 들었다. 광고 카피 중에 "우유는 몸에 좋다!"는 말이 생각난다. 아마도 생우유나 모유는 좋을 것이다. 그러나 살균 우유는 아니다. 결국 살균 우유 마케팅은 또 하나의 상업주의의 산물이라는 생각이 들어 씁쓸하다. 국민의 건강 문제를 다시 한 번 꼼꼼히 따져보게 만든다.

나의 도전은 내 환자들로 하여금 살균 우유와 치즈, 그리고 피자를 포기하도록 하는 것이었다. 왜냐하면 생우유 제품 구입은 불법이기 때문이다. 그러나 지속적인 충혈, 재채기, 그리고 다량의 콧물에 시달려 무엇이나 시도해보려는 쇠약한 알레르기 환자를 제외하고는 아무도 이것들을 포기하려 하지 않았다. 그러나 그들의 식단에서 유제품을 끊었을 때 대부분의 증세는 사라졌고 문제는 해결되었다.

내 환자 가운데 어떤 사람은 여러 해 동안 알레르기 주사를 맞기 위해 수천 달러나 썼음에도 불구하고 가장 단순한 해결방법은 간과했다.

따라서 이 글을 읽는 독자들은 이제부터 살균 유제품을 끊기 바란다. 그러면 당신은 다시 숨쉴 수 있다. 이것이 하느님으로부터 얻은 교훈이 있다.

"내가 창조한 대로 먹어라!"

나는 마이애미 대학을 졸업한 직후 캘리포니아의 남부로 이사하기로 결정했는데, 그곳에서는 한창 건강 붐이 일고 있었다. 나는 호주머니에 400달러를 넣은 채 군용 가방을 메고 헐리우드에 도착했다. 그때 로스앤젤레스로 먼저 이사한 로이 세코프라는 고등학교 친구와 룸메이트가 되어 일자리를 찾아 돌아다니다가 마침내 보노(Bono)라는 식당의 웨이터 일을 맡게 되었다.

당시에는 주머니 사정이 꽤 어려워 2교대 일을 하면서 체내 해독을 계속했다. 단식을 하면서 '콜레마 보드(colema board;대장 해독법)'를 시행했는데, 자가 콜로닉 시스템으로 집에서도 할 수 있는 방법이었다.

나는 적극적으로 장을 청소했고 살충제가 내 몸 밖으로 빠지는 동안에도 2교대 일을 계속했다. 장을 말끔히 청소하면서 끔찍한 냄새가 나는 고무 같은 물질이 내 몸속에서 쏟아져 나왔다. 나는 몹시 허약해진 것 같은 기분이 들었다.

어느 날 아버지에게 전화를 걸어 내가 얼마나 아버지를 사랑하는지 말하고 싶은 강한 충동을 느꼈다. 마이애미로 전화번호를 돌렸을 때의 알 수 없는 절박감을 그때는 이해하지 못했다.

아버지가 "잘 지내니? 아들아." 하고 말씀하시자, 그동안 억눌렀던 감정이 목구멍에서 솟구쳐 나왔다.

"아버지, 저를 위해 해주신 모든 것에 감사합니다. 그리고 정말 많이 사랑해요."

나는 끓어오르는 감정을 억누르며, 꼭 하고 싶었던 말을 했다.

목소리를 가다듬은 아버지는 다시 말씀하셨다.

"나도 너를 정말 많이 사랑한단다, 아들아."

그로부터 2주 후, 아버지는 심장마비로 돌아가셨다. 정확한 지식과 실용적인 약만 복용했다면 피할 수도 있었지만, 너무 일찍 몸이 망가졌기 때문에 아버지의 인생은 짧게 끝나고 말았다. 나는 또다시 큰 충격을 받았고, 아버지를 위해 하려고 했던 내 계획이 산산조각 나고 말았다.

장례식 날, 아버지를 알고 사랑했던 사람들과 얘기를 나누는 자리에서 나는 아버지에 관해 많은 것을 알았다. 그의 생애는 남을 돕는 데 바쳐졌고 수백 명, 아니 수천 명의 사람들에게 감동을 주었다.

장례식이 끝난 뒤 또 두 명의 아버지 친구들로부터 그들이 만났던 사람 가운데 아버지가 가장 상냥하고 도덕적인 사람이었다는 말을 들었다. 나는 아버지가 어려운 많은 사람들을 도우며 살아오신 것을 알게 해준 아버지 친구분들과 하느님께 감사했다.

충분히 치료할 수 있는 사람을 치료하지 못하게 하는 의료 시스템은 없애야 한다. 약품제조를 거의 독점하다시피 하는 제약회사에 불이익을 주는 행위가 범죄행위로 간주되는 세상 역시 바뀌어야 한다. 건강해야 하는 모든 인간의 원초적 권리를 탐욕스런 업계가 빼앗아가서는 안 된다.

어머니가 돌아가시기 전 아버지와 나누던 대화가 생각난다.

"아들아, 너는 대단한 정열과 용기를 갖고 있구나. 그러나 너는 현실을 이해하지 못하고 있어. 네가 아무리 그것을 바꾸려고 애쓴다 하더라도, 또 100년이 지난다고 해도 별 차이는 없을 거야."

나는 그 말씀을 인정하고 싶지 않았다. 그리고 아버지의 도움으로 좀 더 나은 삶을 살 수 있었던 사람들의 삶을 되돌아보았을 때, 아버지 역시 자신이 한 그때 그 이야기를 인정하고 싶지 않으실 것이다. 결국 내가 하고 있는 모든 것들은 아버지의 이웃사랑 정신을 이어받은 것이라는 생각을 하게 했다. 많은 사람들로부터 칭송을 들어온 아버지는 이제 그의 삶이 아들을 통해 지속되는 것을 멀리서 지켜보실 것이다. 이렇게 확신과 용기를 얻은 나는 아무 조건 없이 내가 결심한 바를 실천해나가는 것이야말로 내가 할 수 있는 일의 전부라고 느꼈다. 이제 나는 로스앤젤레스로 돌아갈 만반의 준비가 갖추어졌다. 천국으로 가신 아버지께서도 나의 길을 자랑스럽게 비춰주실 것이라는 확고한 믿음까지 생겼다.

결장 해독과
단식으로
불치병을 치료하다

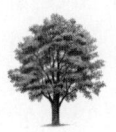

나는 마이애미에서 로스앤젤레스로 돌아왔다. 그리고 부모님의 생활양식을 답습하지 않겠다는 생각으로 마음을 다잡고 해독 연구에 모든 것을 쏟아 부었다. 부모님은 삶에 최선을 다했지만, 영양에 관한 정보를 갖고 있지 않았기 때문에 식사를 할 때마다 그들 자신을 천천히 그리고 소리 없이 죽음으로 몰아갔던 것이다.

죽음에 이르는 그 길을 거부한 나는 단식을 다음 연구단계로 정했다. 나는 '콜레마 보드'를 계속했다. 결장 해독과 단식을 할 무렵, 룸메이트인 로이는 아파트로 들어올 때마다 코를 틀어막곤 했다. 살충제 냄새에 놀란 그는 자신이 외출 중일 때 내가 살충제를 뿌리는 줄 알았다. 나는 단지 숨을 쉬기만 해도 지독한 독성물질이 마침내 내 몸에서 빠져나간다는 것을 알 수 있었다. 몸속의 살충제를 해독하는 데는 많은 시간이 걸렸다. 악취가 아파트에 진동하고, 그때마다 냄새가 나가도록 창문을 열어놓아야 했다.

그리고 나서 마침내 내 발의 균열도 치유되기 시작했다. 단식을 시작하고 6개월이 지난 뒤, 내 발은 완전히 다른 모습으로 바뀌었다. 의사들이 틀렸다는 사실이 밝혀진 것이다. 남은 생애 동안 이 문제를 지닌 채 살아가야 하며, 결코 치유되지 않을 것이라던 의사의 말이 기억났다. 의사들은 살충제로 인한 발병과 식단은 나의 상태와 아무런 관계가 없다고 말했는데, 이로써 그들의 잘못은 다시 한 번 입증된 셈이다. 나는 단순한 방법으로 증상이 변화된 것을 알고 기뻐했으나, 아직도 여전히 의문점은 남아 있었다.

단식을 시작하자, 그때까지의 심한 건조 상태와 피로 그리고 균열 등의 증세는 사라지고, 손과 발의 피부도 놀랄 만큼 촉촉하고 부드러워졌다. 그러나 다시 식사를 시작하자 부드럽고 촉촉한 피부는 말라버렸다. 도대체 어떻게 된 일인가?

어느 날 오후, 나는 로이와 함께 소파 양쪽 끝에 앉아서 0.5kg의 대추야자를 나눠먹었는데, 둘 다 계속 방귀가 나왔다. 전등을 켰을 때, 커피 테이블 위의 그릇에 발라낸 씨들이 가득한 것을 보고 나는 느껴지는 것이 있었다. 내가 매일 게걸스레 먹는 대추야자, 무화과, 건포도 등은 유기농이든 천연이든 상관없이 신체의 불균형을 일으키는 원인이었던 것이다. 그것들은 건조과정에서 수분이 제거될 때 당분이 응축된다. 정제 형태의 설탕은 먹지 않았지만, 내 몸이 신진대사에 이용할 수 있는 과당은 더 많이 섭취했던 것이다.

설탕이 체내 곰팡이의 먹이가 되어 발로 전이된 것인데, 결국 설탕 섭취를 중단하고서야 곰팡이의 먹이 공급원이 끊겨 내 발이 치유되었다는 것을 알 수 있었다. 다시 설탕을 먹자 건조 상태가 재발한 것도 바로 곰팡이에게 다시 먹이가 공급되었기 때문이다. 해답이 눈앞에 있었다. 정확히 말하자면, 내가 음식을 먹었던 입으로부터 시작되었던 것이다.

그런 나의 깨달음은 장 해독이나 단식을 하지 않고 있던 로이에게도 큰 영향을 주었다. 내가 한 것처럼 생식을 하자 그는 하루에 다섯 번이나 장 해독을 할 수 있었다. 나는 그가 평생 시달리던 알레르기와 위장 장애 문제가 단기간에 사라진 것을 보고 놀랐다.

로이와 함께 산 지 9개월 후, 서부 로스앤젤레스에 있는 게이트웨이가(街)로 거처를 옮겼다. 나는 개인용 건강 실험실도 차렸다. 생화학 실험 장비, 생과일과 모든 종류의 채소를 발아시키고 주스를 짤 수 있는 발아실험용 병들, 약초 제조법 실험을 위한 실험용 병 등 필요한 모든 것을 갖추었다. 나는 이 과정에서 돌아가신 아버지가 계속해서 앞으로 나아가라고 나를 응원하고 계시는 것처럼 느꼈다. 나는 본격적으로 열성을 다하는 과학자가 되어 매순간을 즐겼는데, 이때부터 내게는 내 치료법에 매료된 친구들이 붙여준 발아 연구가, 생식 연구가, 주스 연구가 등의 호칭이 따라다녔다.

어느 날, 나는 시속 95km로 달리던 음주 운전자의 차에 허리를 받혀 감각이 마비된 채 여러 달 동안 누워 지내게 되었다. 그때 영양에 관한 글이란 글은 손에 잡히는 대로 모두 읽었다.

수술을 받지 않고, 허리를 편평하게 하고 누워 있기만 하던 나는 근육 조형과 척추 교정에 색다른 접근 방식을 적용하는 프랑코 콜롬보를 알게 되었다. 어떤 육체적 활동도 해서는 안 된다는 의사들과 달리, 프랑코는 비활동적 상태는 단지 허리 부상을 연장시키고 악화시킬 뿐이라고 했다. 그는 나에게 약초처방을 병행하면서 경직된 근육을 풀어주는 방법을 제안했다. 그러자 단기간에 허리 부상이 치유되기 시작했고 영양에 관한 실험을 다시 시작할 만큼 건강을 되찾을 수 있었다. 그리고 실제 경험에 의한 많은 연구와 더불어, 교통사고로 인해 돌보지 못한 환자들도 열심히 살펴주었다.

개인 연구로 시작한 나의 치료가 날로 알려지면서 내 연구실은 불치병 환자들로 가득 차게 되었다. 나는 심한 고통을 겪는 사람들의 연구를 통해 그들 몸의 불균형의 뿌리 깊은 원인들을 파헤칠 수 있었다. 내 치료는 언제나 그들이 태어난 이후로 무엇을 먹고 마셨는지에 관한 많은 정보를 포함해 광범위한 배경 정보를 얻는 데서부터 시작된다.

나는 식단 분석만으로도 무엇이 잘못되었는지를 쉽게 알 수 있었다. 그들의 몸에서 어떤 효소가 과분비되어 불균형이 초래되었는지를 알았다. 홍채 진단법을 통한 안구 판독, 피부 상태 등을 조사함으로써 신체 신호와 허약 증세에서 나오는 불균형을 알 수 있게 된 것이다. 또 가족관계, 생활양식, 식사 등에 기초한 직관적인 분석에도 의존했다. 나는 단지 의료 분야의 필수요건인 상식만을 이용했을 뿐인데, 사람들은 나를 심령술사라고 부르기도 했다.

식이요법으로 만성 천식을 고치다

의사들이 포기한 환자들을 맡고 있을 즈음, 토드 브라이언트를 만났다. 그리고 그를 치료하면서 나는 당시만 해도 나 역시 확신을 갖지 못했던 '불치병'을 치료한 불가사의한 의사가 되었다. 토드를 아는 친구가 그를 나에게 소개했고, 우리는 그의 집 잔디밭에 앉아 이야기를 나누었다.

토드는 79kg이 나가는 훤칠한 키의 건장한 사내였다. 젊은 데다 금발에 체격이 우람하고 미남인 그는 다른 사내들이 질투할 만큼 강하고 다부진 몸매를 가지고 있었다. 나는 그가 이내 마음에 들었다. 그는 단련된 전문 운동선수처럼 건강해보였지만, 나는 금세 그가 호흡장애를 가지고 있다는 사실을 알아챘다. 그가 주머니에서 흡입기를 꺼내 입안으로 분사하는 순간, 나는 그의 행동보다는 두려움에 찬 그의 눈빛에 당혹스러웠다. 나는 그가 자신의 얘기를 꺼내도록 그를 다독였다.

그는 어렸을 때부터 숨을 헐떡거렸다. 친구들과 뛰어놀고 싶었지만, 산소 결핍으로 인해 너무도 오랫동안 몸을 구부린 채 고통스런 삶을 살아야만 했다. 마침내 그의 부모가 의사에게 데리고 갔는데, 소아과 의사는 그에게 천식이라는 진단을 내렸다. 이후 그는 가쁜 숨을 가라앉히기 위해 의사가 처방하는 치료약인 매릭스를 지속적으로 복용하지 않으면 안 되었다. 그러나 그는 약을 복용하면서도 여전히 천식 발작을 일으켜 응급실로 달려가야 했다. 병원에서는 아드레날린을 주사하고 코와 입에 산소 마스크를 밀어 넣었다. 허파 속으로 소량의 산소를 불어넣느라 그는 남아 있는 힘마저도 다 빼앗기고 말았다. 그렇게 기관지가 겨우 열리고 나서야 그는 다시 정상적으로 숨을 쉴 수 있었다. 이렇게 두려운 일을 겪고 나면 그는 겁에 질리지 않을 수 없었다. 왜 안 그렇겠는가. 그는 숨을 잘 쉴 수 없었고 충격을 받았으며, 그래서 항상 다음에도 똑같은 일이 또 일어날까 봐 두려워했다. 그것이 내가 그의 눈을 통해서 본 두려움이었다.

10대가 되자 상태가 악화되어 의사들은 그에게 더 많은 약을 처방하게 되었다. 그는 기관지에 스테로이드 흡입기를 사용하기 시작했으나, 심한 두통과 심장의 고동(심계항진)만 가중시킬 뿐이었다. 심계항진이 너무 심해서 현기증이 사라질 때까지 자주 몸을 앞으로 구부리고 있어야 했다. 그는 스테로이드의 부작용을 무척 싫어했지만, 그렇게 하지 않으면 죽게 될 것이라는 얘기를 들었기 때문에 달리 방도가 없었다. 그는 항상 두 개의 흡입기를 지니고 있었고 차와 집에 여러 개를 비치해두고 있었다. 병원 가까이에 사는 것은 발작이 일어났을 때 응급실로 달려가기 위해서였는데, 나는 그가 이런 악몽과도 같은 상황에서 어떻게 살아갈 수 있었는지 의아했다.

그는 고등학교를 졸업하면서 다른 친구들처럼 활동적이고 강해지기 위해 체육관에 등록을 했다. 그런데 심장에 무리를 가져오는 모든 운동이 천식 발작을 일으키는 요인이라는 것을 아는 데는 오랜 시간이 걸리지 않았다. 나는 그에게 흡입기 제거를 위한 노력을 해보았느냐고 물었다.

"한동안 시도해보았지만 제대로 되지 않았어요."

그가 말했다. 명백한 이유도 없이 그는 갑자기 최악의 발작을 일으켜 응급실로 실려가곤 했던 것이다. 그의 폐가 열려 다시 숨을 쉴 수 있게 되기까지는 너무 오랜 시간이 걸렸기 때문에 그는 거의 죽을 뻔한 적도 있었다고 했다. 그는 너무 겁을 먹은 나머지 흡입기 제거를 중단하고, 다시 지속적으로 약을 복용했다는 것이다. 토드에게 자신의 건강문제와 예상되는 호전 정도를 얘기해주자, 그는 흥분했다.

"평생 동안 나의 불치병인 천식을 낫게 해달라고 기도했어요. 나를 도와줄 수 있나요?"

그러면서 그의 눈이 야구공만큼이나 커지는 것을 보았다. 나는 그의 요구에 응한 뒤 그와 함께 연구하기로 약속했다.

가장 먼저 토드의 식단을 조사한 것은 당연했다. 대부분의 사람들처럼 그도 식단을 완전히 바꾸어야 했는데, 우선 점액질을 만드는 데 필요한 치즈와 우유 같은 유제품을 즉각 끊기로 했다. 신선한 주스를 계속 마시는 일과 장 해독은 그런대로 잘해나갔지만 생전 처음 해보는 단식은 매우 힘들어했다.

그는 온종일 주스와 물을 마셔야 한다는 것, 저녁 휴식 시간에 텔레비전 앞에 앉아서 정크푸드 광고에 시달리는 것이 특히 힘들다고 말했다. 그는 빅맥, 버거킹의 슬로피 치즈버거, 특히 피자를 정말 먹고 싶어 했다. 무엇보다도 피자를 먹고 싶어 했지만 자신의 몸이 더 깨끗해진다는 사실과 흡입기 없이도 숨을 잘 쉴 수 있다는 사실을 믿었기 때문에 내 식단을 충실히 따랐다.

그가 식이요법을 충실히 따르는 것이 기뻤으나, 아직도 해야 할 더 많은 일들이 남아 있었다. 나는 로버트 베커와 개리 스티븐 박사가 쓴 『신체전기(The Body Electric)』를 읽으면서 신체 전류에 대해 이해하게 되었다. 또 새뮤얼 웨스트 박사의 저서 『골드 세븐 플러스 원(The Gold Seven Plus One)』을 통해 세포들 간의 교신을 위해서는 항상 전류가 흐르도록 할 필요가 있다는 사실도 알게 되었다. 전기가 차단되면 세포들은 빠르게 죽기 시작한다. 전기의 흐름을 유지하기 위해 세포들은 대기압보다 낮은 압력이나 건조한 상태로 전류가 앞뒤로 점프할 수 있도록 서로 긴밀히 접촉해야 한다. 만약 너무 많은 액체가 세포에서 빠져나와 세포를 에워싸게 되면 세포가 분리되면서 전기적인 교신이 차단된다. 세포 단계에서 전기를 지속적으로 잃게 되면 결국 세포는 죽고 만다.

어느 건강 관련 학술회의에서 이에 대해 해박한 지식을 가지고 있고, 자신의 책을 홍보하는 한 사람을 통해 이런 내용을 알게 되었다. 세부적인 과학적 지식이 없는 문외한에게도 그의 논리는 아주 쉽게 전달되었다. '소형 트램펄린(스프링의 탄성을 이용한 운동 기구;역자 주)'에서 위아래로 단순히 점프를 하면서 숨을 깊이 들이마시면 세포들 간의 전기적 관계를 급격히 변화시킬 수 있지요."라고 그는 설명했다.

웨스트 박사에 따르면, 사람이 점프해 최고점에 도달했다가 다시 내려오는 짧은 순간에도 중력이 반전된다. 그 순간에 세포 사이와 주위를 둘러싼 액체가 씻겨 내려가게 된다고 그는 주장한다. 그러면 세포가 스스로 다시 돌아와 그들의 정상적인 전기적 전도성을 회복하게 된다는 것이다.

그는 균형 상태에서 세포의 극성(極性)을 돕는, 예컨대 생식이나 생주스, 침술, 약초 같은 특정한 요소에 관한 설명을 계속했다. 반대로 설탕은 전기적인 세포의 극성을 방해할 수 있다고 말했다. 이로써 토드가 가지고 있는 문제의 대부분은 폐와 기관지에서 형성되는 액체의 심각성 때문이라는 것이 분명해졌다. 내 생각에는 세포 주변에 있는 독성물질과 독소를 계속 제거하면 전류가 제대로 흐를 수 있다고 본다.

토드가 소형 트램펄린을 구입해 나름대로 점프를 시작하고 건강을 되찾아갈 무렵, 나는 그의 특수한 불균형과 신체의 허약함을 개선하기 위한 약초 복용법을 고안해냈다. 이 집중적인 해독과정을 통해 나는 토드가 무기물이 많이 든 식품을 먹도록 했다. 그에게 셀러리주스와 푸른 채소를 권했는데, 그의 노력과 순응 덕분에 얼마 지나지 않아 효과가 나타나기 시작했다.

새로운 섭생법을 시작한 지 겨우 2주일 후, 자신의 호흡이 약간 편해졌다는 사실을 감지한 토드가 흥분을 감추지 못하는 것을 보고 나 역시 정말 기뻤다. 얼마 후 토드는 흡사 마약을 끊을 때처럼 나도 모르는 사이에 갑자기 흡입기를 내던져버렸다. 나는 그 사실을 알고 걱정이 좀 되었지만 걱정하지 않기로 했다. 그에게 있어서는 이른바 흡입기 속에 들어 있는 약물인 스테로이드를 체외로 완전히 몰아내지 않으면 진정한 치료를 기대할 수 없다는 점이었다. 나는 그가 스스로 결정을 내리도록 뒤에서 지켜보았다.

그 후, 토드는 흡입기를 쓰레기통에 버렸을 때 느낀 불안감에 대해 말해주었다. 약을 전혀 신뢰하진 않았지만 감염 치료용 항생제를 구하러 여전히 병원에 다녔다고 한다. 그러나 새로운 치료법과 내 방식을 수용하면서 자신의 몸이 최상의 치료사라는 사실을 깨닫게 되었다. 그는 약으로는 아무것도 치료할 수 없고, 오히려 문제를 더 악화시킬 뿐이라는 결론에 도달했다. 나 역시도 약은 진짜 문제를 더 깊숙이 감추어 덮어버릴 뿐만 아니라 더 큰 불균형, 더 심각한 문제들과 질병을 일으킬 수 있는 발판이 된다는 사실을 이해하게 되었다.

약을 끊고 내 지시를 충실히 따른 토드는 6개월도 채 되지 않은 기간에 이미 상당히 호전되어 있었다. 이 무렵 그는 호흡에 곤란을 느낄 때면 신선한 셀러리주스를 한 잔 들이켜는 것으로 흡입기를 대신했다. 흡입기만큼 즉각적으로 결과가 나타나지는 않았지만, 신선한 녹즙을 마시고 휴식을 취하고 나면 그의 폐가 열리면서 숨을 편안히 쉴 수 있었다. 천식 발작이 멈추면서 특히 흥미진진한 일이 일어났는데, 매일 잠에서 깨자마자 토드는 단단하고 냄새가 나는 노란 점액질 덩어리를 토해냈다. 이 덩어리 가운데 어떤 것은 바위처럼 까맣고 단단한 것도 있었다.

"왜 이런 거지요?"

토드가 내게 물었다. 나는 잠시 생각하고 대답했다.

"이 점액질 덩어리들은 당신의 폐 속에 장기간 쌓여 있었던 것으로 보입니다. 당신의 몸이 그것들을 제때제때 제거하지 못해 마치 살충제가 몸에 잔류하듯 당신의 폐가 점액질의 저장소 역할을 한 것입니다. 이제 그것들이 배출되고 있는 것이죠."

토드의 경우는 지금까지 살아오면서 섭취한 모든 약들이 음식물 찌꺼기와 섞여 단단한 점액질 덩어리를 만든 것이다. 그의 몸은 오랜 기간에 걸쳐 점액질을 만들어냈을 것인데, 과연 만들어진 점액질은 어디로 갔겠는가?

"괜찮을까요?"
너무 심한 것은 아닌지 걱정하며 그가 물었다.

"괜찮아요. 그냥 나오도록 내버려두면 됩니다. 무엇이 필요한지는 당신의 몸이 정확히 알고 있어요."

토드는 노란 덩어리를 열심히 토해냈고 하루하루가 다르다는 것을 느꼈다. 헐떡거림이 없어지고 천식도 사실상 사라졌는데, 그는 그로부터 7년간 쌓인 점액질을 계속 배출하고 나서야 비로소 심호흡을 할 수 있었다. 심장의 고동도 가라앉아 호흡 곤란을 느끼지 않고도 6km나 달릴 수 있게 되었다. 그의 꿈은 이루어졌고, '불치병'인 천식도 사라졌으며, 다시는 재발하지 않았다. 그야말로 불치의 대열에서 뛰쳐나온 것이다. 치료의 어머니 '자연'의 도움을 받으며 치유 과정에 몰입한 결과, 그는 스포츠맨이 되었고 이제는 영화와 텔레비전의 전문 스턴트맨으로 활약하고 있다. 나는 천천히 스스로를 치유하면서 자신의 몸을 재조직화하는 인간의 신체능력에 경이로움을 느끼지 않을 수 없었다. 토드는 스스로 자신을 치유한 것이다.

모든 것은 토드 자신이 이루어낸 것이다(나와 마찬가지로). 우리의 신체는 부단히 균형을 찾으면서 우리가 돌아가기를 바라는 자연 상태로 되돌린다. 나는 토드를 통해 문제가 어떤 것이든 오직 자연만이 우리의 진정한 치료의 열쇠라는 사실을 다시 한 번 확인했다. 현재 스턴트맨으로 활약하는 토드 브라이언트가 살아 있다는 것이 바로 그 증거다.

자연치유를 체계적으로 연구하다

나는 서서히 건강에 관련된 신비로운 수수께끼를 푸는 데 몰두했다. 나는 물과 설탕, 생식, 효소, 그리고 pH 균형에 관한 나의 연구 이론을 실험하면서 한껏 고무되었다. 그러나 어렴풋한 의문이 계속 머릿속에서 어른거렸다.

과연 건강의 열쇠는 무엇인가? 무엇이 잘못되었고, 내 연구에서 빠진 부분은 도대체 무엇인가? 나는 아파트의 구석구석을 실험실로 이용했다. 온갖 실험을 진행하면서 점점 건강 실험에 대한 범위를 넓혀갔다. 약초 치료법, 싹의 발아, 회전 주서기, 콜레마 보드에 심취했다.

어머니가 돌아가실 무렵, 나는 동양의 개념을 서양에 소개한 쿠시 미치오[久司道夫]의 통찰력 있는 식이요법인 일본인의 장수식(長壽食) 연구에 관해 읽은 적이 있다. 그러나 나는 지금까지도 '생식 대 요리'에 대한 그의 견해와 입장을 달리한다. 그는 아픈 사람은 생식을 소화할 수 없다고 확신한다. 하지만 내가 그 말에 동의할 수 없는 것은, 어떤 사람이 액체 상태가 될 때까지 음식을 씹는다면 효소가 분비되어 음식을 쉽사리 소화할 수 있을 것이라는 점 때문이다. 그러나 거시적으로 볼 때 장수식 연구가 어떻게 인간의 pH 균형에 영향을 미치는지에 대한 그의 연구 내용에는 감동을 받았다.

그의 책을 읽으면 읽을수록, 나는 장수식의 원리가 몸속의 균형을 창출하는 것이며 직접 땅에서 나오는 음식물을 먹는 것이라는 사실을 깨달았다.

"역시 그것이군."
나는 미소 지으며 생각했다.

'자연으로 돌아가라!'

유명한 건강 분야의 선구자들은 가공되고 변질된 음식과 약들을 피하라고 말한다.

장수식 연구의 식단은 곡류를 도정하지 않은 형태로 먹을 것을 강조하고, 현미를 요리해서 먹기를 권한다. 식빵, 파스타, 시리얼 등도 본래의 것에서 정제되고 표백되고 전분화된 것으로 여겨 금지한다. '희게 정제된 것'에는 아무런 영양소도 남아 있지 않다는 장수식 연구가의 견해는 나의 의견과 일치하는데, 왜냐하면 정제하는 과정에서 곡류에 들어 있던 좋은 영양소들이 죽거나 파괴되고 바뀌기 때문이다.

그렇다면 정백하지 않은 곡식으로 만든 빵은 어떨까. 나는 의문이 생졌다. 그것들은 과연 괜찮은가.

장수식 연구가들이 곡물 빵을 먹고 있었는데 그 이유는 '정백하지 않은 것'이기 때문이다. 그러나 사실은 그렇지 않다. 사실상 원래의 정백하지 않은 곡류(whole grain)가 빵으로 가공되면 그것은 더 이상 곡류가 아니다. 나는 내가 평생 섭취했던 빵이나 파스타, 토르티야 칩, 햄버거 빵 등 정제한 밀가루 식품에 관해 생각해왔다. 식단을 바꾼 후에도 나는 여전히 정백하지 않은 밀 파스타, 정백하지 않은 곡물 빵, 롤빵, 그리고 비수소 처리 기름(비수소 화합물성 튀김기름)으로 만든 유기농 토르티야 칩을 먹었다. 그러나 그것은 내가 아는 다른 사람들보다는 더 나았을지 모르지만 핵심을 파악하지는 못한 것이다. 나는 여전히 변비가 계속되었고, 내가 아는 많은 사람들도 마찬가지였다. 텔레비전을 보면 의사 처방전 없이 가장 많이 팔리는 약은 역시 하제라는 사실을 알 수 있다. 결론은 미국에서는 많은 사람들이 변비로 고통받고 있다는 사실이다.

장수식 연구를 제대로 해보기 위해 나는 좋아하던 정백하지 않은 곡물 빵과 파스타를 끊은 뒤, 발아 현미를 요리해서 먹고 그 밖의 것들은 날것으로 먹기 시작했다. 당시에는 평상시와 달리 약초 하제의 도움 없이도 배변을 했고, 현미가 포함된 음식을 먹은 후에도 에너지가 떨어지는 것은 좀처럼 느끼지 못했다.

나는 지금까지 내가 섭취한 통밀빵과 파스타로 인해 당분이 너무 빨리 내 몸 안에 흡수된다는 사실을 알았다. 왜냐하면 가공하지 않은 통곡물을 갈아서 밀가루를 만들었기 때문에 음식에 들어있는 섬유소가 더 이상 원래 형태를 유지할 수 없는 것이다. 또 곡류가 발아하지 않으면 곡류 속의 피타아제라는 식물효소가 식물성 산을 분비하지 않기 때문에 해로운 반작용이 생긴다는 사실도 알아냈다. 그럴 경우, 우리의 몸은 그 음식을 외계의 침입자로 잘못 인식하게 된다.

나는 영양학계를 풍미하는 인기 있는 견해들에 관해 생각하기 시작했고, 그 결과 정백하지 않은 곡물 빵 제품을 '복합 탄수화물'로 뭉뚱그려 부르게 되었다. 탄수화물이 우리 식사의 필수 부분이라는 주제로 쓰인 책들도 있었다. 그것은 사실이다. 하지만 이들 곡류가 가루로 바뀔 때 그들은 원래의 복합형태와는 다르게 변질된다. 그것들은 단순한 설탕처럼 배출되어 너무 빨리 우리 몸에서 신진대사 되고 연소된다. 그런 빵 제품의 섬유소들은 원래 정백하지 않은 곡류들과 비교해보면 이미 분해된 것이나 다름없다.

나는 그것이 원래의 모양에서 길쭉하게 동강나 창백한 모습일 뿐이라는 사실을 깨달았던 것이다. 어떤 종류의 곡류를 막론하고 일단 가루 형태로 바뀌면 우리 몸에 해롭다. 나는 밀가루 음식에 중독된 환자들에게 발아 현미를 과도기 식품으로 써보기로 결정했다.

나아가 정제한 곡류를 특히 지속적으로 먹을 경우, 세포단계에서 우리 몸에 해롭다는 사실을 알아냈다. 신진대사가 원활하게 이루어지지 않아 제대로 섭취되지 않으면, 세포 안에서 발효해 세포 밖으로 산소를 몰아내는 산성물질이 만들어진다. 이 사실은 식빵이나 정백하지 않은 밀가루로 만든 통밀 빵, 밀이나 유기농 옥수수 토르티야를 먹을 경우에도 마찬가지다.

자세히 살펴보면 다음과 같다.

- 당분의 불완전한 신진대사는 발효를 유발한다.
- 발효는 세포로부터 산소를 몰아내 세포를 질식하게 만든다.
- 세포가 질식하면 세포단계에서 혼란과 소멸이 일어난다.
- 세포단계에서 산소가 결핍되면 암 증식에 좋은 환경이 만들어진다.

나는 우리의 바르지 못한 식사와 음료의 선택이 세포단계에서 생기는 산소 결핍증의 주된 원인이라는 것을 깨달았다.

얼마나 단순한 해답인가! 내가 스스로 이런 사실을 발견하는 동안, 의료계는 과연 무엇을 하고 있었단 말인가! 그들은 아마도 암 치료책을 찾고 있었을 것이다. 1931년에 노벨상을 받은 오토 바르부르크는 암이란 산소가 매우 풍부한 신체에서는 살 수 없다는 사실을 발견했다. 이것이야말로 암 치료의 진정한 길이라고 생각되지 않는가. 바르부르크는 암이 무기(無氣) 상태나 산소가 적은 환경에서 자랄 수 있다는 사실을 발견했다. 나는 내 환자들을 연구하면서, 실제로 바르지 못한 식사 패턴이 그들을 낮은 산소 환경의 조건으로 이끈다는 사실을 알 수 있었다. 바꾸어 말해, 나는 개인적으로 암의 원인 제거 방법을 터득한 것이다. 만약 의료계나 제약업계가 암 치료책을 찾는다고 주장한다면, 왜 원인이 되는 요인은 찾지 않는단 말인가.

나와 환자들은 양배추, 모든 채소, 무, 다시마, 녹미채 등 여러 종류의 해초를 장수식 연구를 위해 먹기 시작했다. 해초는 땅에서 나는 채소보다 몇 배나 많은 다양한 영양소를 함유하고 있다. 우리는 장수식 연구에서 권장하는 메뉴를 따르되, 특히 전체 프로그램의 마무리 단계에서 먹는 발아 현미로 조리한 일정량의 음식을 섭취하는 데 중점을 두었다. 따라서 우리는 처음부터 발아 현미를 먹었는데, 정백하지 않은 곡물에 포함된 복합 탄수화물의 당분이 지나치게 빨리 배출되는 것을 막아줌으로써 과도한 인슐린 분비를 피할 수 있었다. 나는 대부분의 음식을 멀리했고 생식을 최상으로 여겼다.

배울 것이 정말 많았다. 환자들에게 유익하거나 도움이 되는 것은 무엇이든 써보았고 효험이 없는 것은 과감하게 버렸다. 다른 연구 자료를 읽고, 환자에 대한 연구를 통해 체액 균형 유지 방법의 중요성에 대한 새로운 아이디어도 얻었다.

나는 우리 몸의 70%는 수분이며, 우리 몸은 지구와 비슷하게 창조되었다는 것을 기억해냈다. 지구의 4분의 3은 물로 덮여 있고 그 대부분이 바다이다. 나는 체액에 포함된 원소가 바닷물의 원소와 얼마나 밀접한 관련이 있는지 궁금했다. 우리의 체액은 균형을 유지하기 위해 특정 비율로 다량의, 그리고 미량의 미네랄과 기타 요소들을 유지할 필요가 있다는 사실을 알고 있었다. 여태껏 보아온 모든 자료들을 종합해보면, 장수식 연구에 따른 식이요법이 큰 도움이 되는 것 같았다.

나는 림프계에 대한 중요성에 대해 웨스트 박사로부터 배운 것을 상기했다. 세포 내부에서 빠져나오는 혈장 단백질과 체액에 관한 그의 탁월한 가르침을 기억했다. 이들 체액들이 빠져나올 때는 세포 주변에 과도한 체액과 나트륨이 불어나게 된다. 이것이 세포 안의 칼륨과 나트륨 사이의 불균형을 불러온다. 웨스트 박사의 말처럼 "나트륨과 칼륨 사이의 균형을 해치는 모든 것은 세포를 죽이거나 파괴한다."

이 사실이 중요한 이유는, 세포 안팎에서 나트륨과 칼륨을 순환시키고 주입할 때 전기장이 발생하기 때문이다. 모든 세포가 전기 발생기라는 점에서, 세포가 만들어내는 모든 에너지는 생명을 이어가는 열쇠임이 분명하다. 세포가 체액을 잃으면 전기적 교신을 하지 못해 전기성을 잃고 죽게 된다. 우리는 전기를 이용하는 몸으로 살아가며, 그것이 세포단계에서 삶과 죽음을 결정하는 주요 요인 가운데 하나다. 웨스트 박사는 세포단계에서 죽음과 삶에 관한 처방을 발견했는데, 그것은 『의과 생리학 교본(The Textbook of Medical Physiology)』을 쓴 아서 가이턴 교수에게 보낸 이론이었다. 소아마비 발병 후 가이턴은 옥스퍼드 대학 생화학 및 생물물리학부 학과장이 되었다. 그는 1947년에 쓴 유명한 교본에서 체액의 균형 유지가 얼마나 중요한가를 설파했다.

되풀이되는 균형 관련 주제는 언제나 내게 많은 영향을 주었다. 나는 많은 의사들이 내 어머니나 아버지 같은 위급한 환자들을 진단할 때, 식사가 그들의 심각한 병증과 아무런 관계가 없다고 믿고 있었다는 사실을 떠올렸다. 그들이 교과서를 제대로 읽기나 한 것일까? 그들 나름대로는 과학적인 소견을 말하지만 피자나 소다, 그리고 그들의 처방전 등 도대체 어디서 양분을 얻을 수 있다고 믿었던 것일까? 오히려 그들은 우리의 체액에 매일 영양분을 공급해 재생시킬 방법을 찾아야 했다.

웨스트 박사의 중요한 정보를 내 연구에 응용하면서, 그리고 환자들이 빠르게 회복되는 모습을 바라보면서 나는 더 많이 공부해야겠다고 생각했다. 영양분이 풍부한 음식을 먹도록 환자에게 주지시키면서도 그들의 체액에 어떤 요소들이 나타나게 되며 날마다 얼마나 소모하는가는 알지 못했기 때문이다. 그들은 매일 섭취한 음식으로부터 충분한 영양소를 얻고 있는 것일까? 그렇지 않다면 그들의 몸에 어떤 일이 일어날 것인가? 토양이 중독·오염되거나 윤작이 되지 않아 식물에 영양을 전달할 미생물 박테리아가 죽어버린다면 과연 충분한 영양을 얻을 수 있는가? 실제로 우리는 지금 예전에 비해 영양을 충분히 갖춘 식물을 먹지 못하고 있다.

인간이 만든 것과 자연이 만든 것

닭의 심장을 실험용 접시에서 25년 동안이나 키운 알렉시스 카렐이라는 뛰어난 연구가가 있다. 그의 실험은 1912년 1월 17일에 시작되었다. 매일 체액을 갈아주고 신선도와 균형을 유지해주자 그 작은 닭의 심장은 노화하지 않은 채 완벽한 상태로 살아 있었다.

어느 날 카렐이 외출했을 때 그의 조수가 체액 교환을 깜빡 잊어버렸다. 그러자 그때서야 닭의 심장은 동작을 멈추고 죽고 말았다.

우리가 체액을 바꿀 수만 있다면 필요한 영양소와 미네랄을 공급할 수 있다. 그러나 우리는 영양 불균형 상태에 있으면서도 그것을 실행하지 못한다. 그렇게 여러 해를 보내다가 결국 일이 터지고 만다. 그러나 그때는 이미 우리의 몸이 건강을 유지하기 힘든 상태가 된다.

자나 깨나 내 관심은 오로지 다음의 두 가지 의문을 푸는 것이었다.

'어떻게 하면 우리 몸의 체액을 유지할 수 있는가?' '어떻게 그것을 지속적으로 보충할 수 있는가?'

'올바른 균형이란 무엇인가', 또 '어떤 비율로 유지해야 하는가'에 대해 나는 끊임없이 생각하고 또 생각했다. 나는 곧 필수원소의 범위가 아주 방대하고, 이 원소들을 사용할 경우에도 지속적으로 교체해야 할 필요가 있다는 사실을 알아냈다. 우리 식단에서 필요한 것을 얻지 못할 경우에는 '어머니와 같은 자연'이 답을 주어야 한다. 그러나 인간에 의해 고갈되어 작동하지 않는 체액 대체물을 어떻게 찾을 수 있단 말인가?

어렸을 때 살충제에 노출되어 생긴 증상으로 여전히 시달리고 있었기 때문에 이번에도 실험용 모르모트 1번인 나 자신을 연구용 실험대상으로 삼았다. 나는 미네랄이 인체에 미치는 거시적인 작용뿐만 아니라 미시적인 작용에 관한 연구는 물론, 기존에 알려지거나 알려지지 않은 전해질 및 원소에 관한 연구에 매진했다.

워커 박사는 생주스를 마시는 것이 우리가 필요로 하는 영양소와 잃어버린 미네랄을 찾는 하나의 방법임을 강조했다.

나는 주스를 마시기 시작했고 지나치게 높은 당 농도를 낮추기 위해 물로 희석했다. 주스는 전기를 이용하는 신체에 도움이 되는 폭넓은 전해질을 몸속에 공급해 주었고 나는 건강과 활력을 되찾았다. 더 많이 마실수록 회복이 잘되는 것을 느꼈고, 내 환자들도 매일 주스를 마신 결과 건강을 회복했다고 말했다. 그러나 주스가 도움이 되기는 했지만 내 환자들은 여전히 미네랄을 충분히 섭취하지는 못했다. 더 해야 할 일이 생긴 것이다.

임상 시술을 하면서, 시스템 내의 영양소 부족이 미치는 영향과 pH 균형이 주는 영향에 대한 매우 중요한 주제로 돌아왔다. 만약 환자가 소모된 영양소를 지속적으로 다시 보충하지 않는다면 pH가 위험상황인 균형치 밖으로 떨어져 환자는 더욱 고통을 느끼게 될 것이다. pH는 일정 범위 내에서 빈틈없이 채워진 상태로 유지되어야 하며 항상 호메오스태틱(생체 내의 균형을 유지하려는 경향) 균형을 유지할 필요가 있다. 그들의 증세가 무엇인지는 상관이 없다. 나는 만약 내가 그들의 몸에 필요한 영양소를 계속 공급하면 종국적으로 정상 pH의 범위로 돌아와 건강을 회복한다는 사실을 알게 되었다.

나 자신의 건강에 큰 차도가 있다는 것을 느꼈지만, 사람이 그렇게 많은 양의 주스를 마실 수 있을까 하는 의문이 들었다. 내가 내린 결론은 잃어버린 원소 보충을 위한 다른 방법을 찾아야 한다는 것이다. 내 환자들은 건강식품점에서 판매하는 병에 담긴 미네랄 콤보(종합비타민 보충제)를 시음했으나 금속성 맛이 났고 우리 몸에 잘 맞지도 않았다. 그것이 인간이 만든 것과 자연이 만든 것의 차이였다. 어떤 인공제품을 섭취해도 금속성 맛이 났고, 기분이 나빴다. 반면 약초요법이나 천연식품을 먹을 때는 맛이 좋았고, 생기도 느꼈다.

진정한 식품원은 미네랄과 함께 영양소들이 오래 먹든 짧게 먹든 적절히 균형 있게 들어 있어야 한다. 또한 진정한 식품원은 세포조직에 미네랄을 전달하는 적정량의 물과 효소가 들어 있다. 인공 미네랄은 이런 점에서 비교가 되지 않는다.

내가 환자들에게 "빵과 밀가루 음식을 끊고, 발아 곡류만 먹도록 하자."고 했을 때 모두가 난리법석이었다. 하지만 우리가 다량의 생식과 날음식을 먹기 시작하자 소화가 잘 되고, 피로도 좀처럼 느끼지 않았다. 주스를 직접 갈아 마신 결과, 해독작용이 생겨 날마다 건강해졌다. 응혈되고 손상된 기관을 활성화하는 약초요법에 박차를 가하면서 영양공급이 항상 필요하다는 사실을 알게 되었고, 각자의 신체 정도에 따른 적절한 용법도 찾아낼 수 있게 되었다.

나는 7~21일 간격으로 단식을 계속하면서 7주마다 장 해독을 했다. 몸속에서 중금속과 독성물질이 빠져나갈 때는 심한 고통이 따르기도 했다. 어느 날 저녁, 나는 이런 고통으로부터 바로 벗어날 수 있게 해달라고 간절히 기도도 했다. 결국 나는 고통이 따른 장 해독이 내 생명을 구했다는 사실도 깨닫게 되었다.

내가 혼자 살고 있는 아파트는 약초 실험기구들로 가득찼다. 그리고 나는 새롭게 알려진 건강 관련 발명품들을 수집하면서 점점 더 열의를 가지게 되었다. 그러나 내 육감과 경험에만 의존해야 했기 때문에 연구는 어려웠고 긴장감도 이만저만이 아니었다. 나를 가르치고 이론 정립에 도움을 준 환자들과 연구용 책들, 그리고 실험 결과는 있었지만, 앞으로 또 무슨 일이 닥칠지 그에 대한 준비는 전혀 마련되지 않은 상황이었다.

유방암과 대장암에 걸린 캐시 이야기

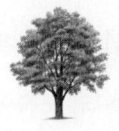

얼마 전에 레니와 낸시 부부를 만났는데, 레니는 치료에 획기적인 성공을 거두었다. 만족한 환자가 내 소문을 퍼뜨리는 것은 흔한 일이기는 하지만, 캐시라는 환자가 나를 찾아올 것이라고 레니가 말했을 때 나는 어찌해야 할지 실마리를 찾을 수가 없었다.

캐시는 아이들이 매우 어렸을 때 교통사고로 남편을 잃었다. 그 후 싱글맘이 되어 아이들을 부양하느라 많은 고생을 했다. 최근에 들어서야 겨우 경제적 어려움에서 벗어나는가 싶었는데, 그 순간에 그녀에게 최악의 상황이 찾아왔다. 주치의로부터 유방암과 대장암이라는 사형선고와 같은 진단을 받은 것이다. 실제로 그녀의 암은 매우 빨리 퍼져서 의사로서도 어찌해볼 도리가 없다는 것이었다.

캐시는 슬픔에 잠겼다. 그녀가 죽는다면 아이들은 어찌 될 것인가? 그녀는 간신히 끼니를 해결하는 정도였는데 가족도, 어떤 후원자도 없어 그야말로 막막한 상황이었다. 내 아파트를 처음 방문했을 때, 그녀는 한탄하며 하염없이 흐느낄 뿐이었다.

믿기 어려울 만큼 고통에 찬 그녀의 눈빛은 나를 당혹스럽게 했다. 그녀는 내게서 희망과 고통의 해결 방안을 찾고 있었다. 나는 당장 그곳에서 도망치고 싶었다. 그때까지 암 환자를 다루어본 경험이 없는 나는 그녀가 전후 상황을 말했을 때 어머니의 모습이 떠올라, 정말로 그런 절망적인 질병은 다루고 싶지 않았다. 그러나 계속해서 내 도움을 청했기 때문에 그녀의 이야기를 듣기로 했다. 그것이 내가 할 수 있는 최소한의 일이었다.

그녀를 세심히 살피면서 3시간 반 동안 주의 깊게 그녀의 이야기를 들었다. 그녀는 몸집이 크고, 피부는 회색으로 활기가 없었다. 커다란 배는 비정상적으로 부풀어 있었고, 지속적으로 고통을 느꼈다. 암 진단을 받고 몇 개월밖에 살지 못한다는 사형선고를 받은 시한부 삶이었지만, 아이들을 먹여 살리기 위해서는 계속 일을 해야 했다. 그녀가 평생 동안 심한 변비에 시달렸다는 말을 듣고 나는 수긍이 갔다. 그러나 그녀의 상태는 나보다 훨씬 나빴다. 이렇게 되기까지 의사는 돈만 받고 아무 염려 말라고 하면서 하제만 처방했다고 한다. 결과적으로 병증만 악화됐을 뿐이다. 더 이상 아무런 진전이 없었기 때문에 의사를 찾아가지 않았다.

그녀는 대변에 피가 섞여 나오고 유방에 혹이 생긴 것을 알고 나서야 어쩔 수 없이 다시 의사를 찾아갔다. 아이들과 어렵게 사는 것이 익숙한 그녀였지만 의사가 말기 암이라고 말하는 순간, 하늘이 무너져 내리는 것 같은 충격을 받았다고 한다. 그녀는 자신이 오래 살 수 없다는 것을 아이들에게는 절대 말할 수 없었고, 끔찍한 비밀을 안은 채 지금 여기 내 거실에 앉아 있는 것이다.

나는 캐시를 위해 아무것도 해줄 것이 없었다. 어디서부터 시작해야 할 것인가? 20대 초반의 나로서는 이런 종류의 경험이나 정보가 없었다. 나는 캐시와 같은 많은 환자들이 앞으로도 나를 찾아오지나 않을까 두려웠고, 그녀가 다시는 찾아오지 않기를 기도하면서 잠자리에 들었다. 그러나 그녀는 다시 찾아왔고, 결국 우리는 함께 끔찍한 여행을 시작하기로 결정했다.

나는 그녀의 병력을 조사하기 시작했는데, 캐시는 평생 빵만 먹고 살아온 여자였다. 그녀는 전적으로 빵에 의존해 살아왔는데 아침에는 머핀과 과자를, 점심에는 샌드위치, 저녁에는 파스타 등을 먹었다. 이런 유형의 식사는 사실상 시간이 걸리지 않고, 빠르고 값싸며 간편하지만 치명적인 약점이 있다. 그녀가 어느 정도 시간을 낼 수만 있다면, 식단을 철저히 바꿀 필요가 있다고 나는 생각했다. 그녀에게는 가장 어려운 변화였지만 나는 즉시 모든 밀가루 음식을 끊으라고 말했다. 평생 먹을거리의 대부분이었던 밀가루 음식을 포기하는 것이 아주 어렵다는 것을 알았지만, 치료를 위해서는 발아 현미를 먹도록 했다. 그리고 그녀의 사후에 아이들을 부양할 방법에 관해 생각할 최소한의 시간이라도 갖도록 해야겠다는 생각을 하면서 결과를 기다려보기로 했다.

캐시는 아이들이 집 없는 고아가 되는 것은 아닌지, 어떻게 그들을 부양할 것인지 전전긍긍했다. 나는 한편으로 그녀의 심한 통증을 완화시키면서 제대로 작동하지 않는 그녀의 면역 기능을 되살리는 데 온 힘을 쏟았다. 변화가 서서히 그리고 조용하게 이루어지도록 많은 신경을 쓰지 않으면 안 되었다. 그녀의 결장과 여러 장기에 많은 독소들이 쌓여 있었으므로, 독소들을 너무 빨리 청소할 경우 독성 쇼크에 빠질 위험이 있었다.

그녀가 식단 변경에 동의했을 때 급선무는 장을 가급적 빨리 비우는 것이었다. 나 자신이 직접 겪은 경험과 많은 환자들을 다룬 경험을 바탕으로 장 해독이 캐시의 심한 피로를 경감시켜주리라는 것을 알았다. 또 그녀의 수소 이온 농도를 조사한 결과, 그녀의 타액과 소변의 pH가 정상에서 상당히 벗어나 있었다. 간단히 말해서 캐시는 온몸이 살아 있는 산성 덩어리나 마찬가지였다.

자연 처방으로 그녀의 장을 매끄럽고 부드럽게 하기 위해 내 지식과 경험을 총동원했다. 그녀는 매일 직장에 나갔지만, 나는 몇 시간마다 수시로 그녀의 상태를 체크하며 처방을 바꾸었다. 내가 장 해독을 시작했을 때를 돌이켜보니 캐시가 안됐다는 생각이 들었다. 그렇지만 그녀의 장은 열려야 했고, 마침내 그것이 열리게 되었다.

최초의 배변이 너무 어려워 그녀는 고통으로 신음했다. 따라서 장을 매끄럽고 부드럽게 하는 하제의 양을 늘리고, 식단을 바꾸었다. 물론 그녀는 아침식사 때 데니시 패스트리를 포기하는 대신 과일을 먹었지만, 익숙해지기까지는 시간이 걸렸다. 또 그녀를 위해 특수하게 조합한 하제를 계속 복용하게 했다. 그녀가 하행 결장에 경련이 일어난 적이 있다고 말했으므로 쇠약한 창자에 통증이 없도록 하는 데도 주의를 기울였다.

첫날 아침, 그녀에게 조제약을 복용시킨 결과 아무 일도 일어나지 않았다. 하지만 그날 오후 나를 찾아와 발열과 두통을 호소했다. 그녀의 몸에는 너무 많은 독소가 들어 차 있었기 때문에, 아무리 순한 약초로 조제하더라도 발열 증세가 심각했던 것이다. 몇 시간 안에 체온이 심지어 40도까지 올라간 적도 있었으나 나는 당황하지 않았다. 그녀의 몸이 독성을 몰아내기 위해 백혈구 세포를 동원하려고 발열 현상을 일으킨다는 것을 직감적으로 알았기 때문이었다. 나의 경우 머리가 터질 것 같은 두통에 시달리지 않았던가. 엄청난 독성으로 절어 있는 몸이 빨리 해독되어야 했기 때문에 그녀에게 머리를 차게 압박하면서 처방전대로 계속 복용하도록 조언했는데, 놀랍게도 그녀는 시키는 대로 잘했다.

매시간마다 그녀는 자신의 증세를 체크해서 내게 전화했다. 그녀는 한때 열 때문에 자신의 주치의에게 전화를 걸기도 했는데, 그녀의 두통이 대량 감염 때문이라는 말을 들었다고 했다. 나는 신체의 타고난 치유능력을 믿었다. 즉 발열은 독소와 외부 침입 물질들을 제거하는 데 필요한 효소를 만들기 위해 우리 몸이 만들어낸 것이라는 사실을 말이다. 나는 또 항생제를 써서 발열을 중단시키는 것이야말로 가장 나쁜 해결 방안이라고 믿었다. 다행히도 캐시는 나의 처방을 따르기로 했다. 그러나 마지막 결정은 그녀에게 맡겼다.

캐시는 배변 없이 하루 반나절을 보냈는데, 진전이 없으면 뭔가 다른 방법을 찾아야 한다고 나는 생각했다. 그녀의 장은 이틀 후에 열렸고, 배변을 위해 힘을 주면 너무 단단해서 살을 파고드는 통증을 느껴야만 했다. 어쨌든 그녀가 진전을 보였기 때문에 나는 주서기를 빌려주었다. 그래서 하루 종일 신선한 주스를 마실 수 있게 되었다. 그녀의 대변은 날마다 부드러워졌다. 배변의 양이 많아질수록 열은 더욱 내렸으며, 두통도 줄어들었다.

나흘째 되는 날, 그녀는 지금껏 그토록 많은 양의 배설을 한 적이 없었다고 말했다. 사실상 그녀는 많이 회복되었다는 것을 느끼고 있었다. 그녀의 몸을 괴롭히던 통증도 많이 줄어들었다. 참으로 반가운 소식이기는 했지만 나는 전에 없이 당혹스러웠다. 그저 캐시의 고통 완화와 아이들을 위한 집을 마련하는 일에만 신경을 썼었다. 그런데 이제 그녀가 상당한 차도를 느꼈으므로, 다음 단계로 나아가야 한다는 것은 알았지만, 그녀를 위한 다음 단계가 무엇인지를 알지 못했다. 나는 매일 밤 잠들기 전 해답을 구하기 위해 기도했고, 캐시는 장을 위한 조제물을 계속 복용했으며, 하루 종일 직장에서 시간을 보냈다.

캐시가 너무 바빠 주스를 만들 시간이 없었으므로, 내가 매일 신선한 녹즙을 만들어줄 수밖에 없었다. 내가 그녀의 용기에 탄복한 이유는 날이 면 날마다 직장 일과 아이들 보살피는 일을 거르지 않으면서도 조제해준 것을 복용하고 녹즙을 마시며, 그리고 화장실을 드나들었다는 것이었다.

식단을 바꾸고 처방전대로 지속적으로 약초를 복용한 지 열흘이 지난 후, 비로소 캐시의 pH 변화가 실험용 쪽지 상에 나타나기 시작했다. 그녀의 생화학성이 그렇게 빨리 변화한 데 놀랐지만, 전반적인 결장 해독을 위한 통로를 깨끗이 하기 위해 간과 담낭 해독을 시작했다. 해독이 너무 고통스러워, 그녀는 오른쪽 옆구리의 심한 통증으로 한밤중에 깨어나 내게 전화를 걸었다. 그리고 반시간 정도 지나 다시 전화가 걸려왔는데, 구역질이 나고 많이 토해 겁은 났지만 특별한 일은 없었다고 했다.

다시 20분 후, 졸음을 견디며 걱정을 하던 내가 수화기를 들었을 때, 그녀는 반가운 소식을 전했다. 그녀를 화장실로 달려가게 만들었고 배변 양이 엄청났다고 말했다. 그녀는 그날 밤의 기쁨을 감추지 못한 채 비명 섞인 소리로 외쳤다.

"변기를 보았을 때 졸리 그린 자이언트(Jolly Green Giant;레오 버넷이 개발한 녹색 거인 캐릭터, 역자 주)가 콩들을 큰 자루째 변기에 쏟아 부은 것처럼 너무 양이 많아 변기가 가득 찼어요."

이후 두 시간 동안 계속된 과정을 통해 담석이 쓸개로부터 빠져나왔다. 그녀는 20분마다 알려왔고 나는 잠들기를 포기한 채 그녀를 격려했다. 배변할 때마다 그녀는 더 나아지고 있다는 것을 느꼈다. 나는 그녀의 의사가 담석에 관해 언급한 적이 있었느냐고 물어보았는데, 그런 적이 없었다는 그녀의 말에 놀라지도 않았다.

담석이 배출된 후 나는 캐시가 신장 결석도 있지 않을까 의심해 방광과 콩팥 해독을 위한 약을 조제했고, 그녀는 아무 불평 없이 복용했다. 나는 그녀의 창자를 그녀가 갖고 있는 독소를 배출하기에 충분할 만큼 부드럽게 만들기 위해 밤낮 가리지 않고 약을 제조했다. 콩팥 해독도 효과가 나타나면서 그녀의 통증은 줄어들었고, 비록 우리 둘 다 수면 부족으로 완전히 지쳐 있었지만 정말 기뻤다.

그녀의 전적인 변화를 위해 7일간의 장 해독을 시작할 때였다. 본격적인 장 해독 과정을 시작하기 위해 먼저 내가 직접 만든 다양한 처방과 약을 복용했다. 물론 하루에 두 번씩 하는 콜레마 보드도 포함되어 있었다. 그 기간에도 캐시는 한밤중에 극심한 통증으로 인해 나에게 전화를 걸곤 했는데, 그때마다 캐시는 똑같은 말을 되풀이했다.

"오오, 티모시, 당장 와줘요. 너무 아파서…제발 와줄…수 없어…요? 오오…, 제발 와주…세요!"

전화가 올 때마다 애간장이 타서, 나는 스트레스가 전에 없이 고조되었다. 그런데 만난 지도 얼마 안 된 캐시와 이런 상황에서 내 자신을 희생할 수 있었던 이유는 도대체 무엇일까? 그것은 그녀의 유일한 희망, 곧 그녀의 생명을 구해야겠다는 책임감 때문이었다. 나는 그저 끊임없이 기도하며 나의 이론을 계속 시험할 뿐이었다. 몸의 내부에 영양을 공급해서 다시 균형을 잡을 수 있다면 치명적인 질병 체계는 과연 회복될 것인가? 나는 신의 창조물이 무슨 목적으로 만들어졌는지 직접 알고 싶었다.

캐시가 다량의 끔찍한 냄새를 풍기는 물질을 창자에서 배출하는 동안 나는 그녀에게 림프 계통을 위한 처방을 만들었고, 트램펄린을 하루에 다섯 번씩 뛰도록 했다. 이제 모든 해독의 경로를 거쳤고, 다량의 물을 마셨으며, 70%에 해당하는 생과일과 채소를 먹었다. 그녀는 모든 육류를 포기한 대신 가끔 훈제 생선을 먹었고, 나는 나대로 암 치유를 위해 몸을 지탱할 수 있도록 특별히 고안한 처방대로 조제했다.

캐시의 상태가 호전되었을 때도, 밤중에 걸려오는 전화는 계속되었다. 잠귀가 밝은 나는 그녀의 심야 전화에 이미 익숙해져 있었다. 민감한 신경계가 먼저 알고 전화가 울리기 전에 나를 깨어나게까지 했다. 나는 마치 신생아를 키우는 아버지 같았는데, 이런 전화는 계속되었다. 그러던 어느 날, 평상시처럼 새벽 2시 30분쯤에 깨어났는데 전화가 오지 않아 몇 분간 기다리다가 다시 잠이 들었다.

아침에 일어나 캐시가 지난밤에 전화를 하지 않았음을 기억하고는 후

닥닥 침대에서 일어나 서성거리기 시작했다. 그녀가 죽은 것이 아닐까? 어쩌면 좋단 말인가? 어쨌든 전화를 걸어봐야겠다는 생각이 들어 떨리는 손으로 수화기를 들고 다이얼을 돌렸다. 그녀가 "여보세요?"라고 차분히 말했다. 나는 순간 심장이 멎는 줄 알았다.

"캐시! 정말 당신인가요?"
"내가 아니면 누가 이 전화를 받습니까?"

그녀의 목소리에 나는 전화기를 방 안으로 질질 끌고 다니면서 춤추듯이 껑충껑충 뛰었다.

하루하루가 지나고, 캐시의 결장을 해독하면 할수록 오른쪽 유방 끝 부분의 암 덩어리도 더욱 자극을 받아 부어올라 밖으로 밀려 나왔다. 그러다 어느 날엔가 노란 자줏빛으로 변해 터지기 시작하더니 급기야 진하고 악취 나는 고름이 흘러나왔다.

고대 약초 연구가들의 가르침에서 해답을 얻은 나는 약초의 치유력에 확신을 갖고 있었다. 내 자신의 경험으로도 똑같은 확신이 있었기 때문에, 나는 그녀의 종양에서 독소를 빨아내기 위해 암 덩어리에 붙일 수 있는 습포(찜질 약)를 고안하는 데 온 신경을 집중했다. 마침내 나는 약초 습포를 만들었고(1.6km 밖에서도 그 냄새를 맡을 수 있었다), 캐시는 한 번에 몇 시간 동안씩 그것들을 붙이고 다녔다. 습포를 떼어내자 파랗고 노란 고름

냄새와 함께 부패한 세포조직과 썩은 냄새 등이 코를 쥐어짰다. 여전히 힘든 길을 헤쳐 나가면서 그녀는 한 번에 엄청난 양의 배합 조제 약초를 붙이거나 복용했다. 나는 그녀의 단호한 결심에 탄복했고, 이후 3개월 동안에도 장 해독제와 다량의 조제약을 계속 복용케 했다.

캐시의 혈액에 산소를 공급하기 위해 나는 액체 형태로 만든 산소 발생 약초를 그녀의 식이요법에 추가했다. 그러자 그녀의 생화학적 특성이 몰라볼 정도로 바뀌기 시작했다. 그녀의 pH 수치가 초록색으로 변하기 시작하는 것을 보고, 나는 그녀의 체액 균형이 고무적임을 알고 기뻐서 펄쩍 뛰었다.

이제 캐시는 햇빛을 받으면서 산책할 수 있게 되었고, 아이들과 함께 바다도 찾을 수 있게 되었다. 나의 조언에 따라 혈액에 산소를 공급하기 위해 심호흡에 많은 신경을 썼고, 행복감이라는 희망도 가지게 되었다. 망가진 몸에 다시 생명이 찾아들면서 기적이 일어난 것이다. 그녀는 살아났고 미래를 바라보게 되었으며, 암이라는 사형선고도 아예 없었던 일이 되고 말았다.

나는 캐시의 변화와 지속적인 노력을 돌이켜보았다. 그녀는 장 해독을 했고, 70%에 해당하는 생식을 했고, 생즙을 마셨으며 채식요법을 하고, 유방에 습포를 붙였고, 매일같이 트램펄린에서 점프를 했다. '어머니와 같은 자연'의 식탁에 앉아 땅에서 직접 생산된 것을 먹기 시작하면서 가공 음식과 모든 설탕, 밀가루 음식을 끊었다. 그녀는 할 수 있는 모든 것을 했다. 그러면서도 여전히 아이들을 걱정하고 있었다.

"티모시, 내가 죽을 거라고 생각하나요?"

그녀의 물음에 "아직 잘 모르겠어요."가 내가 말할 수 있는 전부였다. 왜냐하면 정말 모르기 때문이었다. 그녀의 생명은 신만이 알 수 있기 때문에 나는 다만 치료와 기도밖에 할 것이 없었다. 상황은 호전되었고, 그녀의 건강이 조금씩 균형을 잡아감에 따라 어느새 두통도 사라졌다. 유방암 덩어리에서 흘러나오는 고름도 멈추어 점점 작아지더니, 이제 말라서 딱지가 앉게 되었다. 체중도 7kg이나 줄었고(체중 감량은 의도한 바는 아니었지만 그녀는 지나치게 뚱뚱했었다), 부푼 복부도 편평해졌다. 그 다음달, 그녀의 유방에 있던 덩어리는 완전히 사라졌고, 몸무게는 77kg에서 건강 상태인 53kg까지 줄었다. 만약 신이 설계한 자연의 질서를 따를 수만 있다면, 그녀의 몸도 재편성하는 데 충분한 잠재력을 발휘할 것이다. 그녀가 가지고 있던 질병 또한 그 질서 속에서 견디지 못하고 사라질 것이다.

캐시에게서 암이 사라지다

서너 달 후 우리를 소개시켜준 레니와 낸시 부부가 캐시를 보고 외모와 그녀의 분위기가 크게 바뀐 것에 매우 놀라워했다. 그녀의 암이 사라졌는지 알고 싶어 했으나 내게는 테스트나 생체조직 검사를 할 설비가 없어서 자신 있게 말할 수는 없었다. 다만 그녀의 치료를 돕는 것이 내가 할 일이었다. 그녀가 너무 앞선 기대를 하지 말았으면 하는 생각과 함께……

6개월 후, 캐시는 건강을 많이 회복해가는 듯이 보였다. 식이요법에서 결코 일탈하지 않았고, 그리고 9개월 후에는 믿을 수 없을 만큼 좋아졌다. 그녀는 의사의 사형선고가 이제는 자신에게 무효라고 믿기까지 했다. 13개월이 되었을 때, 그녀는 이제 의사로부터 생체조직 검사와 그 밖의 테스트를 해야겠다며 병원을 찾았다.

병원 사무장은 캐시의 얼굴과 몸을 보고 놀라 입이 딱 벌어졌다. 그녀는 이 환자가 오래전에 죽었을 거라고 생각했었는데, 그녀가 의사를 만나기 위해 서 있는 것을 본 것만으로도 크게 놀랐다. 그녀가 진찰실로 걸어들어 가자 의사의 얼굴이 창백해졌는데, 마치 유령을 본 듯해했다. 그가 놀란 것은 분명했지만, 그는 결코 그녀의 괄목할 만한 건강 상태에 대해 말하거나 그녀가 무엇을 했는지 묻지 않았다. 그는 단지 그녀의 유방을 검사하고, 실험과 생체조직 검사를 위한 차트만 작성했을 뿐이다. 며칠 후 결과가 나왔을 때 그녀는 사무장으로부터 즉시 오라는 전화를 받았다.

"암이 사라졌어요. 검사에 뭔가 잘못이 있는 것 같아요. 사실일 리가 없습니다. 다시 검사해봅시다."

캐시는 다시 한 번 검사를 받았지만 결과는 마찬가지였다. 암세포는 없었다. 그녀는 내게 전화를 걸어 기쁨에 가득 찬 목소리로 소리를 질렀다.

"암이 사라졌어요!"

그녀가 울부짖었다. 의사에게 자신의 치료를 위해 나와 그녀가 한 모든 것, 그리고 나에 관해서 말할 때까지 의사는 아무런 감정의 변화도 내비치지 않았다고 했다. 의사는 위협적으로 화를 내며 약초와 장 해독 따위로는 암을 치유할 수 없다고 말하며 그녀를 비웃었다. 그녀는 그에게 고함을 치고 발을 구르며 사무실을 나왔지만, 그녀의 순수한 기쁨은 꺾일 수 없는 것이었다. 거의 다 죽어가던 몸을 그녀 자신이 치유했다는 증거가 명명백백하게 존재하게 된 것이다. 그녀는 자신에게 일어난 기적에 놀랐으며, 자연과 조화를 이루며 여생을 살아갈 결심으로 가슴이 벅찼다.

나는 지금껏 캐시를 통해 받은 이 선물보다 더 나은 것을 받아본 적이 없다(자연치유의 암 예방과 치료법은 이 책 뒷부분에 있는 자료를 참고하라).

몇 개월 후 캐시와 작별 인사를 했는데, 그녀는 아이들을 데리고 산속으로 이사했다. 자신과 가족들을 어떻게 보살펴야 하는지 새로운 깨달음을 얻었으므로, 가급적 질병과 스트레스로부터 자유로운 삶을 살기 위해 자연과 가까이 있기를 원했던 것이다. 나는 여전히 캐시에게 일어난 경이적인 치료에 대해 전적으로 이해하지는 못하고 있었다. 내가 알 수 있는 것은 다만 각각의 환자가 새로운 수수께끼를 가져오며, 그것으로부터 명백한 그림과 분명한 방향을 설정해가는 것뿐이다.

어느 날, 어떤 변호사로부터 캐시를 알고 있느냐는 전화를 받았을 때 내게는 확실한 대비책이 서 있지 않았다. 의사의 변호사는 내가 조심하지 않으면 나를 무면허 시술 혐의로 감방에 처넣겠다고 말했다. 나는 변호사에게 무슨 근거로 '무면허 약 시술'이 성립되느냐고 물었다. 나는 아무런 약도 사용하지 않았고 아무런 진단도 하지 않았으며 어떤 돈도 요구하지 않았다는 사실을 확인시켰다. 내가 한 모든 것은 그녀의 식사를 바꾸고 약초 조제를 만들어준 것뿐이었다. 그러고 나서 나는 물었다.

"캐시의 의사가 전화를 걸라고 했습니까? 그들은 내가 한 방법을 알기를 원하는 겁니까? 아니면 단지 나를 겁주고자 하는 것입니까?"

변호사는 흥분해서 계속 나를 감방에 처넣겠다고 협박했다. 그러나 그의 공갈 협박에 겁먹을 내가 아니었다. 불법으로 한 일이 아무것도 없었고 법정에서도 기꺼이 말할 수 있었다.

"내가 아는 것은 오직 그녀가 건강하게 되었다는 것이오. 그것이 범죄라면 나를 체포하도록 하시오."

나는 변호사에게 분명하게 말했다. 변호사는 아무 말도 하지 않더니 대뜸 화를 냈다.

"조심하는 게 좋을 거야."

나는 마음속으로 미소를 띤 채, 분명히 올바른 일을 했다고 확신했다.

진정한 치료자, 자연

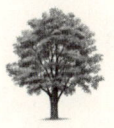

　캐시에 대해 내가 한 일들을 돌이켜 볼 때 그것은 축복이라고 생각한다. 그녀에게 오직 자연이 제공한 것을 먹으며 살도록 권했을 때 신은 내게 경이로운 치유력을 허락해주셨다. 결국 캐시는 자연의 법칙과 규칙에 따라 단순하게 살았기 때문에 자신을 치유할 수 있었던 것이다.

　캐시가 스스로 자신을 치유했다는 것을 확실히 이해했을 때 나는 인간의 몸은 거의 모든 질병을 치유할 수 있는 힘을 갖고 있다는 사실을 깨달았다. 이렇게 해서 나는 내 가족과 삼촌의 식구, 그 밖의 많은 사람들에게 파멸을 가져온 괴물 '암'과 대처할 기회를 갖게 되었던 것이다. 나는 의료업계가 속수무책으로 있고 우리 모두를 두려움에 떨게 만든 암이라는 질병에 '신비의 딱지'를 붙인 셈이었다. 전문가들은 암을 일종의 사형선고로 여겼고, 캐시 역시 자신의 상태를 말기라고 하는 주치의 때문에 삶에 대한 희망 자체를 포기했던 것이다.

캐시를 치료한 후, 나는 담당 의사들이 아무리 심각한 증세라고 해도, 그리고 병명이 뭐라고 해도 환자를 대할 때 두려움을 갖지 않게 되었다. 그리하여 최적의 건강 유지와 회복에 관해 치유된 환자로부터 배운 모든 것을 계속해서 적용했다. 그 결과 어떤 질병이더라도 건강한 몸에서는 버틸 수 없다는 사실이 판명되었다.

왜 의료업계는 해결할 수 없는 질병이나 상태에 대한 이야기를 계속 하는 것일까? 사람들은 왜 또 그것을 꿰뚫어보지 못하는 것일까?

환자는 질병으로 병원을 찾게 된다. 만약 증상을 억제하거나 제거하지 못하면 의사는 마치 질병을 수수께끼인 양 말하면서 약으로 증세를 무리하게 밀어붙이거나 고통 받는 환자에게 맞지도 않는 조언을 한다. 그리고 나서 "우리는 치료법을 찾고 있다!"는 말로 환자들을 안심시킨다. 그러나 나는 참다운 건강은 자연만이 회복시켜 준다고 확신한다.

인간이 만든 음식이나 화학약품은 우리들의 건강 회복 과정을 지탱하는 능력 면에서 신의 힘과 겨룰 수 없다는 것이 나의 일관된 주장이다. 신만이 인간의 몸에 필요한 진정한 구성요소를 제공할 수 있으며, 치유원리를 제공해주고 있다.

나는 더 심오하고 지속적인 자연요법을 환자들에게 계속 적용했는데, 증세가 서서히 사라지면서 건강도 차츰 회복하는 것을 관찰할 수 있었다. 그리고 결국에는 그들의 질병 또한 사라졌다.

이런 사실에 더욱 매료된 나는 이제 '세균학' 이론뿐 아니라 질병의 전체적인 명제에 대해서도 생각하기 시작했다. 환자들의 치유과정을 관찰하면서, 그리고 '자연'의 치유방법과 비교해보면서 현행 질병과 세균에 관한 이론의 타당성이 상당히 의심스럽다는 생각이 들었다. 우리의 건강을 위해 애쓰고 있는 바로 그 제약업계가 최초로 질병과 세균 이론을 만든 것은 명백하다. 하지만 그들은 질병치료에 필요한 약을 적용하기 위한 일련의 과학적인 규칙을 만들었다. 게다가 우리가 여전히 그처럼 많은 건강 문제와 질병으로 시달리고 있는 상황에서 어떻게 자신들만의 이론이 타당하다고 생각할 수 있단 말인가? 전혀 이치에 맞지 않는다.

다양한 질병들을 치료하는 약품이 개발되었는데도 우리가 알고 있는 질병들은 계속해서 늘어나고 있다. 자연에 의지해 자신의 건강 회복을 위한 노력을 하지 않는다면 의료업계와 제약업계가 만들어낸 독과점 시스템 때문에 어떤 일도 진행할 수 없게 될 것이다. 그들이 암이라고 부른 캐시의 끔찍한 상태도 결국은 스스로 치유하지 않았던가! 바꾸어 말하면, 우리 자신이 질병의 원인인 동시에 치료자인 것이다.

유전에 관한 난센스

나 자신과 내 가족의 건강문제를 다시금 생각해보니, 수수께끼 같은 조각들이 모습을 드러내면서 진정한 해결책에 대한 밑그림이 그려졌다. 나는 우리 가족의 삶의 형태에서 오는 초기의 증상들을 검토하면서, 우리들 대부분이 불균형적인 생활양식 속에 젖어 자신의 건강 패턴과 문제들을 야기시켰음을 알게 되었다. 어쨌든 특정 건강 패턴과 질병들은 가족을 통해서 발생하는 것을 알 수 있었다.

의사들은 그들의 처방약이 잘 듣지 않을 때 "그것은 유전으로, 집안 내력이다."라고 말한다.

1900년대 초 치과의사인 웨스턴 프라이스 박사는 전 세계의 전통적인 식단에 관한 연구에 평생을 바친 인물이다. 그는 땅에서 자란 생것(동물 단백질 포함)을 천연 그대로 먹는 문화권의 건강상태가 그렇지 않은 쪽보다 더 좋다는 사실을 발견했다. 그는 식습관이 더 세련된 문화권에서 사망률이 더 높고, 두개골 구조도 더 퇴화해 좁아져 있다는 사실을 발견했다. 이는 가공 설탕을 섭취하는 문화권은 자신들의 신체에 적절한 영양 공급을 하지 못해, 뼈 조직에서 미네랄을 빼앗겨 생긴 것으로, 결국 이런 구조가 차후 세대에 영향을 미친 것이다.

이렇게 생각해보자. 질병이 유전적인 것이라면 내가 환자에게 그들이 평생 먹어온 정크푸드를 끊게 했을 때, 그들의 유전적 질병이라는 것이 사라진 이유를 어떻게 설명할 수 있는가? 식사 패턴을 바꾸고 내 약초처방을 복용하자 그들은 치유되었다. 진정한 의미에서의 유전적인 것이라면 그들은 무엇을 먹더라도 상태를 반전시킬 수 없었을 것이다. 출생 시 다운증후군을 갖게 되면, 바른 식사 패턴으로 어느 정도의 완화는 가능하지만, 결코 증세를 없앨 수는 없다. 이것이야말로 분명한 유전이다!

그러나 의사가 잘못된 식사나 생활양식이 집안의 유전적 혈통을 통해서 전해진 것이라고 한다면, 그들은 '유전에 관한 착각' 속으로 우리를 잘못 이끈 것이 된다. 명백한 사실은 세대를 통해 전해져 내려온 대부분의 허약함은 가족의 식탁에서 비롯된 것으로, 우리를 자칫 그릇된 믿음으로 유도할 수 있다.

선택권은 우리가 갖고 있다. 부모에게서 이어받은 그릇된 식습관이 문제의 원인임에도 불구하고 이를 계속 되풀이하면 결국 다시 문제가 생기게 된다. 그렇게 되면 허약한 체질은 더욱 허약해지고 결국 같은 문제들이 거듭될 것이다. 그것은 유전 탓이 아니다.

그리고 부모들이 전해준 나쁜 식음 패턴을 바꾸게 되면 더 이상 그 문제들을 만들어내지 않게 되며 원인이 되는 허약함을 반전시킬 수 있다. 그럴 경우, 이른바 가족의 유전적인 건강 문제는 기적처럼 사라질 것이다. 변화와 실천으로 장기간 내려온 가계의 유전적인 무지를 타파할 수 있을 것이다.

그렇게 어려운 일이 아니다. 변화를 수용하면, 집안의 내력인 질병을 더 이상 두려워하지 않아도 된다. 유전적으로 신체의 특정 부분이 허약한 체질이라 하더라도 몸을 재생시키고 치유하면 다음 세대의 몸을 더 건강하게 만들 수 있다.

내가 연구를 통해 줄곧 깨달은 사실은 유전적 요소가 생활양식과 식습관에 비해 건강 요인으로 그다지 중요하지 않다는 점이다. 그것을 병, 허약함, 또는 질병 가운데 어느 것으로 불러도 상관이 없다. 그것은 평생에 걸쳐 나쁜 것을 먹고 마시는 습관과 관련이 있다. 나는 가족들의 문제를 원인과 관련시켜 볼 때 우리 각각이 이들 문제를 스스로 야기한다는 사실을 알게 되었다.

나는 나의 증상, 그리고 신체의 시스템들을 점검해보기로 했다. 내 몸 안에 문제를 일으키는 것은 무엇일까? 왜 가족들은 모두 그처럼 아픈 것일까? 브랜틀리 가문에 그토록 많은 불균형이 생긴 근거는 무엇일까? 우리 집안의 식사와 식음의 내력은 대체 어떤 것이었을까?

할머니는 비만이었고 그래서 당뇨로 사망하셨다. 할머니가 설탕과 밀가루를 즐겨 드셨다는 사실을 생각한다면 당뇨병은 전혀 이상한 일이 아니다. 우리 식구들이 아프고 허약한 것은 당연한 것이다. 결코 우연한 것은 없는 법이다.

할머니는 다량의 정제 설탕과 곡류 제품을 드셨고, 이 때문에 식탁도 전분 음식과 설탕이 든 음료로 차리셨다. 할머니는 자녀들에게 식용유로 조리한 음식을 먹였으며, 고기가 갈색으로 잘 구워질 때까지 튀기거나 과도하게 익히셨다. 이것이 자신과 가족들에게 어떤 영향을 미쳤는가? 정제 설탕과 곡류로 가득한 이런 유형의 식사는 췌장에 과도한 부담을 주어 결국 인슐린 과도분비를 야기한다. 할머니와 마찬가지로 그 자식들도 그런 식으로 먹었다는 사실에 비춰보건대, 그들의 췌장은 인슐린을 분비하기 위해 지속적으로 과도한 부담을 감내해야 했을 것이다. 나는 피로에 지친 부모님의 조그만 분비선에서 연기가 솟는 것을 상상해 볼 수 있었다.

차에 새 타이어를 장착했는데 고무가 타고 있다고 상상해보라. 얼마 안 가 타이어는 모두 타버릴 것이다. 이는 할머니의 췌장에서 일어난 것과 같은 일로, 당뇨가 생긴 것도 같은 이유에서다. 과도한 설탕 섭취가 췌장에 과도한 부담을 주어 피로하게 만든 것이다. 정기적으로 섭취한 식용유와 지방은 세포를 감싸는 플라스틱 종이 같은 역할을 했을 것이다. 혈당의 균형을 위해 몸이 충분한 인슐린을 만들어내지만, 인슐린은 그 플라스틱 종이 때문에 세포로 들어가기 어려워 결국 막히고 말았던 것이다.

어머니는 할머니로부터 나름대로 먹고 마시는 법을 배우셨다. 어린 시절부터 할머니의 표본을 따랐기 때문에 건강에 좋지 않은 음식을 탐내셨다. 그렇게 먹는 것이 편했고 어머니의 자식들에게도 그런 식으로 먹였으며, 자나깨나 흰 설탕과 밀가루 음식을 먹는 패턴을 계속하셨다. 할머니에게 좋았다면 어머니에게도 그리고 아이들에게도 좋다고 생각하셨다.

나는 이런 패턴을 대대로 전해져 내려온 '무지의 패턴'이라고 부른다.

가족을 위해 정성껏 저녁을 만드시는 어머니의 모습이 여전히 생각난다. 주방 카운터에 서서 팬에 크리스코(Crisco) 쇼트닝을 달군 다음, 흰 밀가루를 온통 카운터에 뿌린 후, 반죽을 만들어 거기에다 닭고기를 굴려서 그것이 노란 갈색이 될 때까지 요리하는 동안 어머니는 커다란 그릇에 천연 초콜릿을 스푼 가득히 담아 드시는 습관이 있었다. 그러니 누가 과식을 하지 않았겠는가? 비록 어머니가 건강식을 위해 닭고기를 튀기는 대신에 구우려 했다 해도, 그것은 트랜스 지방이 함유된 식용유나 크리스코가 배어 든 남부 스타일의 요리였다.

가족들은 버터 대신 마가린 섭취가 더 건강하다고 생각했다. 적어도 광고에는 그렇게 쓰여 있었지만 마가린 섭취가 만성적 건강 문제를 야기한다는 사실은 몰랐다.

어머니는 매일 아침 일어나신 후, 다량의 흰 설탕을 넣은 커피를 한 잔 쭉 들이켜셨다. 그 다음 데니시 패스트리, 팝타르트(캘로그에서 나오는 딸기잼이 들어간 단 과자; 역자 주) 한두 개 정도, 도넛, 그리고 설탕을 듬뿍 얹은 시리얼 한 사발을 비우곤 하셨다. 우리에게 시리얼과 팝타르트를 먹이는 동안 마가린과 젤리를 바른 토스트를 입에 밀어 넣으면서 말씀하곤 하셨다.

"아침식사를 적당히 하는데도 왜 체중이 느는지 이해할 수 없어."

어머니는 요리하면서 자신의 과식을 눈치 채지 못했고, 그 결과 체중이 늘었던 것이다. 따라서 먹는 음식이 자신의 몸을 해치는지도 전혀 몰랐던 것이다. 그래서 암이라는 진단을 받을 수밖에 없었던 것이 아닐까? 의사나 친구 그리고 어느 누구도 그녀의 식습관이 얼마나 잘못된 것인지를 말해주지 않았기 때문에 할머니의 발자취를 따라간 것이 아니겠는가? 그것이 바로 학습 패턴으로 할머니가 튀긴 닭고기를 드셨듯이 어머니도 그랬고, 우리 또한 그랬다. 왜냐하면 맛이 꽤나 좋았기 때문이다.

이와 같은 사실을 고려해볼 때, 어머니쪽 혈통에서 전해져 내려온 유별난 취약성도 놀랄 일이 아니었다. 우리 가족들이 췌장이 허약한 데다 과도한 짐을 지고 가야 하다 보니 일을 시작하기도 전에 활동을 제대로 하지 못하고 만 것이다. 나는 그것을 '학습된 무지'라고 부른다.

모든 식구들이 즐겁게 담소를 나누며 식탁에 둘러앉아 프렌치프라이와 빵 먹는 것을 좋아했다. 그렇게 하는 것이 가족의 문화와 교육의 한 부분이 되었다. 우리는 그렇게 병들고 죽어가고 있었던 것이다.

형과 나도 어머니와 할머니가 그랬듯이 동일한 식습관을 갖고 있었다. 그것이 놀랄 일인가? 그로 인해 우리의 췌장을 혹사했을 뿐 아니라 요리된 모든 단백질은 요산(尿酸)을 과도 분비시킴으로써 신장의 파괴를 촉진했다. 장기간 축적된 독소와 신장 결석으로 인해 신장은 더 이상 제 기능을 발휘하지 못하게 되었고, 그로 인해 빈번한 요통과 경직, 그리고 기타 증세를 겪지 않으면 안 되었다. 이것이 바로 가족 병력이며, 매 세대마다 약해지고 더 큰 결함이 되는 것이다. 나쁜 식습관으로 인해 할머니의 내분비선과 기관이 약해졌고, 그것이 어머니에게 그대로 전해진 뒤, 마침내 우리에게 온 것이다. 이 무슨 위대한 유산이란 말인가!

탤런트 켈리, 중증 당뇨병을 고치다

혈당 문제를 야기한 식습관과 식음 패턴이 가족관계에서 전해져 내려오는 것처럼, 환자들도 그들 가족의 식음 패턴에서 영향을 받는다. 나는 약 14년 전에 '디 오씨(The O.C)'라는 인기 있는 TV 탤런트 가운데 한 사람이었던 켈리 로완을 만났다.

우리가 만난 직후 그녀는 갑자기 손을 격렬하게 떨더니 초점을 잃기 시작했고 창백하게 질렸다. 그녀가 쓰러질 것 같아서 내가 도와주려고 다가가자 그녀는 방을 뛰쳐나갔다. 그리고 몇 분 후에 돌아왔는데 일종의 당분이 함유된 음식을 먹고 있었다. 그녀는 당뇨병이 빠른 속도로 진행되고 있었고, 어찌해야 좋을지 모른 채 지칠 대로 지쳐 있었으며 두려워하고 있었다.

그녀는 귀여운 생김새에 약간 통통한 몸매였으나, 체중 관리를 위해 광적일 만큼 운동을 하고 있었다. 심지어 입에 들어가는 얼마 안 되는 음식까지도 모두 칼로리를 계산하면서 걱정했다. 물론 그녀의 문제는 체중이 아니라 먹고 있는 음식 때문이었다.

켈리는 캐나다 출생으로, 부모가 모두 담배를 피우고 술을 마셨으며 우리 집과 같은 식사를 했다. 그녀는 스파게티와 빵에 볼로냐소시지를 넣은 샌드위치를 좋아했고, 가족의 저녁식사는 육류와 감자, 그리고 채소 통조림 등으로 구성되어 있었다.

그녀는 보통 아침에 토스트와 젤리, 시리얼 등을 먹었으며 스낵으로 피넛 버터와 젤리 샌드위치, 그리고 포장된 아메리칸 치즈 조각을 먹었다. 또 구슬 사탕과 다양한 색상의 캔디, 구미 베어(Gummi Bears; 꼬마 곰 젤리, 역자 주)를 가득 갖춘 캔디를 좋아했다. 17살 때부터 커피를 마시기 시작했고, 밀기울로 만든 머핀을 먹은 후 등교 길에 올랐다. 물을 좀처럼 마시지 않았으며 살균 오렌지주스와 코카콜라와 탭(Tab) 음료를 좋아했다.

성인이 되자, 켈리는 술을 적어도 일주일에 네 번은 마셨고 파스타를 먹었다. 아침으로 도넛 모양의 딱딱한 빵과 머핀을 먹었고, 매일 두세 잔씩 카푸치노 라떼를 마셨다. 지속적인 피로 때문에 카페인을 먹지 않고는 활동하기 어려웠고, 21살이 되었을 때는 체력이 너무 소진해 병원에서 진찰을 받았다. 피로가 너무 심해서 그녀는 자신이 전염성 단핵증에 걸린 것으로 확신했지만, 아니었다. 혈액검사를 한 후 의사는 그녀에게 아무 이상이 없다고 말했으나 그녀는 너무 피로했고 치료를 해야 할 만큼 약해져 있었다.

그녀가 근본적으로 식습관을 바꾸지 않는 한 인슐린에 의존하는 당뇨

환자가 될 것이 분명했다. 나는 남은 인생 동안 복합 증세로 고생하게 될 것이라고 말해주었다. 그리고 그녀의 건강이 호전되도록 도와주겠다고 하자 그녀도 고맙게 받아들였다.

켈리는 매우 협조적인 환자였다. 가공하거나 포장한 것, 설탕이 잔뜩 들어간 것과 밀가루 음식 등을 과감히 끊었다. 파스타, 피자, 빵, 모든 형태의 설탕, 그리고 모든 과일들을 2년 동안 끊었다. 라떼(우유 커피)를 끊는 것이 가장 힘들어했으나 건강을 위해 단호히 중단했다.

나는 켈리에게 규칙적인 장 해독과 단식을 하게 했으며, 정기적으로 콜레마 보드(결장 해독법)를 적용했다. 그녀가 단식 7일째 접어들었을 때 내게 전화한 내용을 기억한다. 켈리는 무서워했고 내키지 않아 했다. 나는 독소가 그녀를 불안하게 만드는 것이라고 말한 뒤, 콜레마 보드를 다시 시작해서 장을 씻어내려야 한다고 일러주었다.

한 시간 후 다시 전화가 걸려 왔는데, 콜레마를 하는 동안 뇌처럼 생긴 물체들이 빠져나왔다고 놀라워했다. 켈리는 얼마나 오랫동안 이 독소 덩어리가 그녀의 창자에 달라붙어 있었는지 상상할 수 없다고도 했다. 마침내 덩어리가 씻겨 내려갔을 때 그녀는 흐느껴 울었고, 그동안 자제하고 있던 감정을 그대로 표출했다. 켈리는 전율했고 그처럼 몸이 좋아진 느낌을 받아본 적이 없다고 말했다. 오, 기분 좋은 장 해독의 기적이여!

14년 후, 켈리의 몸은 완전히 달라져 있었다. 혈당은 안정적이었고 완벽한 체중을 유지할 수 있었으며, 결코 걱정할 필요가 없었다. 그녀는 칼로리 계산도 무의미하다는 것을 깨달았다. 켈리는 건강과 에너지를 유지하기 위해 가공하지 않은 다량의 지방을 비롯해 실제로 전보다도 많이 먹었지만, 전혀 체중이 늘지 않았다. 그녀는 꼭 해야 했기 때문이 아니라 좋아서 운동을 했으며, 그러다 보니 월경 주기도 바로 잡혔고 에너지 상태도 좋아졌다.

그녀는 정크푸드에 대한 식탐이 사라진 것에 감사하며 에너지가 충만하고, 영양 상태가 좋아져 25살 때보다 몸매가 더 나아졌다고 말했다. 피부는 주름이 거의 없었고, 아름다웠다. 마치 이런 식사 방법이 노화를 방지하는 해결책으로 보일 정도였다. 이처럼 자연이 의도하는 대로 먹으면 피부도 보상받게 된다.

켈리의 경우, 식사와 식음 패턴을 바꾸지 않았다면 큰 고생을 했을 것이라고 생각한다. 무대에서 밤늦게까지 고되게 일해야 했기 때문에 그녀의 과거 식습관이 그녀를 파멸로 이끌었다는 것을 나는 알았다.

현재 켈리는 평온을 되찾아 매일 에너지로 충만한 행복하고 균형 잡힌 삶을 유지하고 있을 뿐 아니라, 동료 여배우들이 완벽한 몸매를 갖추기 위해 애쓰는 것을 안쓰럽게 바라보는 여유까지 맛보고 있다. 켈리는 말한다.

"대부분의 미국 젊은 여성들은 남을 의식해서 잘 보이고 싶어 해요.

이 때문에 우리는 젊은 세대의 문화 속에서 다이어트를 계속함으로써 오히려 지나치게 스트레스를 받죠. 다이어트는 너무 제약이 많아서 언제나 박탈감을 동반해요. 하지만 나는 이제 더 이상 박탈감을 느끼지 않고, 생과자나 유기농 초콜릿을 먹는 것으로 충분해요. 얼마 전, 친구들과 고가 수입품 초콜릿 케이크를 나눠 먹은 적이 있었는데, 한 입 베어 먹었지만 너무 달아서 더 이상 먹지 않았죠. 그 순간 내 신체, 외모 그리고 습관이 얼마나 많이 바뀌었는지를 깨달았어요. 이런 방식의 식사가 내 인생을 신체적으로나 정서적으로 그리고 정신적으로 얼마나 변화시켰는지 몰라요."

우리가 정제 곡류와 설탕을 과다하게 섭취하면 세포 안에서 신진대사가 완전히 이루어지지 않아 발효 현상이 일어나고 무기적 환경을 만들어 산소를 몰아내게 된다. 산소가 결핍되면 암세포가 자라게 된다. 고도로 정제한 설탕이나 요리한 육류는 산성화된 환경을 만들어 산소를 몰아내고 불균형 상태를 유발하며, 암과 기타 질병이 자라는 실제적인 토양을 제공한다는 사실을 항상 기억하기 바란다.

모든 것은 그 집안의 식생활 패턴에 달려 있다. 가족이 좋아하는 음식들을 일일이 적어본다면, 이른바 질병이라는 수수께끼를 풀 수 있을 것이다. 모든 질병은 가족의 식사에서 비롯한다고 해도 과언이 아니다. 바꿔 말하면 우리에게 주입된 식사 패턴이 우리를 가두는 것이다. 우리가 먹고 마시고 생각하는 것이 바로 우리 자신이며, 가족의 패턴을 답습해 동일한 방식의 섭취를 계속한다면 '바보는 바보가 하는 대로 따라간다'는 속담을 그대로 실행하는 것임을 명심해야 한다.

우리 세대에서는 훨씬 더 영리하고 현명해져야 한다.

중금속으로
오염된
나 자신을 치료하다

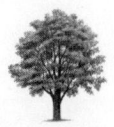

중금속과 무기물

DDT, 살충제, 수돗물, 평생 먹는 정크푸드 등은 체내에 중금속과 무기물이 축적되는 여러 가지 요인 가운데 몇 가지에 불과하다. 나는 장 해독을 시작한 이래로 건강은 극적으로 나아졌지만 무릎 관절은 여전히 통증이 느껴졌고 허리는 항상 뻣뻣했다. 몸은 서서히 치유되고 스스로 다시 균형을 찾고 있었지만, 여전히 관절통 같은 미묘한 증상이 발견되어 이를 치료하는 데 힘을 기울였다.

생식에 관한 워커 박사의 책을 다시 살펴보았다. 그는 관절에 갇혀 있는 무기물질, 독성물질, 산성물질에 관해 정리했는데 나도 수긍할 수 있는 내용이 상당히 많았다. 그런데 관절에서 중금속과 무기물을 제거할 방법은 없는가? 나는 워커 박사의 조언에 따라 관절에서 무기물질을 해독하는 데 도움이 된다는 증류수를 마시기 시작했다. 나는 증류수를 실컷 마셨지만, 그것으로는 충분치 않다는 것을 알았다.

내가 생각하기에는 신장에 고착된 독성물질과 노폐물을 제거하려면 별도의 처방을 조제할 필요가 있었다. 그 물질들이 남아 있는 한 신장은 석화(石化), 결석, 부분적인 응고로 인해 결국 제 기능을 할 수 없다는 것이 거의 확실했다. 오랜 기간 동안 가공음식과 정크푸드 만을 먹어온 결과로 내장의 기관들은 대부분 경화(硬化)되어 있었다.

나는 스스로에게 물었다. 응고, 석회화, 그리고 경화란 무엇인가? 간단히 말해 신체가 어떤 것을 분해할 수 없거나, 신진대사가 원활하지 못하거나, 또는 제대로 활용하지 못해 에너지로 바꾸지 못하거나, 몸 밖으로 완전히 제거하지 못할 때 그것이 몸 안에 남아 장기에 달라붙게 되는 것이다. 일단 달라붙으면 몸 안의 특정 부위에서 경화가 시작되고 결과적으로 질병의 원인이 된다.

예컨대 아이스크림콘을 길바닥에 떨어뜨리면, 다음날 그것이 녹아서 그 주변에 달라붙게 되는 것과 마찬가지다. 어떻게 제거할 수 있는가? 비에 씻겨지지 않으면 오랜 시간 동안 그곳에 남아 있게 될 것이다. 인체 시스템도 마찬가지다. 소화되지 않은 음식이나 독소를 제거하거나 활용하지 않으면, 그것들은 거기에 영구히 달라붙어 큰 문제를 일으킬 것이다.

나는 신장 장애와 방광 결석을 서서히 용해하기 위한 처방을 만들기 시작했다. 스스로 처방을 복용하고 증류수를 마시면서 비커에 소변을 담아 보았는데, 실제로 모래 같은 침전물이 사라진 것을 볼 수 있었다. 위상차(位相差) 현미경으로 보았을 때 모래 같은 침전물뿐 아니라 나의 요관(尿管)에 형성된 나선형 색조도 볼 수 있었다. 이런 결과는 내 처방이 내가 원하는 대로 효과를 나타내고 있음을 입증해주는 것이었다. 이 얼마나 멋진 과정인가!

몇 개월에 걸쳐 서서히 나의 신장과 방광이 해독됨에 따라 오줌 줄기도 굵어졌다. 그 밖에 예상치 않은 효과도 있었는데, 허리 아래 부분의 통증과 뻣뻣한 증상이 사라지기 시작한 것이다. 내가 겪은 여러 해 동안의 허리 통증과 뻣뻣함은 신장과 관련된 것으로 다시는 재발하지 않았다. 처음에 나는 신장 문제로 고생하기에는 너무 젊다는 생각 때문에 나의 증세들이 신장과는 관련이 없다고 믿었다. 그러나 칼슘과 결석을 용해하면서 응고 현상이 우리 몸 전반에 문제를 일으킨다는 사실을 알게 되었다. 따라서 신장의 기능은 노인에게만 영향을 끼치는 것이 아니며, 나이와는 상관이 없다는 것을 깨달았다.

나 자신과 환자들을 진료해본 결과, 근본적인 문제들은 모두 동일했다. 즉 정크푸드를 너무 많이 먹었거나, 물을 충분히 마시지 않는 것, 그리고 좋은 물을 마시지 않는 것, 그리고 우리 몸을 해독하거나 휴식할 시간을 주지 않는 것이 바로 주요 원인이었다. 우리는 독소와 중금속, 독물, 첨가제, 방부제, 공해, 조제약품 등을 평생 동안 우리 몸에 축적해왔던 것이다. 무엇을 기대할 수 있겠는가? 용변을 보는 것만으로는 모든 노폐물을 제거할 수 없다. 악전고투하는 신체의 기관들을 고려하지 않은 채, 우리는 우리 몸을 경화시키는 것들을 먹고 마시고 있는 것이다. 너무 굳어서 우리 몸의 시스템을 적절하게 작동할 수 없는 상황에서 장기와 내분비선들이 어떻게 정상적인 기능을 할 수 있겠는가?

잠시 아기의 유연한 몸을 생각해보자. 출생 시점에서 우리의 관절은 훨씬 유연하고, 기관들도 아주 깨끗해 100% 작동하며, 세포 조직은 부드럽고 훌륭해 완전무결하다. 하지만 세월이 지남에 따라 그릇된 식사와 식음 패턴에 의해 우리의 기관들과 조직들, 그리고 내분비선들은 점점 경화되어 움직일 수 없을 만큼 녹슨 금속처럼 되고 마는 것이다. 나이를 먹을수록 우리가 탄력성을 잃는 이유도 바로 이 때문이다.

퇴화 과정이 진전되면서 기능에 이상이 있는 기관, 분비선, 조직이 우리에게 '증세'라는 신호를 보내게 된다. 이 경우 참을 수 없을 정도가 되면 우리는 약을 복용해 이를 중단시키려고 한다. 그러나 약이 이미 굳은 우리 몸에 어떤 이로움을 줄 수 있겠는가? 당연히 아무 이득도 주지 못한다. 다만 증세를 감추어 일시적으로 고통에서 벗어나게 할 수는 있지만 결코 문제 자체를 바로잡을 수는 없다. 약품으로 무엇을 고칠 수 있는가? 근본적인 문제가 제거되지 않는 한, 약이 할 수 있는 것은 더 많은 문제를 야기해 응고 과정을 촉진할 뿐이다.

인위적으로 만든 약이 인체를 해독할 수 없다는 것은 분명한 사실이다. 약은 기관이나 조직 또는 내분비선의 응고 상태를 해독할 수 없다. 내가 연구한 결과에 따르면, 땅에서 직접 길러진 자연식품에 담긴 구성요소야말로 우리 몸을 치유할 수 있는 유일한 물질이라는 사실을 알 수 있다. 우리 몸에 이 자연 물질들이 작용할 수 있는 기회를 마련해주기만 한다면, 하느님은 반드시 해독을 통해 우리를 재생시킬 것이다. 우리 몸의 장기들이 응고되기까지는 과연 얼마의 기간이 걸렸을까? 아마도 지금까지 살아온 기간 동안일 것이다.

우리 몸을 회복시키기 위해서는 다양한 신체 시스템들의 가동을 서서히 중단시키는 방해 요소들을 반드시 제거해야 한다.

신체의 막힘을 제거하는 약초처방을 한 결과, 나는 뚜렷한 효과를 보았다. 이 효과는 탁월했고, 균형을 회복할 때까지 서서히, 그러나 강력하게 몸을 일정한 방식으로 유지해주었는데, 약초처방이 여기에 상승효과를 불러일으켰다.

약초는 우리의 건강을 되살리는 자연식품으로, 내 몸은 약초를 통해 완전히 치유될 수 있었다.

소금을 치느냐, 마느냐

몸의 균형 회복을 위한 연구를 통해 발견한 또 하나의 중요한 요소는 바로 소금 섭취다. 내 식단에서 소금을 모두 배제하자 관절은 더 이상 붓지 않았다. 세포 단계에서 소금과 특정 미네랄의 중요성을 포함해 균형에 관해 더 깊이 연구한 결과, 식탁용 소금은 정제 과정으로 인해 균형을 잡는 데뿐만 아니라 대체로 우리 신체와 장기에도 해롭다는 것을 알게 되었다. 그러나 생존에는 염분이 필수적이므로 갈등이 생기지 않을 수 없었다.

소금의 정제 과정에서 굳는 것을 방지하기 위해 알루미늄 같은 항경화제(anticaking agent)를 사용하는데, 이런 식탁용 소금을 지속적으로 먹게 되면 해로운 중금속을 지나치게 섭취하게 된다는 사실을 깨달았기 때문이다. 그리고 알루미늄의 축적과 알츠하이머병이 서로 연관이 있다는 최근의 연구에 주목하기 바란다.

더 나아가 식탁용 소금을 정제하는 과정에서 다량 혹은 미량의 미네랄, 원소, 동위원소 등이 대부분 제거되고 염화나트륨 분자는 원소 동류(同類)로부터 분리된다. 정제하지 않은 소금에 들어 있는 다양한 원소들이 빠진 채 염화나트륨 분자만 있는 정제 소금의 경우, 우리 몸은 단독으로 있는 염화나트륨 분자를 독성물질로 간주한다. 따라서 식품업계가 제시하는 것과 결부시켜 생각할 때, 식탁용 소금은 대부분 불균형 성분이다.

결과적으로 우리의 몸은 식염을 독소로 간주하기 때문에, 과다한 식염을 섭취할 경우, 그 독소를 세포 밖으로 몰아내느라 몸이 붓고 탈수 현상이 일어나는 것이다. 분리된 염화나트륨 분자가 세포 밖으로 나오면, 다시 세포 주위를 싸고 있는 용액에 밀려 나오면서 세포간의 전기적 상호작용을 방해한다. 물과 염화나트륨 분자가 세포 밖으로 밀려 나오면 탈수현상이 일어나고, 이로 인해 우리 몸은 갈증을 느끼게 된다. 대부분 간장으로 만들어진 중화요리를 먹은 후 갈증을 느끼지 않는 사람은 별로 없다.

내 생각에 식염은 우리 몸의 세포 에너지 생산에 필요한 나트륨과 칼륨 사이의 불균형을 유발하는 것처럼 보인다. 그러나 소금이 없는 식단 역시 건강에 해롭다는 사실을 이해할 필요가 있다. 가공하지 않은 소금은 우리의 생존에 필수적이다. 적절히 균형이 잡힌 가공하지 않은 바닷소금(천일염)은 우리 몸이 지나치게 산성화되는 것을 막아주는 한편, pH를 균형 있게 만들어 체액을 유지하는 데 도움을 준다. 따라서 천일염은 물이 시스템 내부에 있도록 유지해주는 효율적인 방법 가운데 하나일 것이다. 소금은 또 뼈의 중요한 구성 성분이다. 염분 수치가 지나치게 낮으면 우울증, 호르몬 불균형, 심지어 암에 걸릴 수도 있다.

나는 경험을 통해 적절한 수분과 함께 양질의 소금을 많이 섭취할수록 전반적으로 건강에 더 뚜렷한 변화가 생길 수 있다는 사실을 알고 있다. 시중에서 판매하는 다양한 소금과 혼동하기 쉽지만, 통상 가공하지 않은 순수한 바닷소금은 나와 환자의 건강에 가장 균형 잡힌 효과를 가져다주었다.

미네랄 도둑이란?

나는 소금에 관해 연구하는 한편, 경직된 관절용 약초 조제법도 개발하고 있었다. 여전히 주스를 짜서 마셨고, 증류수를 마셨으며, 처방에 따라 약초를 복용한 결과 관절통과 근육의 경직성이 호전되었다. 장기간 관절의 무기물과 노폐물을 제거하면서 탄력성을 회복했고, 노인성 관절염 같은 증세도 덜 느끼게 되었다. 실제로도 활기를 느꼈고, 다시 자유로이 움직일 수 있게 되었으며, 더욱 인생을 사랑하게 되었다.

새롭게 발견한 내용을 기록하던 어느 날, 우리 몸이 음식에서 미네랄을 충분히 얻고 있는지 의문이 들었다. 만약 우리 몸의 체액을 균형 있게 유지하고 신체의 기관, 분비선, 세포 조직과 뼈에 원활하게 공급하기 위해 이러한 원소들이 매일 교체될 필요가 있다면, 이러한 과정에 필요한 올바르고 균형 잡힌 형태의 미네랄을 어디에서 얻을 수 있는 것일까?

내가 찾은 해답은 우리가 그것들을 어디에선가 훔치고 있다는 것이다! 이것은 사실이다. 우리는 가공한 설탕과 밀가루, 소다 등을 먹기 때문에 우리 자신의 뼈로부터 직접 필요한 미네랄을 훔치는, 그야말로 무의식 중에 미네랄 도둑이 되어 있는 것이다. 이런 종류의 정크푸드는 우리 몸을 산성화시키기 때문에 우리 몸은 체액을 균형 있게 유지하기 위해 엄청난 양의 미네랄을 요구하게 된다. 음식으로부터 적정량의 미네랄을 얻지 못하기 때문에 우리 몸은 자신의 뼈로부터 그것을 훔치도록 강요한다. 그것은 느리고도 조용히 우리 자신에 의해 이루어지는 도둑질과 다를 바가 없다. 우리가 몸안에 내재된 미네랄을 훔침으로써 뼈 조직은 약해지고, 결국은 부러지게 되는 것이다. 미국에 그토록 많은 골다공증 환자가 있다는 사실도 놀랄 일이 아니다.

미국은 다른 어떤 나라보다도 유제품과 우유를 많이 소비한다. 그럼에도 왜 골다공증 환자가 급속히 늘어나는 것일까? 생각해보라. 우리는 엄청난 양의 살균 우유를 마시고 있다. 그러나 우리의 뼈가 쉽게 부서지고 체액이 균형을 잃는 것은 당연한 일이다. 우리는 우유를 마시면서 우리 몸에 좋은 일을 하고 있는 것처럼 생각한다. 우리는 뼈를 튼튼하게 만드는 칼슘 성분을 얻고 있다고 스스로에게 말한다. 사실 대부분의 사람들이 오랫동안 그렇게 생각해왔다(일부는 현재도 그렇게 생각한다). 차가운 우유병를 큰 컵으로 한 잔 들이키면서 우리는 필요한 양의 미네랄이 보충되는 줄 알고 있었던 것이다.

얼마나 자주 이런 종류의 잘못된 정보를 받아들인 것일까? 사실 우리 체액의 균형을 유지하고 뼈 형성을 돕는 우유 속 칼슘은 혼자서는 그렇게 할 수 없다. 앞에서도 말했듯이 모든 미네랄과 원소들은 팀워크를 이뤄 함께 작용할 때 우리의 건강에 이바지한다. 특히 앞에서 설명한 것처럼 살균 처리해서 균질화한 유제품의 경우, 더욱 그렇다.

우리 몸이 자신의 뼈로부터 미네랄을 훔칠 경우 단지 칼슘만을 훔치는 것은 아니다. 필요한 미네랄은 무엇이나 훔친다. 결과적으로 이미 미네랄이 결핍된 뼈는 심각한 불균형 상태의 체액을 안정시키기 위해 또다시 미네랄이 결핍된 뼈에서 미네랄을 빼내는 것이다. 몸이 그렇게까지 강요할 즈음이면, 이제 우리 몸은 여러 해에 걸친 불균형과 침묵 속에서 악전고투할 준비를 해야만 한다.

결론적으로 말해, 우리 몸은 우리가 커다란 잔으로 우유를 마시고 과도하게 조리된 음식을 먹을 때 이런 음식들의 섭취로 우리가 무엇을 기대하는지 의문을 갖는다.

워커 박사는, 우리가 요리를 하게 될 때 대부분의 음식 입자들을 변성시키고 변화시킨다고 주장한다. 소화되지 않은 음식의 입자들은 독성 찌꺼기로 변해 그 밖의 다른 무기물과 함께 우리의 관절과 세포 조직, 기관과 지방 세포에 쌓이게 된다. 그리고 우리는 설탕이 잔뜩 들어 있는 디저트를 게걸스레 먹고, 위험스러울 만큼 산성화되는 악순환을 되풀이하는 것이다.

과도하게 조리한 음식이 우리 몸을 망친다

음식의 과도한 조리에 대한 연구의 일환으로 나는 과도하게 요리했을 때 지방과 단백질에서 일어나는 변화를 조사했다. 결과는 놀라웠고, 매우 부정적이었다. 요리 과정이 끝난 후, 소중한 지방과 필요한 효소는 물론, 남아 있는 입자들마저도 가공하지 않은 원래의 형태와는 판이하게 달랐다. 이 요리된 지방은 상상을 초월할 만큼 우리 몸에 나쁜 영향을 미친다.

요리된 지방과 단백질을 조사하는 동안, 나는 주로 고단백질과 저지방 식단에 초점을 맞추었다. 애당초 사람들에게 지방에 관한 고착된 사고방식을 심어준 이른바 권위자들에 따르면 지방은 명백히 나쁜 것이며, 그것을 계속 먹는 것은 몸 안에 악마를 불러들이는 것이나 다름없다. 이는 누구나 조사를 해보면 확실히 알 수 있는 것이다. 크고 굵은 글씨로 '무지방 또는 저지방'이라고 쓴 라벨이 붙은 식품이 얼마나 많은가. 우리는 지방을 적게 먹으면 몸에 유익하다고 생각한다. 또 우리는 지방을 먹지 않거나 줄이면 살이 찌지 않는다고 생각한다. 그러나 이는 사실이 아니다. 단지 지방을 적게 섭취하는 것만으로는 살이 찌는 것을 막거나, 콜레스테롤 수치가 높아지거나, 동맥 혈관이 경화되는 것을 막을 수 없다.

그러나 가공하지 않은 제대로 된 지방을 섭취하면, 기적적인 효과들을 볼 수 있다. 만약 식품에 확인증 같은 라벨을 붙이는 정부 기관이 대중을 보호하기 위해서라고 주장한다면, 아마도 올바른 정보를 제시하기 위해 더 과학적인 숙제를 해결해야만 할 것이다. 나는 그들이 어디에서 과학적인 자료를 얻었는지 의심스럽다. 왜냐하면 자연은 그 규칙을 바꾸지 않기 때문이다.

이 사실에 관해서는 논쟁할 수 없으므로 잠시 과거로 돌아가 보기로 하자. 1900년대 초의 통계 자료에 따르면 미국 인구 1,000명당 한 명꼴로 심장병을 앓고 있는 것으로 나타났다. 하지만 1940년대 초에는 가공식품 때문에 미국인 가운데 절반 이상은 어떤 형태로든지 심장질환을 앓고 있는 것으로 나타났다. 오늘날에는 두 명 중 한 명이 어떤 형태로든 심장질환을 앓고 있으며 이로 인해 죽어가고 있다. 패스트푸드 업계가 지방을 포함한 육류를 과도하게 가공하고 요리하기 때문에 많은 생명이 비극적인 죽음을 맞고 있는 것이다.

가장 중요한 문제는 지방이나 단백질이 '어머니와 같은 자연'에서 온 방식대로 가공되거나 요리되지 않은 상태로 우리 몸으로 들어와야 한다는 사실이다. 다시 말해 다듬거나 요리하거나 변형하거나 가공하지 않은 원래의 상태를 유지해야 한다. 왜냐하면 우리 몸은 그 밖의 어떤 형태도 외계의 침입자로 간주하기 때문이다.

지방을 비교적 낮은 온도에서 3분 정도 요리하면, 지방을 분해하고 전달하는 데 중요한 식품 내 효소가 죽을 뿐 아니라, 새로운 수소 결합물 형태인 트랜스 지방으로 전환된다. 생화학적 특성이 철저히 나쁜 쪽으로 바뀌는 이유는 트랜스 지방의 입자가 불안정하며 적절히 분해될 수 없기 때문이다.

트랜스 지방의 파괴적 속성 가운데 하나는 동맥 혈관 안쪽에 달라붙어 동맥 플라크를 형성하는 것이다. 비유하자면 요리된 지방의 입자들은 부드럽고 흐늘흐늘한 풍선껌처럼 응고되기 때문에 트랜스 지방이 동맥 혈관 벽에 많이 달라붙을수록 동맥 시스템은 전반적으로 더 막히게 된다.

다시 말해 트랜스 지방은 이처럼 동맥을 더 막히게 해서 결과적으로 동맥을 더 좁아지게 만든다. 이때 더 높은 스트레스나 나쁜 식습관은 이 흐늘흐늘한 풍선껌, 즉 플라크가 떨어져 나가도록 촉진한다.

이런 일이 심장에 피를 공급하는 동맥 중 하나에서 일시적이라도 일어나게 되면, 심장으로 가게 될 전류가 방해를 받아 결국 심장마비를 일으키게 된다. 대부분의 패스트푸드점에서는 트랜스 지방으로 전환된 경화유로 요리를 하고 있다. 나와 친구들이 아직도 살아 있다는 것이 기적 같기만 하다. 우리가 18살일 무렵, 우리의 동맥 시스템이 어떻게 보였을지 생각만 해도 치가 떨린다. 사실상 의사들은 최근에 너무 많은 아이들이 동맥경화증을 앓고 있다는 사실에 충격을 받고 있다. 일상생활 속에서 우리는 스스로 그런 환경을 만드는 것이다. 해결책은 단순하다.

정크푸드를 먹지 말라!

이것이 의료업계의 수수께끼인가? 업계가 최근 심장질환에 대한 치료책을 찾고 있는데도 미국의 심장병 환자들의 숫자는 헤아릴 수 없을 만큼 많다. 치료법을 찾으려면 먼저 원인을 찾아야 하지 않겠는가? 그들은 '우리는 치료법을 찾고 있다'는 슬로건만 내세우고 있다. 우리가 오랫동안 원인이라고 알고 있었던 명백한 지표들은 어찌 되었는가? 도대체 왜 이러한 사실들 가운데 어떤 것도 일반에게 알려지지 않는 것일까?

현실을 직시하자. 거대 제약회사들이 진정으로 이 나라의 국민 건강에 관심이 있다면, 내가 이 책에서 다루듯이 대중에게 그 원인을 알려줘야 할 것이다. 그러나 그들은 그렇게 하지 않는다.

따라서 우리는 우리 자신의 몸과 음식물에 관해 스스로를 교육시켜야 한다. 이것이야말로 우리가 우리 스스로를 보호할 수 있는 유일한 길이다. 우리가 원인 제공자인 동시에 치유자다. 우리의 참다운 보험증서는 오직 우리 자신 뿐이다.

요리한 것과 날것, 살아 있는 것과 죽은 것

모든 어린이들이 땅이나 밭 또는 바다에서 난 것을 변화시키지 않고 그대로 먹어야 한다는 것을 알고 있다고 가정해보자. 이것이야말로 조물주가 인간의 몸을 위해 고안한 진짜 음식이다. 내 임상 결과에 따르면, 우리 모두가 참다운 음식을 섭취하게 되면 미국인의 건강은 훨씬 좋아질 것이며, 질병도 급속히 사라질 것이다.

그러나 불행히도 우리는 우리 아이들에게 쓰레기를 먹이고 있으며, 더 많은 쓰레기를 먹이려고 학교에 보내고 있다. 아이들이 아프면, 애초에 우리 자신이 질병의 원인임에도 불구하고 오히려 그 원인을 제거할 수 없는 독한 약을 처방한다. 대부분의 약들은 아무것도 치유하지 못한다. 다시 한 번 악순환에 빠지게 만들 뿐이다. 우리는 아이들에게 정크푸드를 먹이며, 아이들의 몸이 독소와 경화유로 막혀가는 데도 계속해서 귀여운 아이들에게 점심값을 주면서 학교에 다니게 한다. 우리는 이 무지의 악순환으로부터 벗어나야 하며, 우리가 만든 결과에 책임을 져야 한다.

이 가공할 사태를 막기 위해, 나는 환자들에게 지속적으로 경화유를 피하도록 하면서 그들의 식단에 가공하지 않은 다양한 범위의 지방을 포함시켰다.

가공되지 않은 지방과 기름은 동맥벽에 달라붙어 굳어버린 트랜스 지방을 유화(乳化)하면서 서서히 제거한다. 그러나 요리된 단백질은 어떤가? 의사들은 고기를 적당히 익히도록 당부하지만, 대부분의 사람들은 바싹 익힌 스테이크를 좋아한다.

동물성 단백질을 높은 온도에서 너무 오래 요리하면 고기를 각각의 아미노산으로 분해하는 단백질 내 효소인 프로테아제가 파괴된다. 프로테아제는 각각의 아미노산에게 우편집배원 역할을 하는 단백질 구성요소이다. 우편집배원(효소)을 죽이고 어떻게 우편물(우리 몸의 구성요소인 아미노산) 받기를 기대할 수 있겠는가? 우편집배원이 없으면 우편배달도 없다. 동물성 단백질의 경우도 마찬가지다. 고기를 요리하면 할수록 단백질은 더욱 단단해지고 질겨져서 분해가 더욱 어려워진다. 이로 인해 단백질이 각각의 아미노산으로 분해·배출되는 것도 더 어려워진다.

이들 아미노산이 제대로 분해되지 않으면 소화되지 않은 단백질 덩어리가 과도한 요산을 만들어 시스템을 한층 더 산성화시킨다. 암이나 바이러스의 증식이 쉬워지는 것도 우리 몸이 산성화되면서 더 많은 산소를 몰아내기 때문이다. 뿐만 아니라 기생충들이 부적절한 단백질 소화를 아주 좋아하는 이유도 낮은 산소 환경에서 훨씬 잘 번성하기 때문이다. 기생충은 소화되지 않은 단백질을 먹고 살아간다.

우리의 신체는 소화되지 않은 단백질의 소화를 위해 과감한 시도를 하면서, 언제나 그 주된 목적인 균형을 회복하기 위한 노력을 결코 게을리 하지 않는다. 이는 다시 말해, 단백질의 분해를 위해 자신의 소중한 효소를 더 많이 사용하거나 훔친다는 것을 의미한다. 이 때문에 우리 몸은 언제나 시달린다. 나는 이런 사실을 토대로, 우리가 부단히 섭취하는 특정 물질이 어떻게 인체를 부정적으로 반응하게 만드는지에 대해 연구했다. 이 대단한 연구를 통해 나는 우리 몸에 문제와 불균형을 일으키는 진범을 밝히게 될 것이다.

우리 몸의 놀라운 면역체계 반응에 관해 연구하면서, 우리 몸은 원하지 않는 어떤 것이 체내로 들어올 경우 이 침입자들을 내쫓기 위해 군대를 파견한다는 사실을 알게 되었다. 우리의 위대한 내부 군대의 이름은 바로 백혈구다. 이 백혈구는 마치 군대의 육해공군과 해병처럼 서로 다른 예하부대를 거느리고 있다. 예컨대 백혈구, 식세포, 호산구(好酸球), 호중성 백혈구, 단핵 세포 같은 백색 세포들이 우리 인체 내부 군대의 다양한 예하부대들이다. 이들은 침입자 유형에 따라 자체 군대를 동원해 대응한다. 특정 기간에 우리의 특수한 요구에 반응해 우리 몸은 그 목적에 최적으로 이바지할 수 있는 특정 백혈구의 예하부대들을 출동시킨다. 우리 시스템은 침입자들을 몰아내야 한다는 것을 이미 알고 있기 때문에 적이 침입할 경우, 그것을 포위한 뒤 파괴해 소멸시킨다.

신체는 위협을 느낄 때마다 군대를 동원하고, 그때마다 백혈구 수는 늘어난다. 나는 요리한 음식에 대해서도 백혈구 수가 극적으로 늘어나는 것을 보고 놀라지 않을 수 없었다. 우리 몸이 요리한 음식들을 외계의 침입자로, 또는 독소나 독극물로 인식하는 것이다.

그릇된 식사 패턴이 정상적인 우리 생활양식의 일부가 되어, 우리가 요리된 음식을 먹게 되면 우리 몸은 내부에 축적된 여분의 에너지를 지속적으로 퍼내 이를 소화시키는데 사용한다. 바로 이것이 특히 음식을 많이 먹는 다수의 사람들로 하여금 항상 피로를 느끼게 만드는 원인이다. 우리는 요리한 음식을 먹을 때마다 제한된 신진대사 은행 및 소화 효소 은행들을 불필요하게 동원한다는 점에서 매우 값비싼 에너지 대가를 지불하는 셈이다. 이렇게 함으로써 우리는 우리의 은행 잔고를 아주 빠르게 비워버린다.

효소를 빨리 소모하면 할수록 더 빨리 늙고, 침입자들에게도 취약해진다. 이렇게 되면 다른 곳에 쓰여야 할 더 중요한 기능인 소화와 신진대사 효소 보유분이 급속히 고갈되고, 이로 인해 수명 단축은 물론 삶의 질도 큰 영향을 받는다.

병리학에서는 혈액 내 백혈구 수의 과도한 증가를 백혈구 증가증으로 부른다. 하지만 1846년까지는 이 증상이 정상으로 간주되었는데, 이는 모든 사람의 혈액에서도 동일하게 나타나는 줄 알았기 때문이다. 소화성 백혈구 증가증은 폴 코차코프 박사가 날것이나 요리하지 않은 음식을 먹을 경우 백혈구 증가증이 생기지 않는다는 사실을 이론적으로 입증해 기존의 이론을 뒤집을 때까지 정상적인 상황으로 여겨졌다. 요리된 음식이야말로 소화성 백혈구 증가증의 원인이었던 것이다.

빅토라스 쿨빈스카스는 1975년에 출간한 그의 책 『21세기의 생존(Survival into the 21st Century)』에서 코카코프 박사의 연구에 관해 다음과 같이 썼다. "코차코프 박사는 이들 식품들이 혈액에서 반응하는 방식에 따라 백혈구 증가증을 다음 네 가지 그룹으로 나누었다."

1. 생식은 백혈구 세포 수를 늘리지 않는다.
2. 조리된 음식은 일반적으로 백혈구 증가증을 유발한다.
3. 가압(加壓) 요리한 음식은 그렇지 않은 음식보다 더 많은 백혈구 증가증을 유발한다.
4. 술, 식초, 백설탕, 햄 등 가공한 음식이 최악의 백혈구 증가증을 불러온다.

쿨빈스카스는 또 "가공 처리한 고기(요리한 것, 훈제한 것, 소금에 절인 것

등)에서, 식중독에서 나타나는 백혈구 증가증과 동일한 가장 극심한 반응이 나타난다."고 말한다. 그는 다량의 생식 식단은 소량의 조리한 음식에서 나타나는 역효과를 상쇄해 결과적으로 백혈구 증가를 야기하지 않는다는 사실을 밝혀냈다.

쿨빈스카스는 또 다음과 같이 말한다.

"식품을 조리하면 85% 이상의 영양 가치를 잃게 된다. 특히 37도가 넘는 뜨거운 음식은 인체에서 독소로 작용한다. 대부분의 조리된 음식은 82도 정도에서 먹게 된다. 체온 정도로 내려가지 않으면, 전체 신진대사에 비상사태가 발생한다. 효소가 활성을 띠는 온도 범위가 크지 않다는 점에서 본다면, 찬 음식을 먹을 경우에도 유사한 피해가 나타난다는 사실을 알 수 있다. 아이스크림 형태로 얼린 단백질은 소화기 계통에서 쉽게 부패한다."

이 글을 보면 조리한 음식이 얼마나 파괴적인가를 알 수 있을 것이다. 이들 연구가 이루어진 시점에서 볼 때, 이 자료는 1940년대 이후에야 입수 가능했던 것으로 보인다. 만약 모든 미국인들이 좀 더 일찍 이 자료를 보았다면, 얼마나 많은 생명들을 구할 수 있었을지 생각해보라! 나는 조리된 단백질이 암의 유력한 원인 제공자라고 확신한다. 왜냐하면 인체에서 지나치게 과도한 요산을 분비시키고, 과도한 체내 산성화를 야기시키며, 산소를 몰아내 암이 자라기 좋은 환경으로 만들기 때문이다.

슈퍼모델 캐럴 알트,
위 확장·비강염을 치료하다

10년 전, 슈퍼모델인 캐럴 알트로부터 다급한 전화를 받았다. '열대우림 속의 슈퍼 모델'을 촬영하고 돌아온 후 갑자기 위가 확장되었는데, 그 이유를 도통 알 수가 없다는 것이었다. 그녀는 모델이기 때문에 항상 최상의 외모를 유지해야 했다. 위 확장 외에 비강염 증상도 있어 가급적 빨리 진찰 받기를 원했다.

캐럴은 매우 아름다운 여성으로, 표준 미국식 식사를 하며 성장했다. 그 밖에도 그녀는 아버지가 가족들을 위해 일요일 아침에 만든 프렌치토스트 또는 팬케이크와 함께 소시지와 고기 완자로 된 파스타를 좋아했다. 또 시리얼, 베이글, 버터, 오렌지, 크림소다, 초콜릿, TV 디너(은박지로 싼 냉동식품으로 가열해서 먹음), 냉동 채소 등을 즐겨먹었다. 물은 좀처럼 마시지 않았다. 결과적으로 그녀는 비강염에 걸렸고 저혈당증, 만성 피로, 그리고 곰팡이 이상 증식 현상인 '칸디다 알비칸스' 증상이 있는 것 같았다.

모델로서 캐럴은 몸매를 유지하기 위해 억지로라도 체중 감량을 해야 했다. 피로하고 활기가 없을 때는 활력에 좋다고 하는, 이른바 약초 점적(點滴) 약을 약간 복용했다. 그러다 지속적인 코 흐름 장애를 없애기 위해 비강용 스프레이를 사용했는데, 그래도 비강염이 재발하자 의사로부터 여러 번에 걸쳐 항생제 처방을 받았다. 그녀는 텀스(Tums; 탄산칼슘 제산제)

를 캔디처럼 씹어 먹었는데, 특히 매일 밤 잠들기 전에는 8~9개나 씹어먹었다. 처음 전화했을 때 나는 그녀에게 건강을 생각하면서 먹고 있느냐고 물었다.

"농담하시는 거예요? 아뇨! 나는 매일 위스키와 커피로 시작해요. 그리고 나초(nacho)를 먹어요. 아이리시 커피가 내 주식이에요. 나는 그것 없인 살 수 없어요!"

적어도 그녀는 스스로에겐 거짓말을 하지 않았다. 실로 지독한 식습관이었다. 나는 흔쾌히 그녀를 맡기로 결정했다. 그녀는 너무 기뻐서 당장 싱크대로 달려가 좋아하는 아이리시 커피의 남은 것을 모두 쏟아버렸다.

첫날에는 그녀에게 실질적인 기본 처방을 했는데, 그녀는 그날부터 바로 내 제안을 실천하기 시작했다. 그녀는 애프린, 시프로(항생제), 텀스, 222(아스피린, 카페인, 코데인 혼합물), 나이퀼 등을 복용하고 있었다. 내가 이들 약품을 모두 끊어야 한다고 하자, 그녀는 당장 끊기 시작했다. 캐럴의 먹는 것 75% 정도가 생식으로 바뀌기까지 그녀는 교육에 열중했고, 내용을 모두 이해했으며, 내 방법을 소리 내어 반복했다. 시키는 대로 잘 따라 주었기 때문에 그녀의 몸은 아주 빠르게 바뀌어, 불과 3일 만에 알레르기와 충혈이 없어지면서 두통이 사라지고 피로감도 줄어들었다.

이후 몇 개월 동안 캐럴의 조언자 역할을 하는 것이 내게는 큰 즐거움이었다. 그 뒤 한 달간 몸속 환경을 적절히 관리하자 그녀의 몸은 눈에 띄게 바뀌었다. 그녀의 몸은 균형을 유지하게 되었고, 칸디다 알비칸스 증세도 줄어들기 시작했다. 심하던 복부 팽만도 어느새 사라졌다. 그녀의 주방에서 내가 생식과 셰이크를 어떻게 만드는지 보여주자 그녀는 너무 행복해했다.

오늘날까지도 그녀는 내가 1996년에 가르쳐준 원칙을 충실하게 지키고 있다. 실제로 내가 알려준 방법들은 그녀에게 깊은 영향을 주었고, 그녀는 지금도 내 식사 원리에 바탕을 둔 책 『생식하기(Eating in the Raw)』를 곁에 두고 계속 활용하고 있다.

루이, 통풍을 고치다

루이가 처음 나를 찾아왔을 때 그는 구두를 한 쪽만 신고 다른 한 쪽은 손에 쥔 채 괴로움에 절뚝거리면서 걸어 들어왔다. 그는 만성 통풍(팔다리 등에 염증이 생겨 아픈 증세)으로 고생하고 있었는데, 한 쪽이 나으면 또 다른 쪽이 재발했다.

그가 그날 오후 내 사무실로 찾아와 앉았을 때 통풍에 걸린 그의 발가락은 알아보기 어려울 만큼 부어 마치 딸기처럼 보였다. 통증이 너무 심해 그는 사실상 아무것도 할 수 없었다. 그의 발을 흘깃 보았을 때 우선 나는 통풍에 관해 알지 못했고, 어떻게 치료해야 할지 몰랐으며, 특히 루이의 경우는 아주 심한 상태였다. 그러나 나는 루이의 병력을 들으면 실마리를 찾으리라 확신했다.

　루이는 174cm의 키에 몸무게가 90kg나 나갔기 때문에, 마치 지독히 부푼 산타클로스처럼 보였다. 그는 산성 역류 현상, 가스, 위 확장증, 그리고 심한 변비로 고생하고 있었다. 그의 팔꿈치와 무릎은 거의 꽉 끼어 있었고, 가족 가운데 심장병 병력이 있는 사람도 있었다. 바꿔 말하면 루이는 심하게 고장난 기계의 잔해처럼 보였다. 그의 식사 내력을 조사한 결과 모든 것이 이해가 갔다.
　루이는 고기를 무척 좋아했는데, 특히 푹 익은 것을 좋아했다. 그는 엄청난 양의 쇠고기 바비큐를 먹었고, 결과적으로 그것이 몸에 발암 물질을 추가시켰다. 그는 감자와 닭고기도 많이 먹었다. 하지만 정상적으로 조리된 음식을 먹기보다는 매 식사 때마다 엄청난 양의 요리한 고기를 먹었고, 과일과 채소는 거의 먹지 않았다. 그의 즐거움은 오로지 주기적으로 먹는 고기와 와인이었다. 식탁에 가득한 음식을 다 해치우지 않는 한 만족할 줄 몰랐다.

　쿨빈스카스는 『21세기의 생존』에서 이렇게 말했다.

　"스테이크는 담배보다 해롭다. 0.5kg의 숯불로 구운 스테이크에는 담배 300개비에 들어 있는 것과 맞먹는 벤조필렌(암을 유발하는 물질)이 들어 있다."

벤조필렌을 주입한 실험용 쥐는 백혈병과 위종양을 유발한다.

루이는 최근 들어 바비큐와 훈제 고기를 충분히 소화시키지 못해 대부분의 그의 증세, 특히 심한 요통과 신장병 등에서 단백질 중독 조짐이 나타나고 있었다. 그에 대한 연구를 시작하기 전에, 순환기 문제와 고혈압으로 인해 아마도 혈액에 소화되지 않은 매우 많은 양의 단백질체가 있을 것이라고 나는 생각했다. 검사를 하자 루이의 몸에서는 매우 낮은 HDL(좋은 콜레스테롤)과 매우 높은 LDL(나쁘고 위험한 콜레스테롤) 수치가 나타났다. 그의 가족 가운데 동맥 혈관이 막힌 증세가 있었던 병력을 감안해 그의 주치의는 고혈압 치료약과 통풍을 위한 약을 처방해주었다. 하지만 그의 모습으로 판단하건대 약은 도움이 되지 않았고, 요리된 모든 단백질을 끊게 하려는 생각을 의사가 하지 못했다는 사실이 믿기지 않았다.

루이의 pH를 검사했을 때, 그의 몸이 너무 산성화되어 있다는 사실에 나는 깜짝 놀라지 않을 수 없었다. 그의 몸 안에 일어난 혼란을 상상할 수조차 없었다. 조리된 단백질 음식을 볼이 터지도록 먹는 왕성한 대식가인 그로서는 소화기관을 얼마나 많이 혹사시키는 줄을 모르는 듯했다. 그는 언제나 몸이 뜨겁고, 땀을 흘렸으며, 폭발적인 에너지를 갖고 있었다. 마치 그의 몸이 폭발할 것처럼 보였다.

나는 또 그의 몸에서 발산되는 악취에 주목하지 않을 수 없었는데, 결코 그의 위생 상태가 나빠서 나는 냄새가 아니었다. 사실 사무실 문을 열어주었을 때 복도에서는 이미 썩은 것 같은 냄새가 지독하게 나고 있었다.

"밖의 지독한 냄새는 대체 뭐지?"

나는 루이 뒤에서 문을 닫으며 큰소리로 말했다. 돌아서서 사무실로 걸어갈 때도 루이는 똑같은 냄새로 악취를 풍겼다. 어떻게 그처럼 고약한 냄새를 풍길 수 있을까?

루이는 장 막힘 증세가 이미 매우 심한 상태였다. 그처럼 많은 쇠고기를 먹었으니 어떻게 용변이 잘되기를 기대할 수 있겠는가. 그는 두통도 아주 지독했지만, 그건 내게는 놀랄 만한 일이 아니었다. 나를 놀라게 한 것은 오로지 그가 아직도 살아 있다는 사실뿐이었다.

이전의 환자들에게도 그랬던 것처럼, 맨 처음에 내가 한 일은 그의 식습관을 바꾸는 일이었다. 루이 같은 육류 중독자에겐 몹시 어렵다는 것을 알고 있었지만, 당분간 모든 육류를 먹을 수 없다고 말하자 그는 당연히 소스라치게 놀랐다. 그런 후 나는 약초 미네랄 처방 요법으로 두 주간에 걸쳐 그를 서서히 물과 미네랄로 재충전하기 시작했다. 나는 미친 듯이 채소주스를 먹게 했고, 증류수를 마시게 했으며, 물을 보충하기 위해 식단에 천연소금을 소량 추가했다. 또 많은 샐러드와 함께 50%의 생식을 먹도록 했는데 그에겐 매우 어려운 일이었다. 그의 몸속으로부터 독성물질들을 배출시키기 위해 장을 비워야 했다. 그러나 루이의 경우엔 느리고도 평온한 방법이 필요했다. 독소로 찌든 몸으로는 산성 쓰레기들을 빠른 시일에 몸 밖으로 배출할 수 없었다.

루이에게 가장 큰 타격은 날 생선을 먹으라고 권할 때였다. 그 제안이 전혀 먹혀들지 않았기 때문에, 나는 어쩔 수 없이 살짝 그을린 생선을 (가운데 부분은 익지 않았지만) 대신 권했다. 루이는 요리한 것이든 날것이든 생선을 싫어했지만 결국 참고 견뎠다. 그는 통풍으로 고생하고 있었고, 변화에 필사적이었으므로 결국 내가 시키는 대로 따라 했다.

이와 함께 그의 몸에 수분을 공급하자, 그는 전보다 더 많은 소변을 보았다. 이전에는 하루 종일 소변을 보지 않았다는 점을 고려하면 아주 좋은 징조였다. 이를 통해 루이 자신도 나를 만나러 오기 전까지 얼마나 물을 마시지 않았는지 깨달았을 것이다. 그는 그때까지 하루에 단 한 번도 물을 마신 적이 없었는데, 이제는 소변도 자주 보았다.

그는 통풍으로 아픈 발을 절뚝거리며 화장실을 다녀야 했다. 그리고 필사적으로 물을 공급받아야 했다. 나는 소화되지 않은 단백질과 산성물질이 그의 몸에서 너무 빨리 배출되는 것은 바라지 않았다. 하지만 물을 마시고 지속적으로 소변을 보자 그의 허리 아랫부분과 신장쪽 압박이 덜해졌다. 루이는 위태로운 신장에 과도하게 쌓인 독성 단백질을 조금씩 배출하는 것처럼 보였다.

식사 때마다 삼키기 전에 최소한 30~60번씩 음식물을 씹어야 한다고 내가 계속 환기시킬 때 그의 찡그린 표정이 어땠을지는 여러분도 상상할 수 있을 것이다. 이로 인해 그는 마치 넋 나간 사람처럼 변했는데, 왜냐하면 루이는 평소 크고 잘 익은 스테이크를 10분 안에 해치운다고 자랑하곤 했기 때문이다. 이제 그는 음식물이 액체상태가 될 때까지 잘 씹을 수밖에 없게 되었다. 그러나 모든 음식을 먹을 때, 특히 생선을 먹을 때는 굉장히 짜증나는 일이었다.

결과를 짐작하겠는가? 시간이 지남에 따라 루이는 생선을 좋아하게 되었을 뿐 아니라 생선회, 즉 날생선도 좋아하게 되었다.

내 제안을 충실히 따르면서 통풍으로 인한 통증이 줄고, 훨씬 평온해 졌다고 루이는 말했다. 그의 혈압을 쟀을 때 정상 범위로 떨어진 것을 보고 의사는 과연 뭐라고 했을까? 의사는 애초 루이가 고혈압이며, 해초나 천일염을 아무리 많이 먹는다 해도 혈압이 원래 상태로 돌아오지는 않을 것이라고 한 장본인이 아닌가! 의사는 이러한 상황을 결코 본 적이 없었기 때문에 놀라지 않을 수 없었다. 물론 루이도 의사와 마찬가지로 놀랐고 내 프로그램을 전보다 더 잘 따르게 되었다. 의사는 평생 처방약을 복용해야 한다고 말했지만 얼마 후 루이는 고혈압 약을 완전히 끊었다.

이후 몇 달에 걸쳐 통풍이 가라앉자 루이는 뛸 듯이 기뻐했다. 그는 또 어떤 의사도 고통을 덜어주지 못했다는 사실에 놀라워했다. 식이요법을 한 지 3일 후 그의 만성적 위장 통증은 사라졌고, 몸이 비교적 정상적으로 느껴졌으며, 이제 더 이상은 산성 역류를 위한 치료약이 필요치 않게 되었다. 5분마다 한 움큼의 텀스를 씹던 사람에게 그야말로 경이적인 변화였다.

루이는 걷기와 수영을 시작했고, 행복해했다. 운동을 해도 전처럼 통증을 느끼지 않았다. 힘을 되찾았고 많이 좋아졌으며 더 이상 변비도 없었다. 내 처방이 큰 효과를 본 것이다.

3개월 후 루이는 힘을 들이지 않고도 12kg을 줄일 수 있었다. 그의 pH는 더욱 알칼리성으로 변했고 팔다리의 순환이 매우 원활해졌으며 두통도 사라졌다. 그는 장 해독과 간·쓸개 해독을 좋아했고, 이로 인해 그의 몸은 해독되어 재생할 수 있는 조건을 갖추었다. 치료를 받은 지 만 1년 후에는 체중을 23kg이나 줄일 수 있었다. 그러나 무엇보다도 가장 바람직한 변화는 그가 스스로를 새 사람으로 느끼고, 완전히 새로운 사람으로 태어났다는 사실이다. 이제 그가 해야 할 일은 오로지 그의 몸이 필요로 하는 것을 공급해 주는 것이고, 나머지는 그의 몸이 알아서 해줄 것이다.

'그의 몸이 스스로를 치유했다.'

루이는 산증인이었다. 그에게 처방된 약들은 그의 증세를 덮어 숨겼을 뿐 아니라 더 많은 문제들을 불러일으켰던 것이었다. 약들은 증상의 근본적인 원인에는 바람직한 영향을 전혀 미치지 못했다.

루이는 조리한 육류의 과도한 섭취를 끊어야 했다. 그에게는 적당한 물과 영양분이 반드시 필요했고, 그것으로 그의 몸은 건강체로 바뀔 수 있었다.

처음 루이를 만났을 때 그는 다시는 좋아질 수 없다는 절망감에 사로잡혀 있었다. 그 상태로 머물러 있었다면 그는 자신의 몸이 "나에게 기회를 달라. 만약 당신이 올바르게 먹을거리를 공급해준다면 나는 스스로 치유할 수 있다!"고 울부짖는 소리를 듣지 못했을 것이다.

신은 인간을 창조할 때, 인간이 자신의 몸을 스스로 치유할 수 있도록 만들었다. 루이의 몸도 예외는 아니었기 때문에 비교적 짧은 기간에 눈부신 변화를 경험할 수 있었다. 실제로 그의 변화가 너무 뚜렷했기 때문에 그의 심장 전문의마저 내가 제시한 치료 과정에 매료될 정도였다. 그는 루이와 같은 심각한 증세를 가진 환자에서 이처럼 극적인 역전 현상이 일어난 경우는 결코 본 적이 없다고 말했다. 그는 루이가 하고 있는 것을 전혀 알고 있지 못하면서도, 루이가 현재 하고 있는 것이 무엇이든 계속할 필요가 있다고 말해 주었다. 거듭 말하거니와, 루이의 증상은 루이 자신의 생활습관에 의해 만들어진 것이었지만, 그가 잘못된 생활습관을 바꾸면서 자연스럽게 치유되었다.

루이는 정말로 질병을 갖고 있었는가? 질병이란 우리가 그것을 없애기 위한 지배력을 행사하지 못한 데서 오는 것이다. 즉 우리가 질병의 지배하에 있다는 것을 의미한다. 우리는 모두 각자의 손안에 위대한 건강의 열쇠를 쥐고 있다. 열쇠는 결코 의사의 손에 있지 않다. 루이가 그랬듯이 스스로 변화를 위해 용기를 내야 한다.

이 일은 나와 환자들이 계속해야 할 일이다. 우리는 자연에서 직접 생산된 것을 먹고, 우리가 익숙해진 방식이 아니라 우리 몸이 이미 알고 있는 치유와 재생을 위한 방식에 따라야 한다. 이러한 회복 과정에 참여해 그 변화된 모습을 직접 목격한다는 것은 나로서는 더할 나위 없는 행복이다.

소냐,
자궁경부암을
고치다

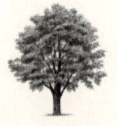

이 무렵, 나는 내가 다룰 수 있는 환자보다 더 많은 환자를 다루게 되었다. 대체 어디서 그 많은 사람들이 나를 찾아오는 것인지, 내 전화기는 멈출 줄을 몰랐고 응답 장치는 언제나 메시지로 가득했다. 예약을 위해 첫 번째 환자와 두세 시간을 보내고, 후속 예약을 하는 데 다시 한두 시간을 보내야만 했기 때문이다. 그들은 일반 병원 사무실로 들어가서 처방전을 받아들고 몇 분 후에 나가는 것에 익숙했다. 그러나 나는 장기간에 걸쳐 고안해낸 원리들을 환자들에게 가르칠 필요가 있었고, 그래야 그들이 아픈 이유가 무엇인지 정확히 이해할 수 있기 때문이다.

나는 그들에게 불균형의 원인들에 대해 가르치면서, 원인발생과 제거 방법을 직접 입증해 보여주었다.

잘못된 식생활 습관을 고쳐라

내 아파트는 약초 실험도구와 내가 만든 약초 제제들로 넘칠 만큼 가득 차 있었다. 나는 그 제제들을 다른 사람들에게 실험하기에 앞서 내 자신을 1차 실험대상으로 삼았다. 또 실험을 할 때마다 나는 해당 사안과 관련 있는 불균형의 원인과 교정방법을 찾기 위해 그 근원을 거슬러 올라가야 했다.

괄목할 만한 치유와 회복을 확인한 후, 나는 내 방식이 옳다는 것을 다시 한 번 확신했다. 이후 '불치'의 건강 문제를 연구하거나 또는 실험이 요구되는 더 많은 병자들의 치료를 위한 새로운 약초를 조제하는 데도 인내를 갖고 심혈을 기울였다. 나는 내 시술을 근거로 해서 훨씬 중요한 정보를 제공하는 증빙 자료들을 분류했는데, 거기에는 신체 균형을 맞추고 유지하는 데 도움이 되는 매일의 식이 가운데서 무엇이 빠졌는가에 관한 획기적인 발견도 포함되어 있었다. 나는 신체 균형을 유지하기 위해 매일 섭취해야 할 바람직한 형태의 영양소에 대해 연구했다. 그 결과 완만하면서도 안전하고 효율적인 방법으로 강력한 효과를 발휘하는 약초 조제법을 개발했다. 약초는 내가 생각한 것처럼 치유 과정의 중요한 열쇠였다. 약초는 많은 약들과 달리 부정적이고 건강을 파괴하는 부작용 없이 건강을 회복시키고 몸을 지탱해주는 강력한 방법으로 서서히 안전한 효과를 나타냈다.

오랜 세월에 걸쳐, 위대한 식물학자들은 약초 제제가 약품보다 더 안전하고 효과적인 방법이라는 사실을 명백히 제시해왔다. 나는 대부분의 식물학자들이 왜 그토록 확신하고 있는지를 깨달았다. 그들의 지식은 수천 년에 걸쳐 전해져 내려온 것이다. 그들은 진정한 해답과 치유에 대해 알고 있었고, 신이 우리에게 부여한 것이 무엇인지에 대해서도 알고 있었다.

하지만 의료 및 제약업계, 관련 정부기관들은 지난 세기 동안 천연약초와 물질의 사용을 조직적으로 억압하고 불신했다. 부당한 압력으로 인해 환자들은 기존의 치료 방법을 선택할 수밖에 없었고, 따라서 자연치유법과 재료는 쓸 수 없게 되었다. 이 때문에 미국의 환자들은 때때로 암이나 기타 중병 치료에 효과가 입증된 천연 재료 또는 치료법을 찾기 위해 외국으로 나가야만 했다. 어느 때는 중요한 정보나 획기적인 발견이 탄압 또는 불신을 받아 자연요법 시술인들이 기소되거나 투옥되었다. 치료를 위한 모든 방법은 오직 소수의 거대 제약회사들의 수중에 있었다. 하지만 이대로 있을 수는 없다. 자연요법을 실천하고 시술하는 용감한 사람들과 그들의 구명을 위해 나서야 할 때이다. 그리고 의료정보에 대한 교육과 권한 부여는 누구에게나 자유롭고 동등해야 한다.

내 건강은 그동안 매우 좋아져서 그 어느 때 보다도 건강하고 튼튼하다. 내게는 매일 제발 자신을 맡아 달라고 호소하는 죽어가는 사람들의 전화가 쇄도했다. 그들은 위독했고 심각한 건강문제를 갖고 있었다. 그러나 그들을 진찰한 많은 의사들이나 병원에서는 터무니없는 진단을 하고, 정해진 처방약을 내줄 뿐이었다. 그들은 여전히 아프고, 더 이상 갈 곳이 없어 절망적인 상황에 처해 있는데도 말이다.

나를 찾아오는 사람들로 북적이게 되자, 엄청난 중압감으로 인해 내 몸은 다시 거의 죽을 지경에 이르렀다. 몸이 완전히 지쳐서 휴식이 절실하게 필요했다. 그래서 어느 날 환자들에게 얼마간 쉴 것이라고 말하기로 작정했다.

모처럼 쉬겠다고 작정하고 힘든 결정을 내린 다음날, 잠에서 깨어난 나는 환자들에게 소식을 알리기 위해 전화를 하기로 했다. 그러나 전화를 걸기 위해 손을 뻗는 순간 전화기가 울렸다. 친한 친구 수전이었다. 그녀는 소냐라는 위급한 환자와 그녀의 남자 친구인 스티브를 내게 소개해 주기 위해 나를 만나야겠다고 했다.

내가 당장은 불가능하다고 말하자 제발 부탁이니 그들을 꼭 만나달라고 부탁했다. 소냐는 23살로 자궁경부암 진단을 받은 상태였다. 마지못해 소냐를 만나기로 했으나, 그녀가 나를 완전히 역경 속에 빠뜨릴 줄은 전혀 생각지도 못했다.

소냐와 스티브는 자초지종을 말하기 시작했다. 소냐는 머리숱이 길고

화려한, 아름다운 프랑스계 캐나다 여성으로 강한 프랑스어 악센트를 구사했다. 그녀는 로스앤젤레스에서 유명한 산부인과 전문의의 진찰을 받았는데, 자궁경부암에 걸렸다는 사실을 전해 듣고 강한 쇼크를 받았다. 왜 그런 일이 자신에게 일어났는지 상상조차 할 수 없었다. 그녀는 림프절을 제거하고 자궁 절제술도 받아야 한다는 말을 들었다. 말할 수 없는 충격을 받은 그녀는 무서웠고, 몹시 침울해졌다. 항상 아이를 갖고자 했던 그녀와 스티브는 도저히 현실을 받아들일 수 없었다.

스티브가 암 협회에 소속된 다른 유명한 의사를 만나보았지만, 그 역시 소냐에게 즉시 자궁 절제술과 림프절 제거를 해야 한다고 말했다. 그들은 캘리포니아로 돌아와 종양학의 최고 권위자에게 제3의 의견을 구하기로 마음먹었다. 소냐가 결과를 기다리고 있는 동안 그녀의 첫 번째 산부인과 의사는 그녀가 다른 의사에게 진찰을 구한 사실에 몹시 화를 내며 그녀의 진단을 확인할 생체 조직 검사를 하라고 다그쳤다.

"무엇보다도 근본적인 자궁 절제가 필요하고, 림프절을 제거해야 합니다."
의사는 거듭 말했다.

그들과 대화를 끝낸 나는 그들에게 현대 의료 시스템이 인정하지 않는 힘겨운 작업을 할 수 있느냐고 물었다. 무려 네 시간에 걸쳐, 그녀의 암을 치료할 수 있는 절차나 강도가 누구나 쉽게 할 수 없는 어렵고 힘든 도전이 될 것이라고 최선을 다해 설명했다.

"당신을 알고 사랑하는 사람들은 모두가 당신이 미쳤다고 생각할 겁니다. 더욱이 당신이 맞닥뜨려야할 시술이나 여러 요법들에 대한 그들의 거센 비판과 반대로 인해 당신은 거의 미쳐버릴지도 몰라요."

나는 경고했다. 그들에게 확고한 마음가짐이 필요했기 때문이었다.

소냐와 스티브는 그들이 주치의의 제안을 거절했을 때부터 이미 가족이나 친구 그리고 의료업계로부터 오는 압력과 스트레스를 충분히 경험해야 했다. 이는 장기간에 걸쳐 맞닥뜨려야 할 문제였다. 비록 많은 사람들이 그러한 치료 방법으로 인해 죽게 된다 하더라도, 현대의학의 암 치료법이야말로 유일하고 안전한 절차라고 믿도록 이미 길들여져 있기 때문이다. 의료업계는 암으로 사망을 선고하는 반면, 나는 오히려 그들의 야만적인 치료가 합병증을 유발해 대부분의 환자들을 죽게 만든다고 믿었다. 내 견해로는 이 치료법들은 언제나 그래왔듯이 사람들에게 새로운 암을 생기도록 하는 환경을 만들어줄 뿐이라고 생각한다.

소냐의 몸속에 암이 자랄 수 있는 환경을 조성한 것은 그녀의 열악한 생활양식이었다. 따라서 그녀는 무엇보다도 생활습관을 완전히 바꾸어야만 했다. 그러나 이론적으로 아는 것과 실제로 독성물질과 암 환경을 억제하는 일은 완전히 별개였다. 나는 소냐에게 건강을 위한 최상의 것들을 먹고 마시기를 권했다. 수많은 강력한 약초처방을 만들었고, 그녀도 100% 따라주었다. 하지만 그녀가 이 싸움에서 이기기 위해 충분한 체내의 신진대사 보유분을 갖고 있는지는 여전히 알 수 없었다. 그녀의 정서 및 심리상태는 어떠한가? 그녀는 이 힘든 일을 감당할 수 있고 맞설 수 있는 충분한 의지는 있는가? 의사의 절망적인 진단에서 오는 두려움을 극복할 수 있는가? 정말로 그렇게 할 힘을 그녀는 갖고 있는가? 그녀는 이 치료방법이 올바른 방법이 아니라고 하는 사람들로부터 과연 자유로울 수 있는가?

소냐의 식사와 식음 패턴은 참으로 지독했다. 그녀가 우유광이라는 사실은 별로 놀랍지도 않았다. 아침식사로 시리얼 제품을 살균 우유와 곁들여 마셨고, 하루 종일 크루아상, 페이스트리, 토스트, 젤리를 곁들여 더 많은 우유를 마셨다. 큰 우유 잔과 함께 식빵과 피넛 버터, 젤리, 샌드위치를 게걸스레 먹었다. 학교에서는 식당 음식과 함께 설탕이 잔뜩 든 과자를 먹었다. 방과 후의 스낵은 캔에 든 분말 수프였고, 신선한 채소는 전혀 먹지 않았다. 그녀는 쿠키와 칩, 젤리, 또는 케이크, 그리고 한동안 과일을 먹었으나 정말로 좋아하지는 않았다. 왜냐하면 그녀의 말처럼 '별로 자극적이지 않았기' 때문이다.

저녁은 고기, 감자, 통조림 또는 전자레인지로 데워 먹는 채소 등으로 정해져 있었다. 소냐는 흐늘흐늘하지 않은 채소를 먹은 적이 한 번도 없었다. 저녁식사 후에는 아이스크림과 파이를 먹었는데, 그녀는 먹어도 살이 찌지 않았기 때문에 원하는 것은 무엇이든 먹고 마셨다고 한다.

소냐는 우유, 농축액 또는 가공 주스를 마시지 않을 때는 소다수를 마셨다. 그녀는 물을 결코 마시지 않았고, 탱(Tang)이나 네슬사(社)의 퀵(Quik)을 좋아했다. 설탕을 넣은 커피를 마셨고, 그 밖에 정량 소금이 든 V8 주스를 즐겨 마셨다. 그녀는 V8 캔에 채소 그림이 있어서 건강에 좋다고 생각했으나 사실은 정제 소금이 든 것이었다. 그녀의 모든 식단은 설탕과 정크푸드 일색으로, 이것이 결국 발효를 유발해 세포 밖으로 산소를 몰아냄으로써 암이 자라기에 완벽한 환경을 만들었던 것이다.

오직 나쁜 식사와 식음 패턴, 그리고 나쁜 생활양식이 독성물질을 포함한 이질적인 신체 환경을 만드는 것이다.

나는 오랜 기간에 걸친 연구를 통해 환자를 치유하는 과정에서 다양한 요인들이 관련되어 있다는 사실을 깨달았다. 어떤 요인들이 몸을 약화시키는지, 그리고 사람들이 먹고 마시는 것을 바꾸면 어떻게 회복되는지를 이제는 알 수 있었다. 만약 그것들이 효과를 거둔다면 몸의 균형을 회복시킬 수 있는 약초의 처방도 알고 있었다. 그러나 환자가 그것을 받아들일지 여부는 별도의 문제였다. 이 불균형 및 통제 불가능한 환경을 장악하는 것이야말로 소냐를 위한 기념비적인 작업이 될 것이다.

암이 흔적도 없이 사라지다

소냐의 위독한 증세와 징후에는 모든 이들이 전적으로 무시한 사실이 있었다. 주치의들은 그녀가 10대에 접어든 이후 줄곧 질 감염과 분비물을 조절하기 위한 약물을 처방했다. 애당초 그녀에게 왜 문제가 일어났는지 이상하게 여긴 사람은 아무도 없었다. 불균형 증세는 의사의 바로 코앞에 있었으나 원인을 제거하는 법을 배운 적이 없었기 때문에 그 원인을 찾을 수 없었다. 대신 그들은 상태가 마법처럼 사라지기를 희망하면서 증상에 맞는 약을 처방했을 뿐이다. 증상은 도움을 요청하는 몸의 신호다. 따라서 약물로 억지로 밀어붙이면 체내 환경은 계속해서 악화될 뿐이다.

● **명심하기 : 근본 원인을 제거하지 않으면 병은 고칠 수 없다.**

소냐에게 암이 다 나았다고 단언하기 위해서는 그녀의 체내 환경을 철저히 바꾸어야 한다. 상당한 시간이 걸릴 수 있다. 암이 번성했던 세포조직이 일단 건강해지고 산소를 공급받게 되면 체내 환경이 균형을 찾아, 암세포는 살 수 없게 된다. 이렇게 되기 위해서 시간이 얼마나 걸릴지 나는 알 수 없었다.

"소냐가 회복될 수 있다는 보장을 해주실 수 있나요?"

스티브가 물었다. 그의 질문은 대답하기 곤란한 질문이다. 왜냐하면 암은 파악하기가 대단히 어려운 질병이기 때문이다. 특히 다수의 의사들이 소냐의 몸을 일일이 부위별로 수술해야 한다고 하는 한 더욱 그랬다.

"내가 보장할 방법은 없습니다. 자궁 적출 수술 및 림프절 제거가 필요하다는 의사 말에 동의를 하신다면 그렇게 하십시오!"

"우리를 도와주실 수 있습니까?"

스티브는 부탁했다. 순간 두려움으로 등골이 오싹했다. 그러나 결국 돕기로 했다. 소냐와 스티브뿐만 아니라 모든 환자들이 선택할 수 있는 모든 권한을 제도권에 넘겨주면서 타당성 여부와 관계없이 그들이 하라는 대로 해야하는 현 의료제도에 모두 길들여져 있다. 그렇지만 이제 우리는 이 제도권에 도전하기로 결정한 것이다. 시작을 어떻게 해야 할지에 대해 잠시 마음이 산란했지만, 소냐는 의사에게 전화를 걸어 수술을 받지 않겠다는 마음을 전했다. 의사는 후에 편지를 보내 불필요한 방법으로 생명을 위태롭게 하지 말도록 타일렀다.

결정한 이상 나는 소냐에게 계속 말했다.

"우리는 매우 근본적인 것에서부터 시작하지 않으면 안 됩니다. 친구들이나 가족들이 이성을 잃을지도 모르지만 말입니다."

나는 그녀에게 즉시 문제의 원인이 되는 모든 음식들을 끊게 했다.

소냐의 직장 사장이 그녀에게 기꺼이 휴가를 준 것은 행운이었다. 나는 소냐의 대소장과 간, 담낭, 신장에 겹겹이 쌓인 다량의 독성물질을 신속히 제거하는 데 최우선 목표를 두었다. 나는 문제의 신속한 중화를 위해 모든 제거 채널을 열어두어야 했다. 당시 그녀의 신체는 산성화되어 암이 자랄 수 있는 완벽한 환경이었는데, 이는 몸 안의 독소들이 산소를 몰아냈기 때문이었다.

첫째 날, 소냐는 내 처방에 따른 해독 제제를 여러 번 복용하고, 다른 약초로 장 해독을 하는 한편, 두 차례에 걸쳐 콜레마 용법을 시행했다. 그녀는 아주 많은 양의 독소와 산성물질을 배출했다. 이때 배출물이 빠져나오면서 괄약근을 몹시 따갑게 만들어 물집이 생길 정도였다. 다음날까지 높은 열이 발생했는데, 왜냐하면 독성이 너무 빨리 혈액으로 빠져나가는 바람에 그녀의 몸이 자동으로 대처할 다량의 방어 군대를 동원했기 때문이다. 소냐의 체온은 너무 높았으므로 나는 스티브에게 얼음찜질을 하도록 했다. 예상은 하고 있었으나, 소냐의 경우는 캐시보다 훨씬 심각했다.

소냐는 하루 종일 내 방식을 따르느라 바빴고, 나와 스티브는 그녀가 해독 제제를 수차례 복용할 수 있도록 도왔다. 균형 상태로 다시 회복될 때까지 생화학적 변화를 통해 그녀의 몸을 알칼리로 만들기 위해서였다. 이것은 전체 치료 과정 중에 매우 작은 부분에 지나지 않았다.

스티브는 의사, 가족, 친구 등 외부 압력으로부터 소냐를 보호했다. 그들은 그녀의 행위를 '미친 짓이며 위험한 행위'로 몰아세웠고, 그녀가 더 큰 위험에 빠지기 전에 의사에게 돌아가라고 다그쳤다.

소냐의 주치의가 나를 법정에 세우지 않은 것만도 감사해야 한다고 사람들이 계속해서 말하는 바람에 나는 다시 압력의 한가운데로 내몰렸다.

내가 한 모든 것이 완전히 합법적인 이유는 어머니와 같은 자연의 규칙에 따랐기 때문이다. 거대 제약회사들은 우리를 좋아하지 않았고, 이미 정착한 제도에 우리가 완강히 저항한다고 여기고 있는 것이다. 내가 소냐에게 시술한 것은 기존 의료 시스템의 전통적인 암 치료법과는 전혀 다른 것이었다.

소냐는 장기 밖으로 일련의 고무 타이어 같은 물질을 배출하기 시작했는데, 그것은 바로 평생 그녀의 몸속에 쌓여 있던 독소와 점액질이었다. 그녀의 생활은 매우 단순하게 바뀌었다. 화장실에서 주방으로, 침실로 그리고 다시 화장실로 가는 것이 전부였다. 소냐는 여러 해에 걸쳐 간과 담낭에 막힌 독소를 해독했는데, 이들 기관들은 올바른 기능을 유지하기 위해 유연해질 필요가 있었다. 중요한 신체 해독작용을 하는 간이 역량을 충분히 발휘하지 못하면, 독소가 걸러지지도 않고 제대로 제거되지도 않는다. 그 대신 그 독소들은 피 속에서 계속해서 순환하게 된다. 소냐에게 그것을 그대로 두어서는 안 되는 것이다. 간은 또 호르몬의 신진대사 책임을 맡고 있다. 따라서 우리가 몸속 기관들을 해독하고 재생하지 않는 한 그것들은 균형을 잃은 채로 심각하게 남아 있을 것이다.

나는 간이 췌장 및 부신과 함께 혈당의 균형 조절을 도와 각각의 세포 내부 산소의 양을 조절한다는 사실을 알고 있었다. 세포 안의 불균형은 저산소나 무기적인 환경 조건을 만들며, 암은 무기적 환경에서 번성하므로 혈당 균형은 신체의 전반적인 건강을 조절하는 데 도움이 될 것이다. 간과 쓸개를 서서히 유연하게 만드는 해독 과정을 시작했을 때, 쌓여 있는 독이 너무 강했기 때문에 나는 전통적인 간·쓸개 해독법에 의존할 수 없었다. 그래서 처음부터 다시 시작했다. 처방들을 되새겨 재구축하는 한편, 독소가 과도하게 쌓인 간과 쓸개를 해독하기 위해 처방을 다시 만들거나 혼합했다. 그녀에게는 다양한 처방들을 동시에 적용했는데, 즉 그녀의 장, 간, 쓸개, 췌장, 비장, 갑상선, 신장, 방광, 혈액, 자궁, 난소, 자궁경부 그리고 그녀의 모든 호르몬 계통에 적용했다.

소냐는 신선한 주스와 물을 매일 마시면서 자신의 몸에 서서히 물을 채웠고, 나는 약초처방과 식이요법으로 그녀가 미네랄을 다시 공급받을 수 있도록 도왔다. 효소치료법 외에도 평생 동안 쌓인 독성물질들을 어느 정도 제거할 수 있는지 알아보기 위한 힘든 싸움도 계속했다. 하지만 그녀가 섭취한 식단은 일반적인 사람이 먹을 수 있는 것이 아니었다. 겨우 23살인 그녀의 몸은 거의 엉망이었다. 그녀는 젊음이 곧 건강인 줄 알았겠지만 완전히 오판을 하고 있었던 셈이다.

- **명심하기 : 입을 즐겁게 하는 음식은 몸에 해롭다.**

가공음식과 정크푸드를 버리고 조리 및 생식을 적절히 혼합한 배합으로 식이요법을 실행하는 동안 소냐는 지속적으로 즙을 마셨다. 우리는 그녀의 내장기관, 내분비선, 기타 신체 시스템들에서 막히거나 단단하게 굳은 모든 물질을 서서히 제거했다. 한편으로는 최근 몇 해에 걸쳐 소냐의 몸에서 빠져나갔다고 생각되는 영양소들을 혈액 속에 공급했다. 그것을 보충하기 위해서는 매일 다양하고 많은 양의 음식을 먹을 수밖에 없었다. 나는 그녀의 혈액을 다시 균형 잡히게 하고 영양을 공급할 수 있는 약초 처방을 조제해야 했다.

이후 몇 달 동안, 그녀가 평생 잃어버린 영양소(몸의 구성요소)를 주입해야 했다. 우리가 궁극적으로 그녀의 몸에 이들 영양소를 주입할 수 있다면 소냐의 세포 조직과 기관, 내분비선, 그리고 혈액은 스스로 교정될 것이며 그녀의 상태를 호전시켜 암과 싸워서 이길 기회를 주게 될 것이다. 그러나 이들 특정 영양소는 그녀의 몸에 과도한 부담을 주지 않으면서 소화되어야 한다. 따라서 신진대사를 위한 보유분을 지속적으로 소모하지 않도록 완벽한 균형을 유지해야 하고, 흡수가 용이해야 한다. 동시에 에너지를 보존하면서 섭취해야 할 필요가 있었기 때문에 자연이 제공한 다른 음식과 함께 약초들을 찾아보았다. 소냐에게 무엇보다 중요한 것은 약초와 효소가 풍부하게 살아 있는 음식과 신체를 위한 살아 있는 전기적(電氣的) 영양소였다. 그녀는 내가 지시한 대로 먹고 수많은 약초처방대로 복용했는데, 나는 그녀가 확실히 좋아졌다고 확신할 수 있었다.

마침내 나는 그녀의 몸에서 일어나는 급격한 변화를 조절해야 했다. 마치 거대한 제어판 앞에 앉아서 쉴 새 없이 복잡한 버튼을 누르는 것 같은 기분으로 모든 시스템을 조율했다. 모든 시스템들이 균형을 이루며 상승효과를 일으키도록 매일 미세하게 조정하는 일이 무엇보다 중요했다.

그러나 결국 우리가 그녀의 혈액과 체액, 세포 조직, 기관, 그리고 내분비선의 균형을 잡았을 때 치유된 소냐의 몸을 눈앞에서 확인할 수 있었다. 얼마나 기적적인 일이었던가!

4개월 동안 함께 치료하면서 소냐의 몸은 미묘하면서도 급격한 변화를 겪었다. 스티브는 두려워하고 있는 가족과 그녀의 친구들이 그녀에게 생체 조직 검사를 시키려고 의사에게 강제로 데려가려고 했을 때 그들의 압력에 정면으로 맞섰다.

스티브는 소냐의 주치의들이 그녀의 건강을 회복시킬 아무런 해결책도 희망도 제공하지 못한다는 사실을 알고 있었다. 그러나 암에 걸렸다면 일단 의사한테 가서 검사를 받고 절제한 후 약을 받아오는 것이 일반 상식이다.

어느 날 나도 모르는 사이에 스티브와 소냐는 종양 전문 의사에게 생체 조직 검사를 해보라는 압력에 응하기로 했다. 우리가 일을 시작한 지 4개월이 넘어서였는데, 그들은 소냐의 몸이 그간 어떻게 바뀌었는지 알고 싶었던 것이다. 그러나 의사를 방문한다는 사실을 나에게는 말하지 않았다.

우리가 함께 한 지 다섯 달 하고도 둘째 주에 접어들 무렵 스티브와 소냐, 그리고 소냐가 진단받기 전에 함께 일하던 직장동료들이 나와 만나기를 원한다는 전화가 수잔으로부터 왔다. 그들의 모든 시선이 나를 향했을 때 나는 바늘방석에 앉은 기분이었다.

나는 펑펑 눈물을 쏟는 소냐를 보았다.

"티모시, 당신에게 할 말이 있어요. 나는 암 전문의한테 가서 검사를 받았어요."

그녀가 말했다. 마음이 조마조마했다. 의사가 화학요법과 방사능 치료와 수술을 해야 한다고 말했을 것이며, 그녀가 무지와 두려움 때문에 모든 것에 동의했으리라고 생각하자 두려웠다. 우리가 여기까지 오는 데만도 몇 개월이나 걸렸고, 100만 마일(160만km)의 결승 라인을 막 넘으려 하는 찰나에 발목을 잡혔다고 생각하니 눈앞이 캄캄했다. 갑자기 치료를 그만두게 되면 얼마나 끔찍하고 애석한 일인가!

뺨에 눈물을 흘리면서 소냐가 나를 향했을 때 방 안은 소름이 끼칠 만큼 조용했다. 그녀가 다시 말했다.

"암이 사라졌어요. 완전히 없어졌다구요. 흔적도 찾아볼 수 없대요!"

방 안이 온통 축하의 물결로 뒤덮였고 그녀의 얼굴은 기쁨의 눈물로 뒤범벅이 되어 있었다. 나는 그녀의 몸이 그렇게 빨리 회복될 수 있을지는 몰랐다. 젊다는 것은 그만큼 빠른 회복력을 말하는 증거인 셈이었다. 나는 안도의 한숨을 쉬었다. 모든 것이 정말로 적절하게 맞아떨어졌던 것이다.

나는 지금 내 치유방법으로 암에서 해방된 경우에 대해 말하고 있지만, 그렇지 않은 경우에 대해서도 말하지 않을 수 없다. 내 환자 가운데 모두가 암으로부터 살아남은 것은 아니다. 나는 그들이 치료하다 죽는 날까지 생활의 질을 개선하고 더 많은 시간을 갖도록 도와주는 수밖에 없었다. 사실상, 내게 온 모든 환자들은 이처럼 병이 진행된 상태였으므로 그들을 위해 해줄 것은 아무것도 없었다. 암의 치료가 현대의학의 방식이든 아니면 대안적인 방법이든 호전시키는 것이 내가 하는 일이었고, 그 또한 어려운 작업이었다.

우리가 명심해야 할 것은 몸의 균형 유지와 예방이 건강을 위한 모든 것이라는 점이다. 그보다 중요한 것은 없다. 의료 전문가나 의사, 그리고 약제사들이 치료하는 것이 아니다. 암에 대한 그들의 치료 결과는 너무도 비참한 것이며, 그들의 치료로 살아남았다고 해도 그것은 역경을 극복한 우리 몸의 강인함 덕택일 뿐이다.

그런데 소냐는 완전히 치유되었을 뿐 아니라, 7년 후에는 건강한 딸까지 얻을 수 있었다. 나는 이로써 우리가 자연의 법칙을 따를 때 우리 몸은 혼란 상태를 해결하고 완전한 치유와 균형을 되찾을 수 있다는 또 하나의 확신을 얻었다.

물이
건강을
회복시킨다

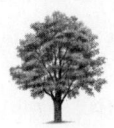

　세포가 살아가고 활동하는 데 중요한 요소 가운데 하나는 '물'이다. 최적의 건강과 균형을 위해 우리는 언제나 완전한 물을 공급받아야 한다. 사실상 순수한 물과 위대한 천연 자원 안에 들어 있는 살아 있고 활성화된 원소야말로 우리의 건강을 지배하는 주된 요인이라고 나는 믿는다.

　적절한 물을 공급함으로써 나와 카를로스의 건강이 극적으로 변화된 것을 목격했을 때 이미 나는 이에 대한 최초의 증인이 된 것이다. 카를로스가 소비한 다량의 소다수와 살균 주스, 그리고 내가 마신 다량의 수돗물을 떠올렸다. 사실상 우리가 아침에 일어나서 밤에 잠들 때까지 우리가 마시는 음료는 주로 설탕과 감미료를 넣은 캔이나 병에 담긴 주스, 살균 우유나 카페인이 함유된 홍차, 그리고 커피, 소다수 또는 다이어트 소다 등으로 구성되어 있었다. 순수한 물은 좀처럼 우리의 목을 축이지 못했고, 대부분의 음료들은 이미 탈수된 세포로부터 다시 물을 몰아내려 했기 때문에 갈증은 결코 채워지지 않았다.

슬프게도 소다수, 주스 그리고 열악한 구조의 물은 단지 문제의 절반밖에 되지 않는다. 모두가 소비하는 카페인은 물을 세포 밖으로 몰아낼 뿐 아니라 장시간에 걸쳐 우리의 내장 기관과 내분비선을 피로하게 만든다.

우리가 커피나 카페인이 든 차나 콜라를 마실 때 무슨 일이 일어나는지 생각해보기로 하자. 1995년 『물을 향한 우리 몸의 함성(Your Body's Many Cries for Water)』을 쓴 뱃맨겔리지 박사는 다음과 같이 단언한다.

"여러분은 아픈 것이 아니라 목마른 것이다! 약물로 갈증을 치료하지 말라."

만성적인 세포의 탈수화는 사람을 고통스럽게, 너무 일찍 죽게 만든다. 초기의 외부 증세는 지금까지 원인이 알려져 있지 않았지만, 물을 대신한 차, 커피, 또는 콜라는 중앙 신경계통을 자극하는 물질이다. 이들은 동시에 신장에서 강한 이뇨작용을 함으로써 탈수 현상을 일으킨다. 한 잔의 커피에는 85mg의 카페인, 콜라와 한 잔의 차에는 각각 50mg씩의 카페인이 들어 있다. 카페인의 효과는 때때로 바람직할 수 있으나, 물 대신 지속적으로 카페인이 함유된 음료를 마시면 수소 전기 에너지를 만들어 내는 몸의 능력을 빼앗아간다. 또 과도한 카페인은 뇌와 신체의 ATP 축적 에너지를 고갈시킬 것이다. 이 때문에 콜라를 마시는 젊은 세대는 주의력 결핍 장애, 노년층의 과도한 커피는 만성 피로 증후군을 불러일으키는 원인이 된다. 카페인을 지나치게 많이 섭취하면 과도한 자극으로 인해 결국은 심장 근육이 지치게 된다. 최근의 어떤 실험 모델에 따르면, 카페인은 학습과 성장 과정에 가장 중요한 효소 시스템 가운데 하나인 PDE(포스포디에스테라아제)를 억제한다고 한다.

내 견해로는 우리가 주로 마시는 음료들은 신체 기관과 내분비선에 과도한 부담을 주고, 지나치게 자극하고 흥분시키는 자극물이다. 이런 유형의 음료들은 지속적으로 마시면 내장 기관과 내분비선에 부담을 주어 어쩔 수 없이 지속적인 에너지를 얻기 위해 이들 음료들을 갈구하는 악순환에 빠지게 된다. 이런 음료를 장기간에 걸쳐 마신 환자들은 그들의 모든 시스템에 지속적인 타격을 날림으로써 항상 피곤을 느낀다.

뱃맨겔리지 박사는 만성적인 탈수현상이 다음과 같은 상태를 불러올 수 있음을 밝혀냈다. 과도한 긴장, 궤양, 두통, 소화불량성 통증, 대장염, 맹장염 오인 통증, 탈장, 신경 관절통, 요통과 목의 통증, 협심증, 스트레스와 우울증, 고혈압, 콜레스테롤, 과체중, 과식, 천식과 알레르기, 불면증, 피로와 통증 등이 그것이다.

수분 섭취의 기적을 따르면서, 단지 올바른 물을 알맞게 마시기만 해도 많은 환자들의 다양한 증세가 사라지는 것을 보고 나는 놀라지 않을 수 없었다. 이를 통해 나는 우리 몸이 얼마나 물에 의존하는가를 확신할 수 있었다. 박사의 설명은 그의 임상 실습에 바탕을 둔 것으로, 그는 다양한 질병 치료에 주로 물을 사용했다. 우리 몸속의 혈액, 체액, 주요 기관, 그리고 세포 조직들의 대부분은 물로 이루어져 있다. 앞에서도 말했듯이 지구의 4분의 3은 물로 덮여 있으며, 지구상의 생명의 사활은 완전히 물의 질에 달려 있다. 우리 몸도 이와 유사하게 70~75%는 물로 이루어져 있는데, 이는 우리 몸이 지구의 복사판으로 만들어졌다는 것을 의미한다.

에모토 마사루는 2005년 판 『물은 답을 알고 있다(The Hidden Messages in Water)』에서 다음과 같이 썼다.

"우리의 생명은 태아일 때 99%가 물로 시작한다. 우리가 태어날 때는 90%가 물이며, 성인이 되면서 70%에 도달한다. 고령으로 사망할 경우 물의 수치는 50% 정도가 될 것이다. 다시 말해 전 생애를 통해서 우리는 대부분 물로 존재한다."

우리의 신체를 순환하는 체액의 상태나 조건은 전반적인 건강을 결정하는 주요 요인으로서, 매일 마시는 물의 양과 질에 좌우된다. 사실상, 우리 몸 안의 생화학적 반응은 세포와 조직, 기관들이 지속적으로 받아들이는 물의 양, 구조, 그리고 질에 전적으로 달려 있다.

크리스틴이 전형적인 본보기가 된다. 그녀는 만성적 탈수로 인해 10년 동안 부정맥 증세와 왼쪽 팔 통증으로 고생했다. 직업이 침술사인 그녀는 심장 전문의에게 검사를 받기 위해 수백 달러를 썼다. 또 이런 증세를 없애기 위해 헤아릴 수 없이 많은 천연 약초 제제, 비타민, 미네랄 등을 복용했다. 그럼에도 그녀는 여전히 심한 고통을 받았다.

다른 환자들과 마찬가지로 크리스틴도 다양한 방법을 시도했지만 소용이 없자, 증세가 사라지리라는 희망을 포기하고 있었다. 그녀는 심장 발작에 대한 두려움 때문에 운동을 제한하고, 계단을 오르는 것을 피하면서 될 수 있는 한 질병과 함께 살아왔다. 40대 중반으로서 그녀의 체중은 과도한 편은 아니었으나 매일을 두려움 속에서 살았다. 그녀는 부정맥과 왼쪽 팔의 통증이 무엇인가를 암시하는 전조였지만 그것이 정확하게 무엇인지는 아무도 알아내지 못했다.

나의 약초처방에 대해 전해 듣고 적절한 심장 제제를 기대한 크리스틴은 가급적 치료를 빨리 시작하기를 바랐다. 그러나 그녀에게 몇 가지 질문을 한 뒤에야, 나는 그녀가 무엇을 해야 하는지를 정확히 알게 되었다. 해답은 매우 간단했다. 그녀는 물을 마실 필요가 있었는데, 왜냐하면 목이 타지 않는 한 결코 물을 마시지 않았기 때문이다.

그녀에게 올바른 형태의 물을 알맞은 분량으로 매일 마심으로써(뒤에서 자세히 다룬다) 몸에 수분을 재축적할 필요가 있다고 하자, 그녀는 여전히 그 말을 이해하지 못했다.

"좋아요. 물을 더 마시겠어요. 하지만 내 심장병에 대한 처방은 어떻게 되는 거죠?"

그녀가 물었다.

"내 견해로는 오직 물만이 필요합니다. 그것도 순수하고 좋은 물이어야 합니다."

"알겠어요. 물을 마실게요. 약속합니다. 그런데 언제 심장병 처방을 받을 수 있죠?"

나는 다시 말했다.

"처방이 필요 없습니다. 당신은 물 이외에는 당장 아무것도 필요치 않아요."

이런 개념들을 충분히 이해시키는 데는 약간의 시간이 걸렸는데, 크리스틴은 내가 정신이 나갔다고 생각했을지도 모른다.

"농담하시는 거예요! 부정맥을 고치기 위해 로스앤젤레스에 있는 모든 의사를 만났는데, 한 번도 들어보지 못한 말입니다. 선생님이 내게 말할 수 있는 것이 고작 물을 마시는 일이라구요?"

그녀는 놀란 듯이 말했다. 나는 그렇다고 말했다.

그날, 그녀는 몸 전체에 수분을 재충전하겠다고 결심하면서 떠났지만, 단지 물을 마심으로써 상태를 호전시킬 수 있으리라고는 여전히 믿지 않았다. 그러나 몇 주 후에 그녀는 전화로 기적적인 소식을 나에게 전했다. 내 조언에 따랐더니 그녀의 부정맥이 말끔히 사라졌던 것이다! 그녀의 증세가 없어진 것은 그야말로 10년 만에 처음이었다.

"믿을 수 없어요! 나에게 필요한 것은 오직 올바른 양의 좋은 물을 마시는 것이었어요. 아, 진작 알았더라면 수없는 시간을 고민하며 보내지 않았어도, 치료를 위해 그토록 많은 돈을 낭비하지 않았어도 되었을 텐데……. 선생님이 그렇게 하도록 해주신 것을 하느님께 감사드려요!"

만성적 탈수는 만성 피로를 가져온다

1. 몸속의 모든 기관은 수분을 섭취하는 만큼만 기능을 발휘할 수 있다. 이는 다시 말해 수분을 섭취한 만큼만 몸속의 에너지를 얻을 수 있다는 뜻이다.
2. 탈수는 소화 과정을 매우 위태롭게 한다. 물은 신체가 효소를 만드는 것을 돕는 데 필요하다. 마치 우편집배원이 곳곳에 우편물을 운반하듯 효소를 운반하는 작용을 한다. 적어도 변비 환자의 50%는 탈수 현상이 원인이다.

3. 신체에서 나온 독소를 피부, 장, 신장, 방광 등을 통해서 제거하려면 물이 필요하다. 탈수된 몸은 이들 독소를 제거하기 어렵다. 오염의 해결 방안은 희석(稀釋)이다.
4. 몸 안의 모든 메시지는 뇌에서 전류 형태로 나온다. 물은 이들을 운반하는 전기 도관 역할을 한다.
5. 몸 안의 모든 영양소는 오직 물속에서만 세포로 전달된다. 만약 만성적으로 탈수가 되면 말 그대로 영양소 결핍증에 걸리게 된다.
6. 물은 세포 내부의 신진대사 과정에서 우리에게 필요한 영양소를 분해해 추출한다. 만성적 탈수는 만성 피로와 같다.
7. 물은 우리 몸 안의 기관, 세포, 조직을 다시 만드는 데 필수적이다. 따라서 만성적인 탈수가 일어나면 우리 몸은 쉽게 재생할 수 없다.

사람들은 갈증을 느낀다. 그것을 그대로 두면 신체는 갈증에 대한 신호를 중지하고 만다. 뱃맨겔리지 박사는 다음과 같이 말한다.

"이때 '입안의 갈증'은 다만 몸의 탈수를 알리는 신호로 알아서는 안 된다. 이 신호는 외부를 향한 극단적인 탈수의 마지막 신호다. 갈증을 느낀다면, 이미 몸에 이상이 생겨난 것이다."

명확히 알아야 할 점은 우리는 물에 의존하며 물을 연소시키는 기계이기 때문에 이 연료를 지속적으로 교체해야 한다는 사실이다.

이를 염두에 두고, 나는 전적으로 자연에 뿌리를 둔 유익한 방식, 곧 건강에 좋은 물을 몸에 공급할 수 있는 최상의 방법을 찾아야 했다. 나는 우선 시판하는 물을 찾아보기로 했다. 그리고 증류수가 관절의 무기 미네랄을 제거할 수 있다고 한 워커 박사의 책을 다시 보기 시작했다. 가끔씩 관절에 뻐근함을 느끼던 나는 몸의 반응을 알아보기 위해 오직 증류수만 마시기로 작정했다.

관절은 확실히 나아지기 시작했으나 증류수를 마시기 시작한 후 한동안 근육이 실룩거리더니, 급기야 체육관에서 운동을 하던 중 근육 경련이 일어났다. 또 전반적으로 에너지가 떨어지기 시작하면서 떨림 현상이 느껴졌다. 무엇이 결핍된 것일까? 증류수는 세상에서 가장 깨끗하고 순수한 물이 아닌가. 그러나 증류수는 미네랄을 포함하고 있지 않은 물이 아닌가? 나는 미네랄 결핍증을 느끼게 되었다. 어떻게 하면 결핍된 미네랄을 보충하면서 여전히 순수한 물을 마실 수 있을까?

나는 뱃맨겔리지 박사가 말한 수분량(水分量)의 균형을 유지하기 위한 소금의 중요성에 관한 이론을 찾아보았다. 책에서는 이렇게 설명하고 있었다.

"우리가 마시는 물은 세포 내 수분량의 균형을 맞춰주며, 섭취한 소금은 세포 외부의 수분량과 순환 중인 수분량의 균형을 유지해준다."

우리의 체액은 생물학적 구성 면에서 바닷물과 매우 가깝다. 소금은 몸 안에서 수분 저장 여부를 결정한다. 몸에서 탈수를 일으키는 불균형의 식탁용 소금에 관해서 말하는 것이 아니다. 많은 환자들처럼 식탁용 소금을 먹을 때마다 내 관절은 아팠고, 몸은 부었으며, 피로를 느꼈다. 식탁용 소금은 불균형한 미네랄 성분으로 인해 탈수를 일으킨다. 이 때문에 나는 다른 종류의 비가공 비정제 소금을 찾기로 했다. 이 소금을 섭취하자 에너지가 상승했는데, 실제로도 내 몸의 수분 섭취 작용을 도왔을 뿐 아니라 체액의 균형도 바로잡아 주었다. 내가 다른 이온의 미네랄과 그것들을 함께 사용하자, 몸에서 적절한 수분 섭취가 이루어지고 미네랄 결핍증도 대부분 사라졌다.

하지만 단지 몸에 맞는 물을 마시는 것만이 능사는 아니다. 항상 체액의 적절한 균형을 살펴보아야 한다. 노벨상을 받은 알렉시스 카렐 박사가 닭의 체액을 매일 바꿔줌으로써 심장 활력을 유지시킨 것이 좋은 본보기다.

"세포는 불멸하지만, 퇴화하면 단지 흘러 다니는 체액에 지나지 않는다. 정기적으로 이 체액을 새로 갈아주고 세포가 요구하는 영양분을 공급해주면 우리가 아는 한, 생명의 맥박은 영원히 지속될 수 있다."

또 다른 위대한 과학자로, 역시 노벨상 수상자인 알베르트 센트죄르지는 이렇게 말한다.

"물의 분자 구조는 모든 생명의 본질이다. 세포 시스템에서 그 구조를 통제할 수 있는 사람이 세계를 바꾸게 될 것이다."

물은 단순히 물이 아니다

나는 구할 수 있는 최상의 물을 신체에 공급하길 원했다. 증류수만 매일 사용하는 것도 달갑지 않았다. 그리고 특정한 종류의 생수를 마셔도 여전히 갈증을 느꼈다. 충분한 물을 섭취하지 않은 것이다. 한편 특정한 종류의 생수들이 좀 더 수분 섭취를 하도록 했지만, 그렇다고 많은 물은 마실 필요는 없었다. 나는 특정한 물은 세포에 흡수되지만 왜 어떤 물은 흡수되지 않는지 알고 싶었다. 이는 명백히 물의 구조와 관계가 있었다.

여러 종류의 물에 관한 책들을 읽기 시작한 후, 내 연구는 이른바 '구조화된 물(structured/clustered water; 육각수 또는 구조수로도 부른다, 역자 주)'에 이끌리게 되었다. 나는 물 구조의 양호도가 세포에 흡수되는 수준을 결정한다는 것을 깨달았다. 사람이 만든 구조화된 물과 생수는 큰 차이가 있었다. 결국 나는 인간이 만든 구조화된 물인 인공의 물과 자연에서 나온 천연수의 구조는 어떻게 다른가 하는 문제에 이르게 되었다. 터득한 내용은 다음과 같다.

1. **수돗물**: 수돗물을 이른바 결합수(結合水; bound water)로 부르는 이유는

분자 구성상 구조가 매우 작을 뿐 아니라, 수돗물의 분자가 물리적으로 다른 분자에 잘 결합되기 때문이다. 결합수는 이런 이유로 세포벽을 통해 자유롭게 이동하기가 매우 어렵다.

2. **샘물**: 어떤 천연 샘물을 시험해보니 비록 수돗물보다는 오염물질이 적게 들어 있었지만, 일부는 수분 흡수도가 일반 수돗물보다 낮았다.

3. **생수**: 생수의 질에 따라 수돗물보다 깨끗하고 안전하다는 것이 입증되었다. 하지만 생수에 따라 구조와 미네랄의 균형은 천차만별이다. 생수가 다른 것보다 수분이 더 잘 흡수되는 이유는 미네랄들이 균형을 잘 이루고 있기 때문이다. 다양한 생수를 적절히 마시는 것이 현명한 선택이라고 생각한다.

4. **증류수**: 증류수는 수분 흡수가 매우 양호하다. 그러나 생물학적으로는 죽은 것이므로(모든 미네랄이 제거되었다), 워커 박사에 따르면 증류수는 미네랄과 결합해 그 미네랄을 체외로 빠지도록 부추긴다. 일정 기간 증류수만을 마신 환자를 관찰한 결과, 일부 이로운 미네랄과 원소들을 함께 내몰아서 근육 경련과 불균형을 초래하는 것으로 보였다.

5. **육각수**: 육각수의 원천은 자연이 만든 것으로, 빗물이나 눈송이 등의 형태로 자연이 인류에게 내린 가장 완벽한 선물이다. 하지만 불행하게도 현재의 빗물이나 눈은 오염된 대기로 인해 점차 그 순수함을 잃어가고 있으며 오히려 인체를 해롭게 한다.

인체에는 두 가지 유형의 유동체가 있다. 세포 사이에 있는 유동체와 세포 내부에 있는 유동체가 있다. 둘 다 세포가 적절한 기능을 하는 데 중요하다. 우리가 마시는 물의 구조에 따라 세포 내부에 있는 유동체에 많은 영향을 미친다.

마시는 물의 분자 구조가 너무 크거나 많으면 세포 속으로 침투할 수 없고, 이로 인해 세포 주변에서 씻겨 내려가기 때문에 탈수 현상이 일어난다. 물의 구조가 적절하면, 세포 속으로 들어갈 수 있기 때문에 충분한 양의 물을 섭취할 수 있다. 육각수의 물 분자는 서로 작은 고리 집단이 긴밀하고 적절히 유지된다. 이들 분자는 자체의 육각형 구조에 맞도록 조성되어 있고, 세포막의 육각형 채널을 통해서 손쉽게 세포로 들어갈 수 있다.

우리 몸의 세포가 수분을 적절히 섭취하면 팽창해서 동화작용인 치유 반응을 일으킨다. 이것이 pH의 균형을 불러오고, 지방의 연비(燃比)를 높이며, 병원체에 대한 면역성을 높여주고, 급격한 손상을 막아준다. 반면에 탈수된 세포는 이화작용을 촉진해 염증을 높이고, 조기 노쇠현상과 조직의 퇴화를 불러온다.

세포의 탈수는 세포 밖으로 산소를 몰아내고, 에너지를 생산하는 세포의 능력을 봉쇄하며, 세포의 DNA를 손상시키고, 세포의 산성도를 촉진해 급기야 세포를 죽음으로 내몬다. 오랫동안 심한 탈수가 진행된 세포들은 심각한 질병을 유발할 수 있다.

말할 것도 없이 우리 세포의 건강은 우리의 몸에 얼마나 많은 물이 실제로 세포 속으로 들어오느냐에 달려 있다. 어린아이 시절에 우리의 몸은 다량의 구조화된 물(육각수)을 함유하고 있었다. 그러나 우리가 늙어가면서 우리 몸을 순환하는 비구조화된 물의 수치가 늘어나고, 신진대사 기능이 줄어들고, 우리 조직 내에 구조적 변화가 일어나는 것이다.

나는 특정 요인들을 찾고 있었는데, 예컨대 물이 체내 세포에 수분을 전달할 때 물이 공급하게 될 이온의 미네랄과 원소들이 다양하게 분포할 수 있게 되는가 하는 것이었다. 나는 내 연구에 대한 확신을 얻고자 어떤 물이 가장 효율적으로 몸과 혈액에 수분을 잘 전달하는지 알아보기 위해서 환자들에게 모든 물을 시험해볼 필요가 있었다. 나는 혈액의 변화를 잘 볼 수 있는 암시야(暗視野) 현미경을 사용했다.

환자와 내가 구조화된 생리수(육각수)를 마시기 시작하자, 우리 체내의 수분 흡수 수준도 상당히 변화하기 시작했다. 또 다른 테스트를 통해 몸의 전기 전도성도 향상되었다는 사실을 알 수 있었다. 우리는 수돗물을 시험해보았는데 수분 흡수도가 열악했고, 어떤 유명 브랜드의 생수는 수돗물 이상으로 수분 흡수 개선 효과가 나타났다. 그러나 대부분의 생수로는 많은 사람들이 완전한 수분 흡수를 느끼지 못했고, 이런 사실은 혈액 검사 결과로도 입증되었다. 우리가 모두 구조화된 생리수를 마실 경우 우리의 갈증은 사라지며, 수분 흡수에 필요한 물을 적게 마셔도 되는데, 이 역시 혈액 검사로 거듭 입증되었다. 왜 그런가?

단순하게 말하자면, 물은 활동적인 구조를 갖고 있다. 물이 더 활동적 구조가 될수록 표면 장력은 더 낮아지는데, 이것이 우리 몸 세포의 전기적 작용을 가능케 한다. 표면 장력이 낮을수록 물은 습기를 더 잘 빨아들이며, 우리 세포에서도 더 잘 받아들일 수 있다. 내 실험 결과, 우리 몸에서 수분을 재섭취하는 정도는 물의 구조에 달려 있다는 사실이 입증되었다. 또 그동안에는 구조화된 생리수가 장기간에 걸친 경쟁에서 이겼으나, 과연 그보다 더 나은 물은 없는 것인가? 연구 결과 실제로 그런 물은 존재하지 않았다. 완전하게 수분을 섭취하고 몸의 체액 균형 유지에 필요한 모든 원소들을 지속적으로 교체해주는 물은 없었던 것이다.

그래서 나는 생수와 함께 구조화된 생리수(육각수)의 다양한 조합을 사용하기 시작했다. 또 다양한 이온 미네랄 혼합물과 더불어 정제하지 않은 다양한 소금도 섭취했다. 나름대로 물을 제조하기 시작해 오늘까지도 계속하고 있는데 구조화된 생리수, 이온 미네랄, 정제하지 않은 소금에 관해 배울 것이 많았다. 나는 웹사이트에 추가 정보를 실어 여러 사람들에게 교육을 계속했다. 이러한 물, 미네랄, 그리고 소금에 관해 알고 싶으면 내 웹사이트 www.Brantleycure.com를 방문해보기 바란다.

『물은 답을 알고 있다』의 저자 에모토 마사루는 다음과 같이 말했다.

"물에 관해 배우는 것은 우주의 원리를 탐험하는 것과 같다. 우리가 결정체의 사진을 찍는 실험을 계속하면서, 나는 우주의 심오한 진리를 이해하려는 여정을 시작하고 있음을 깨달았다."

제2부의 '내 몸의 균형을 찾기 위한 실천 프로그램'에서 여러분이 수분

재섭취를 시작할 경우, 섭취 대 배출의 비율에 관심을 가지는 것은 당연하다. 만약 계속해서 마시는데도 소변의 양이 매우 적다면, 물 섭취량을 서서히 늘려야 한다. 만약 신장에 문제가 있다는 진단을 받거나 또는 신장에 영향을 미치는 치료제나 이뇨제를 복용한다면, 물 섭취량을 너무 빨리 늘리지 않도록 세심한 주의를 기울여야 한다.

　나는 여러분이 다음 단계를 밟을 것을 강력히 권한다. 우리의 몸은 오랫동안 올바른 형태의 물을 갈망해왔다. 그러니 치유할 기회를 주는 것은 당연하다. 물이야말로 인체의 건강을 위한 가장 중요한 열쇠다. 치유력이 있는 물이야말로 미래의 치료약임을 나는 확신한다. 이 책의 Part 2 '어떤 물을 언제 마실까?'에서 내가 좋아하는 물을 열거했다. 생명수로 몸을 씻어라. 그러면 무수한 이익을 얻을 것이다.

나의 연구

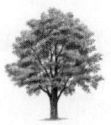

나는 대부분의 건강 문제가 주로 그릇된 식사, 음료, 사고방식, 생활습관에서 기인한다고 확신했다. 하지만 이런 기본 요소들(building blocks)을 충족하는 정확한 식이 프로그램을 짰을 때 우리 신체가 과연 무엇을 인식하는가에 관해서는 여전히 의문이 남아 있었다. 나름대로 확고한 견해를 갖고 있었지만, 자연의 섭리가 무엇인지 확인해보고 싶었다.

나는 만약 우리 몸이 음식이나 음료를 받아들이지 않음으로써 또 다른 불균형을 야기할 경우 이 불균형을 측정할 수 있는 지표를 만들고, 그 이론을 정립했다. 이어 음식과 음료가 건강 쇠약과 관련이 있다는 정의를 내릴 수 있었다. 우리는 균형을 이루고 유지하기 위한 올바른 선택을 할 수 있다.

내 환자 가운데 어느 누구도 실험도구로 삼지 않고, 오로지 나 자신과 자발적인 지원자들을 실험용 모르모트로 삼기로 결정한 이유는 그들이 건강하고, 앞으로의 건강에 대해서도 자신감을 가지고 있었기 때문이다. 따라서 나는 환자들에게 건강하다고 생각하는 친구들, 곧 자원할 수 있는 친구들을 소개해달라고 부탁했다.

음식 그룹별 테스트

최종적으로 다른 음식을 먹는 집단, 세 그룹에서 12명을 테스트했다. 동일한 음식 집단의 모든 사람들은 같은 시간에 음식을 먹었다. 이 테스트는 통제된 조사가 아니었는데(시간이 너무 오래 걸리고, 전담 실험자 구인과 시설 임대비용 등의 이유로), 이는 피실험자들이 그들의 정상적인 생활을 보장받기를 원했기 때문이기도 하다.

테스트는 각각의 참가자에게 6~7주 동안 그들이 먹고 마실 수 있었거나 또는 먹고 마실 수 없었던 음식 목록을 적도록 하는 것에서부터 시작했다. 참가자들은 음식 그룹 항목에서 모든 음식을 선택할 수 있었고, 기간이 만료될 때 변화를 보고하기 위해 다시 테스트를 받기로 했다. 테스트 기간을 2년으로 잡았기 때문에 개인별로 기준선을 판독할 수 있었다. 음식들은 아침, 점심, 저녁 또는 간식 여부로 구별하거나 별도로 정하지 않은 채, 각 개인의 판단에 맡겼다.

■ 음식 그룹 A(미국표준식단)

전형적인 미국표준식단(SAD)으로, 모든 음식과 음료들을 먹고 마실 수 있었다. 심지어 정제식품, 가공식품, 포장식품, 패스트푸드, 살균 유제품까지도 먹을 수 있었다. 이 목록에는 빵, 시리얼, 토스트, 젤리, 설탕, 도넛, 데니시, 머핀, 팝타르트, 케이크, 파이, 아이스크림, 쿠키, 크래커, 파스타, 팬케이크, 토르티야 등이 포함되었다. 또 통조림, 가공 채소, 수프, 과일, 고기, 모든 형태의 단백질(요리하고 튀기거나 구운 것)과 함께 포장되고 가공된 고기와 델리 고기, 예컨대 햄, 베이컨, 돼지고기, 햄버거, 스테이크, 닭고기, 생선, 핫도그 등도 허용했다.

■ 음식 그룹 B(과도기적 식단)

그룹 A보다 제한된 식단으로 땅이나 바다에서 직접 생산된 자연식품들의 영역을 도입했다. 즉 과일, 채소, 견과류, 씨앗, 콩류, 곡류, 감자, 구근, 동물성 단백질, 살균된 우유 등이다. 조리 음식은 허용했으나 가공 정제한 음식이나 음료는 허용하지 않았다. 생수, 차, 커피, 설탕이나 감미료를 첨가하지 않은 살균된 병에 담긴 과일주스와 채소주스를 마셨다.

■ 음식 그룹 C(생식 위주 식단)

참가자들은 땅이나 바다에서 직접 생산된 생식(비가열)을 필수적으로 적어도 75~80%로 구성했다. 음식은 약간(20% 미만)만을 굽거나 찌고 살짝 굽거나 물로 가볍게 데치는 정도의 조리음식만으로 허용했다. 과일, 견과류, 채소, 씨앗, 콩류, 동물성 단백질, 천연 유제품, 발아 곡류 등도 포함되었다. 말린 과일은 포함되지 않았고, 순수한 물과 신선하게 짠 과일주스와 채소주스만을 허용했다.

테스트하기 직전, 스스로 건강하다고 생각하는 사람들과 인터뷰를 했는데 각양각색이었다. 이 과정에서 만성적인 질병이 있는 사람은 배제했다. 대부분 식사 후 졸음을 느꼈고, 더 많은 에너지가 필요하다고 말했다. 그들은 하루 일과 중 에너지를 급속히 소모하고 잠을 설쳐 피로한 채 깨어나는 것이 정상적이 아니라는 사실을 알지 못하고 있었다. 그들의 몸이 이상하게 반응한다는 사실을 결코 예상하지 못하는 이유가 모든 사람들이 계속해서 이런 식으로 살아가고 있기 때문이라는 사실은 흥미로운 발견이었다.

테스트와 평가 방법

■ 음식 혈당 테스트

참가자들은 식사 전에 혈당 수치의 기준선을 판독하고 혈당 수치의 변화를 체크하기 위해 처음 두 시간 동안 매 15~20분마다 다시 측정했다.

테스트 결과 》

- **음식 그룹 A _** 혈당 수치가 높고 급속히 올라갔다. 가공 정제한 음식을 먹고 정제 설탕을 과도 섭취하자 수많은 불균형을 유발했다. 위태로운 상태를 인식함으로써 인체는 혈당을 줄이기 위한 비상 구조 시스템을 가동하지 않을 수 없었다.
- **음식 그룹 B _** 혈당은 서서히 올랐고, 피실험자는 식사를 시작할 때 급속하게 에너지가 솟구치거나 또는 식사 후 갑작스럽게 에너지가 떨어지는 것을 느끼지 않았다. 전반적으로 혈당 수치는 빠르게 변하지 않았다. 피실험자는 더 안정적이기는 했으나 여전히 불균형에 머물러 있었다.
- **음식 그룹 C _** 혈당은 서서히 올랐다. 참가자가 신선하게 짠 과일주스를 너무 많이 그리고 빨리 마실 때에만 혈당 수치가 빨리 또는 높이 올라갔다. 참가자 모두 식후의 나른함이나 졸음을 보고하지 않았고, 식사 후에 갑작스럽게 에너지가 떨어지거나 식사를 시작할 때 급격하게 에너지가 솟구치는 것도 느끼지 않았다. 혈당의 급격한 변화도 보고되지 않았다.

■ 전자 피부 검사(EAV)

1940년대에 독일의 라인홀트 폴(Reinhold Voll) 박사가 개발한 이 시스템은 신체의 개별 침술 경락 시스템의 감염 및 기능 장애를 탐지할 수 있다. 해당 경락에 전극을 통해 전류가 흐르게 하면, 해당 경혈이나 특정 경락에서 특수한 전기 저항을 기록할 수 있다. 너무 높거나 낮은 감염 또는 장애와 같이 정상 판독에서 벗어나는 경우에는 저항이 해당 경락 내의 기관이나 시스템이 불균형 또는 건강하지 않은 상태라는 정보를 알려 주게 된다. 시술자는 손이나 발의 피부 위에 있는 특정한 경락점에 탐침(探針)을 갖다 대고 전기적인 피드백(조사 결과)을 판독해 시스템의 에너지 손실, 독성물질 여부, 염증, 자극, 퇴화 여부 등의 정보를 수집한다.

테스트 결과 》

- **음식 그룹 A** _ 식사 직후의 첫 테스트에서, 피실험자들은 대부분의 경락점에서 수치가 높게 나타났는데, 이는 개별 신체 시스템의 과로 및 과한 자극을 의미한다. 두 번째 테스트에서는 약간의 변화가 있었으나 대부분의 경우 판독 결과 수치가 낮았는데, 이는 시스템 에너지가 심각하게 손실되었다는 사실을 입증한다. 불균형은 체내 시스템을 다양하게 긴장시키고 피로하게 하여, 궁극적으로 쇠진시키고 만다. 세 번째 테스트에서는 대부분의 시스템에서 피로와 에너지 손실이 나타났다.
- **음식 그룹 B** _ 식사 직후의 첫 테스트에서 피실험자들은 대부분의 경락점에서 높고 낮은 수치 사이를 왔다 갔다 했는데, 개별 신체 시스템의 과로나 과도한 자극이 나타나기는 했지만, 음식 그룹 A에서와 같은 극단적인 상태는 없었다. 두 번째 테스트에서도 피실험자들은 높고 낮은 수치 사이를 왔다 갔다 했지만, 신체 시스템에서 에너지 손실이 나타났다. 또 음식 그룹 A에서와 같은 낮은 수치는 없었다. 높고 낮은 수치 사

이의 완만한 변동은 이들 음식들이 몸에 그다지 스트레스를 주지 않았다는 것을 의미한다. 그리고 약간의 불균형은 전반적인 에너지가 향상되고 훨씬 안정적임을 보여준다. 세 번째 테스트에서는 대부분의 신체 시스템에서 대부분의 피실험자는 가벼운 에너지 손실과 피로를 나타냈다.

- **음식 그룹 C _** 식사 직후의 첫 번째 테스트에서 피실험자는 대부분의 경락점에서 높고 낮은 수치 사이에서 거의 변동이 없었고, 훨씬 적은 과로와 과도 자극을 나타냈다. 두 번째와 세 번째 테스트에서도 매우 적은 변동이나 불균형을 나타냈다.

■ 생혈액 분석(암시야 현미경)

혈액 검사 담당자는 피실험자의 손가락에서 피 한 방울을 채취해 암시야 현미경으로 렌즈 교환에 따라 다양한 이미지를 보여주는 검사를 실시했다. 이 검사는 혈액과 혈장 내의 다양하고 많은 것들을 보여준다. 또 혈액과 혈장의 판독뿐만 아니라, 적혈구와 백혈구의 건강 상태에 관한 정보도 알 수 있다. 즉 화학적 자유라디칼에 의한 세포 손상 여부와 탈수 및 독성 주위의 손상 여부를 알 수 있는 것이다. 나아가 일부 영양 결핍, 세균, 기생충, 곰팡이에 관한 정보도 알 수 있다. 그 밖에 세포의 방향성과 건강, 활동성 등을 나타내는 혈액의 이동을 관찰할 수 있다. 이것들은 이 테스트가 혈액만으로도 현재의 몸 상태를 관찰할 수 있는 다양한 것들 가운데 일부일 뿐이다.

테스트 결과 》

- **음식 그룹 A** _ 피실험자가 이들 나쁜 식사를 더 오래 지속할수록, 더 많은 효모균(칸디다 알비칸스)이 증식해 혈액 변화 수준이 퇴행한다. 신체 부진이 가속화하고, 피가 서서히 활력을 잃는 것으로 나타났다. 또 호르몬 스트레스, 기생충, 세균, 비타민 결핍증이 탐지되었다. 뿐만 아니라 산소를 빼앗긴 혈액 세포는 제 기능을 하지 못하고 서로 달라붙어 전기적 생명을 잃는 것으로 나타났다. 이 그룹은 탈수와 과다 혈당으로 인해 효모균이 과도 증식하는 것으로 나타났는데, 이는 피로, 위 팽만증, 가스, 장의 불편, 그리고 장 문제의 원인이 된다. 나는 이 그룹에서 탈수로 인한 요산 결석도 탐지했다. 또 혈액 세포들이 서로 달라붙어(밀봉경화 증세) 대단히 불건강한 상태로 된다는 사실과 영양 결핍도 탐지했다.

- **음식 그룹 B** _ 피실험자들은 그룹 A에 비해 효모균의 증식이 느리기는 하지만, 상당히 줄어든 것으로 나타났다. 적혈구 세포의 움직임은 두드러지게 좋아져, 더욱 활기차고 활동적으로 변했다. 이 그룹은 여전히 더 좋아질 필요가 있기는 했지만, 소화되지 않은 과도한 양의 물질과 독성 노폐물이 나타난 그룹 A에 비해 면역체계가 약해졌을 때만 발생하는 세균 감염은 훨씬 적었다. 호르몬 스트레스는 약간 향상되었지만 남자보다 여자에게 더 많았고, 비타민 결핍은 여전했다. 또 혈액 세포는 비록 덜 완만하기는 했지만 여전히 서로 달라붙어 있었다. 탈수 현상도 좋아지기는 했지만 여전히 심각한 문제로 남아 있었다. 백혈구

증가증은 그룹 B에서도 탐지되었는데, 이는 조리된 음식을 신체가 외부 침입자로 간주하기 때문이다.

- **음식 그룹 C** _ 장기간 순수한 생식을 먹을수록 혈액의 변화 수준은 더 향상되었다. 모든 피실험자에서 효모균 증식이 뚜렷하게 줄어들었는데, 이는 발아되거나 약간 요리된 것을 제외하고는 대부분의 콩류, 감자, 곡류를 배제했기 때문으로 보인다. 적혈구의 활동력이 결핍 또는 약간 부진하긴 했지만, 그룹 전체로 볼 때는 어느 정도 향상되었다. 혈액은 조리한 음식을 먹은 사람들에 비해 더 활기차고 활동적이었다. 그룹 C의 혈액 검사에서는 면역체계가 약화되었을 때 발생하는 세균 감염이 그룹 A의 혈액에서보다 훨씬 적었다. 이는 혈액 속에 가공되고 소화가 안 된 물질과 독성 노폐물이 훨씬 적다는 것을 의미한다.

■ 응용 운동요법

버튼 골드버그(Burton Goldberg)는 2002년에 출간한 저서 『대체 의학:최종 안내서(Alternative Medicine:The Definitive Guide)』에서 다음과 같이 말했다. "응용 운동요법은 신체의 일부 또는 기관과 관련 있는 특정한 근육에서 나타나는 단순한 힘의 저항을 이용하는 테스트이다. 이때 근육 테스트 결과가 강하게 나오면 건강함을, 약하게 나오면 감염이나 기능 장애를 의미한다."

응용 운동요법의 선구자인 콜로라도 덴버의 로버트 블레이치(Robert Blaich)는 "특정 근육 기능 장애와 관련 기관 또는 내분비선의 기능 장애

사이에는 밀접한 임상적 관계가 있다. 따라서 응용 운동요법을 적용하면 다양한 건강 문제들이 근육, 내분비선 또는 기관에서 발생하는지의 여부를 확인해 치료할 수 있다."고 말한다.

테스트 결과 》

- **음식 그룹 A** _ 모든 일반 신체 부위는 정제 설탕, 가공 밀가루, 마신 음료수의 양에 따라 끊임없이 변화하면서 점진적으로 약화되는 것으로 나타났다. 이 식단은 대부분의 경락 시스템에서 불균형을 유발했다.
- **음식 그룹 B** _ 췌장, 신장, 부신 같은 대부분의 일반 신체 부위에서 모든 피실험자는 좋아진 것으로 나타났다. 나는 이것이 정제 설탕과 밀가루 제품, 과도하게 가공한 고기 등의 섭취를 중단한 데 원인이 있다고 여긴다. 이런 형태로 섭취한 음식은 고도로 가공된 식사 그룹(SAD)만큼 많은 불균형이 발생하지 않았다.
- **음식 그룹 C** _ 땅에서 직접 생산된 음식을 다듬지 않고 가공하지 않은 형태로 섭취하는 경우가 모든 신체 테스트에서 가장 강력한 것으로 나타났다. 모든 피실험자들의 췌장, 신장, 부신 등의 기능이 서서히 나아졌는데, 생식은 고도로 가공한 식사나 상당히 조리한 음식처럼 많은 불균형을 유발하지는 않기 때문이다.

■ **pH(수소이온농도) 테스트**

앞에서 다룬 바와 같이, pH 테스트는 신체의 생화학적 특성을 이용해 특정 체액의 산성·알칼리의 균형 상태를 측정하는 방법이다. pH가 균형을 잃으면 효소 시스템이 열악해지고, 영양소가 흡수되지 않아 영양실조와 피로가 생기며, 외부에서 침입하는 병균에 취약해진다. 특정 유형의 pH 테스트는 설탕, 소금, 단백질은 물론 다른 요소들의 불균형 수준도 측정할 수 있다.

테스트 결과 》

- **음식 그룹 A** _ 이 음식그룹은 pH 테스트에서 가장 심한 불균형 상태를 보였다. 피실험자 모두의 몸에서 산독증(酸毒症)과 극심한 미네랄 결핍증 경향이 나타났다.
- **음식 그룹 B** _ pH의 불균형이 나타나기는 했지만, 그룹 A만큼 심한 변화는 나타나지 않았다. 약간의 산성화 경향은 있었지만, 피실험자 모두 약간의 산성화 상태에서 벗어나지는 않았다.
- **음식 그룹 C** _ 생식을 하는 음식 그룹 C에서 최상의 pH 균형 상태가 나타났다. 비록 모든 사람의 pH에서 여전히 불균형이 존재하기는 했지만, 그룹 A만큼 급격한 변동은 나타나지 않았다. 또 그룹 B보다도 나은 결과가 나타났다.

■ **환자 인터뷰, 반응, 그리고 피드백**

환자들이 해당 그룹의 음식 섭취에 만족을 느꼈는가, 식사 전후의 기분과 매주 느끼는 기분은 어떠했는가, 이들 음식들은 그들의 기분에 어떤 영향을 미쳤는가, 그들의 전반적인 에너지는 바뀌었는가, 하루 동안 그들의 에너지는 어떠했는가 등의 방식으로 기록했다.

테스트 결과 》

- **음식 그룹 A** _ 피실험자 모두에서 급격한 에너지 변화가 나타났다. 곧 급격하게 떨어진 후에 에너지를 신속히 재충전하기 위한 조절 주기(周期)에 머물러 있었다. 피실험자들은 설탕과 카페인처럼 단순한 자극제들에 중독되어 있다는 사실을 결코 깨닫지 못했다. 급격한 에너지 변화로 인해 기분 변화가 심했고, 대부분이 지속적으로 아팠다.
- **음식 그룹 B** _ 급격한 상하 변동은 거의 일어나지 않았고, 전반적인 에너지는 그룹 A보다 안정적이었다. 피로감과 우울감도 덜했고, 자주 아픈 증상도 완화되었다. 이 때문에 모두가 놀랐다.
- **음식 그룹 C** _ 모든 이들이 전반적으로 그룹 B나 그룹 A에 비해 기분이 훨씬 좋아진 것으로 나타났다. 피실험자들에 따르면, 그룹 C의 음식 대 그룹 A의 음식은 효과면에서 확실한 차이가 났다. 이들은 전보다 지속적으로 행복해했고, 그룹 A나 그룹 B의 음식을 먹었을 때만큼 자주 아프지 않았다고 말했다.

임상 실습을 통해 확인할 수 있었던 사실은, 특정 요소들을 규칙적으로 이용한다면 환자들을 균형 상태로 되돌릴 수 있다는 점이다. 이들 요소들을 계속해서 규칙적으로 활용하면 균형 잡힌 최적의 건강 상태를 유지할 수 있다. 거듭 말하건대, 질병은 균형 잡힌 건강한 몸에서는 살 수 없다.

지속적인 생식의 효과는 내 환자들을 통해 이미 입증되었지만, 인체의 실제 반응을 기록하기 위해 이 연구를 했다. 그러나 연구를 하면서, 그들의 건강을 완전히 회복시키고 균형을 바로잡아 주기 위해서는 연구에서 빠진 사항들이 있다는 것을 알게 되었다.

다시 말해 그들의 반응을 검토하면서 발견한 모든 조각들을 이용해 다시 소규모 그룹 연구를 할 필요가 있다는 사실을 깨달았던 것이다. 이 소규모 그룹은 오직 그룹 C의 음식만을 먹었는데, 항상 구조화된 생리수와 이온이 풍부한 물로 적절한 수분을 섭취한 것이 분명해 보였다. 그들은 현재의 건강 상태와 유전적인 병약함을 그룹 C의 음식과 내 약초처방으로 보완했는데, 이를 통해 나는 매 식사 때마다 다양한 영양소를 섭취해야 한다는 사실을 확신할 수 있었다. 내가 만든 약초처방은 여러 해에 걸쳐 축적된 독소를 해독하고 용해시켰다. 상당히 짧은 기간에 이 소규모 그룹의 모든 피실험자들은 그들의 증세가 사라졌다는 사실을 깨달았고, 실제로도 그들의 건강은 완전히 회복되었다.

어머니와 같은 자연의 식탁에서 나온 것을 먹고 마시는 아름다움이여!

■ 빠뜨린 요인들

1. 그룹 C는 땅에서 나온 음식을 섭취함으로써 올바른 형태를 유지하고,

올바른 방향을 잡을 수 있었다. 하지만 선택의 폭이 좁은 음식을 반복적으로 섭취했기 때문에 신체가 규칙적으로 필요로 하는 광범위한 영양소들을 골고루 섭취할 수는 없었다. 따라서 이들은 본질적으로 여전히 영양학적 결핍 상태에 있었던 것이다.

2. 가공하고 정제한 음식(그룹 A)을 먹으면 지나치게 나쁜 것들, 예컨대 독성 노폐물 같은 것들이 몸 안으로 들어와 불균형을 야기하고, 신체의 모든 시스템에 지속적으로 스트레스를 주게 된다. 뿐만 아니라 틀어진 균형을 회복하기 위해 자신의 보유분을 훔쳐서 이들 초과분을 보충하라고 우리 몸에게 끊임없이 강요한다.

3. 유전적인 병약함을 보강하거나 고치지 않으면 불균형의 원인이 될 수 있다.

4. 가족 가운데 누군가 흡연을 할 경우 그들의 폐를 지탱하고, 몸에서 중금속을 제거하는 것과 관련된 연구가 필요하다.

5. 부모 가운데 한 쪽이 혈당과 관련 있는 병을 앓고 있다면 자신의 췌장, 간, 부신, 신장을 지탱하기 위한 연구가 필요하다.

6. 한 가지 다른 요인이 빠져 있다. 비응결화(非凝結化), 즉 융해가 그것이다. 이에 대해서는 바로 뒤에서 논의한다.

■ 불균형 바로잡기

그룹 C 환자들의 특정 불균형이 바로잡히자, 마침내 전반적으로 몸이 균형 상태로 돌아왔고 건강 문제나 질병도 사라졌다. 그 밖에도 여러 가지 놀라운 결과들이 있었다.

1. 모든 몸속 기관, 내분비선, 세포 조직이 수분을 섭취함으로써 자체 세포들이 균형을 잡았고 활동력도 극대화되었다.
2. 혈액이 활성화되고 독성이 줄어들었으며, 산소가 더 잘 공급되고, 더 건강하고 균형 잡힌 몸을 유지할 수 있게 되었다.
3. 체액의 pH 수준이 균형을 회복했고, 세포에는 충분한 양의 산소가 공급되었다. 이러한 환경에서는 암이나 바이러스, 건강을 해치는 나쁜 곰팡이, 나쁜 세균, 기생충이 살 수 없다.
4. 독성물질이 제거되자 몸속 기관, 내분비선, 세포 조직들도 건강과 균형을 되찾았다.
5. 몸의 경락 시스템이 균형을 되찾아 조화롭게 작용했다.

THE CURE

PART 2

내 몸의 균형을 찾기 위한 실천 프로그램

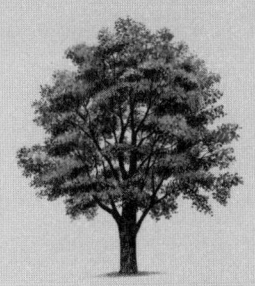

내 몸의 균형을 찾기 위한 로드맵 / 건강은 건강할 때 지켜라 / 어떤 물을 언제 마실까? / 무엇을 언제 먹을까? / 몸의 찌꺼기를 제거하자 / 태양, 정신, 운동, 휴식, 여가, 놀이, 그리고 용서 / 비만 치료 / 노화 치료 / 건강은 가장 신성한 권리

내 몸의
균형을 찾기 위한
로드맵

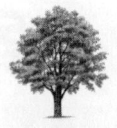

나는 에너지 증강, 식탐 줄이기, 균형 회복과 유지를 위해 해야 할 일들을 알게 되었다. 하지만 이 작업을 모든 사람들과 공유할 수는 없었다. 그래서 고안해낸 것이 바로 균형 회복과 유지에 필요한 모든 방법들을 제공하는 체계, 곧 '균형을 찾기 위한 브랜틀리의 로드맵'이다. 정크푸드를 먹든지, 생식을 하든지, 아프든지, 건강하든지 간에 이 로드맵은 전반적인 건강과 삶의 질을 증진시켜줄 것이다.

지침

1. **수분 섭취**: 항상 천천히 몸에 수분을 공급하고, 균형을 유지하며, 지속적으로 체액을 공급한다.

2. **가공식품 배제**: 가공식품을 완만하면서도 안전하게 끊을 수 있는 방법에 대해서는 뒤에서 자세히 논의한다.

3. **필요한 것을 보충하고 항상 골고루 섭취**: 몸에 가급적 골고루 바른 형태의 바른 영양소들을 자주 공급해주어야 한다. 나는 그룹 C의 음식을 섭취한 환자들도 균형을 되찾고 유지하도록 끊임없이 도와줘야 했다. 얼마나 좋은 보험상품인가! 나는 그들의 신체 치료, 균형, 회복을 위해 필요한 모든 기본 요소들을 골라 복원, 재생, 재건하는 데 공급했다. 영양학적으로 선택의 폭이 좁은 음식들만을 항상 먹는다면, 언젠가 그로 인해 심각한 손해를 보게 될 것이다.

4. **익숙한 식단을 바꾸고 필요한 것을 공급해 취약한 부분을 복구**: 나는 환자들의 몸을 취약한 상태로 유지하는 데 영향을 줄 수 있는 세대 간 식사 패턴을 단절시키기 위해 힘을 쏟았다. 예를 들면 당뇨나 혈당, 암이나 심장의 문제가 한 개인의 혈통에 널리 퍼져 있다면, 당사자 역시 그 문제를 갖고 있거나 또는 적어도 가족의 식사와 식음 패턴 때문에 취약

하다. 그럴 경우, 자동적으로 약해진 부분을 고쳐 나가면서 문제를 일으키고 학습된 식습관을 깨뜨리고 특정 취약 부분을 지원했다. 그리고 취약한 집안 내력 부분을 지원하기 위해 특수한 약초처방도 만들었다.

5. **해독과 융해** : 예전에는 잘 소화되던 음식이 왜 지금은 그렇지 않은지, 같은 종류의 음식을 조금밖에 먹지 않았는데도 왜 지금은 더 살이 찌는지 궁금하게 여긴 적이 있는가? 이는 몸과 장기들이 예전과 같은 기능을 하지 못하기 때문이다. 다시 말해 몸과 장기들이 지치고 과로해 막혀 있기 때문이다. 따라서 오래된 독소와 무기물, 트랜스지방산, 중금속, 소화되지 않은 음식 등으로 인해 우리 몸의 각 기관에 쌓여 있는 응고된 점액들을 부드럽게 만들어 제거해야 한다. 응고가 되면 몸속의 장기들이 경화되어 적절한 대사가 이루어지지 않기 때문에 세포 안으로 흡수되지 않는다. 오랫동안 응고된 물질들은 결국 몸속의 장기들을 막아 특히 장 계통, 간, 쓸개, 신장, 부신, 췌장, 뇌를 억제하고, 몸의 조직층에까지도 영향을 미친다. 이런 부작용은 끊임없이 자극을 일으켜 마침내는 염증을 유발하고, 이 염증은 질병이나 좋지 않은 건강의 출발점이 된다. 나아가 몸의 체계들이 본연의 임무를 망각하는 수준에까지 이르게 된다.

서서히 한 번에 한 장기씩 해독하되, 각 장기를 일정 간격으로 반복적으로 해독해, 장기간 갇혀 막힘의 원인이 된 노폐물을 청소해야 한다.

이러한 해독과 융해에 대해서는 '몸의 찌꺼기를 제거하자'에서 다룰 것이다.

6. 다음과 같은 용도로 약초처방을 섭취
   - 해독
   - 융해(融解)
   - 유지
   - 취약 부분의 지탱과 재건
   - 광범위한 영양소 공급

명심할 것은, 내가 환자들을 치료하지 않았다는 사실이다. 즉 환자들 스스로가 선택하고 치료해 균형을 되찾았다는 것이다. 여러분도 스스로 치료할 수 있다. 여러분의 균형은 여러분 자신이 선택하는 것이다.

거듭 강조하거니와, 이 프로그램을 도중에서 중단한다고 해도 걱정하지 말기 바란다. 멈추었던 곳에서 다시 시작하면 된다. 주의할 점은 모든 사람들의 입장이 서로 다르기 때문에 자신을 누군가와 비교하지 않아야 한다는 것이다. 일정 기간 이 원칙들을 적용한다면, 제2의 습관을 만들게 될 것이다.

몸의 균형을 잡아 최적의 건강을 되찾기 위해 따라야 할 필수 요소들을 검토하자.

균형을 찾기 위한 12가지 열쇠

1. 알맞은 형태의 구조화된 생리수(육각수) 또는 미네랄이 풍부한 생수로 하루 종일 수분을 섭취하라.
2. 적절한 식사 프로그램을 따르고, 잘못된 세대 간 및 사회적 식습관을 바꾸라.
3. 현재의 문제들을 인식하고 지원하라.
4. 유전으로 물려받은 취약한 부분을 바로잡아라.
5. 매일 아침 그리고 식사 전에 레몬수나 물을 마셔라.
6. 몸에 필요하지 않은 것은 먹지 않는다. 평생 매 식사마다 기준을 정해 바른 형태의 다양한 영양소를 섭취하고 몸이 필요한 것을 선택하라.
7. 식탁용 정제 소금을 버리고, 균형 잡힌 비정제 소금(천일염)을 섭취하라.
8. 천연의, 가공하지 않은, 자연에 가까운 형태로 먹되, 주로 생식하라.
9. 음식물은 유동체가 될 때까지 씹어서 삼켜라.
10. 음식을 조리하기 전이나 조리한 음식을 통해 효소를 섭취하라.
11. 식사 때는 물을 마시지 않되, 굳이 마셔야 한다면 따뜻한 물을 소량만 마셔라. 너무 뜨겁거나 차가운 음료는 소화를 억제한다.
12. 해독, 탈회(脫灰), 융해시켜라.

생활습관을 바꾸어 부지런히 건강을 회복하기로 결심했다면, 남은 일생 동안 이 12가지 열쇠를 매일 실천해보라. 마법처럼 하루아침에 고쳐지지는 않겠지만, 시도와 동시에 우리의 몸은 이미 치료될 준비를 갖춘 것이다. 시간을 내어 꾸준히 하다 보면, 곧 믿기지 않을 정도로 몸의 상태가 호전될 것이다. 이 12가지 열쇠는 여러분의 활기찬 건강을 되찾아줄 것이다. 내 많은 환자들도 몇 년간 계속 이 원칙들을 따른 결과, 심각한 질병들과의 전쟁에서 승리했다. 해독, 탈회, 융해를 포함한 모든 지침들을 따른다면, 염증 해소에 도움이 될 뿐만 아니라, 다시는 그러한 염증이 생기지 않도록 예방해줄 것이다.

건강은
건강할 때
지켜라

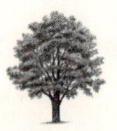

지금부터 소개되는 프로그램은 여러분 자신과 가족을 위한 보험증서로서 총체적인 예방 프로그램이다. 중요한 점은 그것을 그대로 실천하면 중병에 걸리지 않는다는 것이다. 반전시키기에 너무 늦을 때까지 기다리지 말기 바란다.

내 환자 가운데 한 사람은 운이 좋게도 식사 방식을 바꿈으로써 절망에서 벗어났다. 그 환자의 인생은 기로에 서 있었고, 더 이상 선택의 여지가 없었다. 그렇다 해도 식사 방식을 바꾸기란 쉽지 않다. 이처럼 먹고 마시는 방식을 바꾸지 않으면, 자신의 삶과 자녀들의 인생을 위험에 내맡기는 것과 다를 바 없다.

임상 시술을 하면서, '해로운 식품이 어떤 것인지를 알고 내다버릴 정도의 지식만 있었다면 살 수 있었을 텐데…….' 하고 후회하던 환자들의 모습이 뇌리에서 지워지지 않는다. 그저 책을 읽는 것도 좋은 시작이기는 하지만 충분하지는 않다. 행동을 취하고 항상 이것을 명심해야 한다.

'여러분 자신이 질병의 원인인 동시에 치료자다.'

변화를 위한 영감을 더 얻고자 한다면, 영원히 입속에서 되뇌어야 할 호위 클라인(Howie Klein)의 이야기를 기억하기 바란다. 호위는 운이 좋았기 때문에 적시에 나를 만났고, 또 내가 세워놓은 원칙을 잘 따라주었다. 여러분 자신과 사랑하는 사람들의 건강을 지키기 위해 이제 여러분이 이 프로그램을 따를 차례다.

호위 클라인, 전립선암을 고치다

리프라이즈 레코드사의 사장인 호위 클라인은 오랫동안 건강한 식단을 지켜왔다고 생각했기 때문에 전립선암 진단을 받자 깜짝 놀랐다. 10대부터 채식주의자로서 장수식을 연구한 호위는 이전에 암스테르담의 '올내추럴' 식당에서 주방장으로 일한 적이 있었다. 그는 설탕 과다 섭취를 인정했는데, 고국으로 돌아와서는 패스트푸드를 먹지 않았지만, 그의 식단에 익힌 생선과 닭고기를 다시 올리면서 건강 식단을 놓치게 되었다. 마침내 거대한 음반회사 사장이 된 호위는 24시간 스트레스에 짓눌리면서 자신이 섭취하는 음식에 별다른 관심을 갖지 않은 채 무의식적으로 식사를 하게 되었다.

호위의 홍채를 보면 그가 일생 동안 많은 약물을 복용했다는 사실을 단번에 알 수 있다. 1969년에 약물 복용을 중단한 것은 사실이지만, 이전의 과도한 유해 행위들로 볼 때 전립선암 진단은 그리 이상하지도 불가사의한 일도 아니었다.

호위는 차례대로 세심하게, 그리고 진지하게 따랐다. 호위는 이미 커피를 끊었고, 1960년대 후반부터는 탄산음료도 끊었다. 또 담배는 입에 댄 적도 없고, 맥주도 거의 마셔본 일이 없었다. 이런 장점을 가지고 있었기 때문에 설탕과 밀가루를 삼가라는 말을 지키는 것은 문제도 되지 않았다. 암 치료와 동시에 살도 빼고 싶었던 그는 자연에서 제공하지 않는 해로운 것들, 즉 피자, 밀가루, 설탕 그리고 몸에 나쁜 모든 것을 중단했다.

6개월 후, 호위는 18kg이 빠졌다. 친구들이 "와! 너 반쪽이 됐네."라고 말하곤 했다. 호위는 스릴을 느꼈다. 내가 그의 심신 양쪽 모두를 다룬 반면, 의사들은 오직 한 부분만 다루었다는 사실을 깨닫고는 감격하기까지 했다. 사실 체중 감량은 그의 건강 문제와는 별 관련이 없었지만,

그래도 전체 중의 일부분이다. 장 해독 결과 발바닥 가려움증이 사라지고(회복되기 전까지 나에게 말해주지 않았지만), 13년간 계속 생기던 비듬도 사라졌다.

그러나 가장 중요한 변화는 무엇보다도 호전되어가는 정도였다. 호위는 더 많은 운동을 하기 시작했다. 매일 20분씩 햇볕을 쬐었고, 어디든 걸어 다녔다. 물 섭취량을 늘리고, 항암 처방을 따랐으며, 지시한 대로 먹고 마셨기 때문에 호위의 몸은 곧 균형 상태를 되찾았다. 병은 건강한 신체에서는 존재할 수 없다. 호위는 암이 갑자기 사라지자 날아갈 듯이 기뻐했다. 대부분의 직장동료들이 심한 병을 앓을 때도, 그는 더 이상 감기나 독감에 걸리지 않았다.

호위의 내과 주치의는 나의 치유의 절차와 방법들에 매료된 반면, 비뇨기과 의사는 의료 절차를 어긴 나의 이야기를 호위로부터 듣고 매우 화를 냈다. 호위의 테스트 결과가 얼마나 깨끗하게 나왔든 그는 여전히 수술만을 유일한 치료법으로 생각했다.

호위는 말했다.

"아침 6시에 침대에서 일어나, 세상을 다 가진 것만 같은 상쾌한 기분일 때 저는 선생님 생각이 납니다."

그는 나의 자연식(食) 철학을 자신의 것으로 만들었고, 총체적 건강 유지 및 암 예방, 그리고 만병통치약으로서 내 제품들을 복용한다. 그가 버몬트의 전 주지사이자 의사인 하워드 딘(Howard Dean)을 아침식사에 초대해 나에 관한 얘기를 전해준 것에 나는 사의를 표했다.

호위는 이런 말도 했다.

"민주당 지지자인 하워드 딘은 대통령 선거 출마에 관심이 있었는데 진보주의 성향을 가진 사람 같았어요. 나는 내가 먹는 음식인 블루베리로 저민 파파야 반쪽, 간 아마씨, 푸성귀 녹즙을 대접했지요. 딘 주지사는 분명히 베이컨, 계란, 하얀 토스트, 잼, 카페인으로 배를 가득 채우기보다 가벼운 식사로 하루를 시작하는 것이 얼마나 좋은지 여전히 친구들에게 말해주고 있을 겁니다."

그들은 파국에 이른 미국의 건강 제도를 바로잡을 방법에 대해서도 의견을 나누었다고 한다. 열의를 갖고 있던 하워드 딘이 자리를 뜬 뒤에도 호위는 새로운 사람들을 친구로 삼아 자신의 치유담을 계속 이야기 하려고 했다.

이제는 여러분이 시작할 때다. 도전 내용은 무엇인가? 지속적으로 통증이 있는가? 장기간 괴롭히는 만성질병이 있는가? 지치고, 우울하고, 비만한가? 정말 더 기다릴 여유가 없는가? 우리는 반드시 나이를 먹고, 시간은 계속 흘러간다. 약간의 기회만 준다면 치료할 수 있는 데, 왜 그 증상들을 껴안은 채 고통 속에서 살아가는가?

다음에 이어지는 설명들이 여러분의 생명을 되살려 인생을 바꿔줄 것이다. 균형을 찾기 위한 실천 프로그램의 모든 원칙들을 적용한다면, 평생이 아닌, 단 12주 안에 여러분의 몸은 훨씬 나아질 것이다.

어떤 물을
언제
마실까

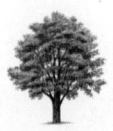

진정으로 건강을 되찾고 싶다면, 깨끗하고 균형 잡히고 구조화된 생리수(육각수)가 필수적이다. 다음에 소개하는 2주간의 수분 재섭취 프로그램은 이런 유형의 물을 마시면서 진행된다. 이 기간은 여러분이 남은 평생 동안 매일 실천하게 될 습관을 길들이기 위한 조정 기간이 될 것이다. 단순하게 생각하자.

하루에 마셔야 할 물의 양

체중의 50~75%를 리터 단위로 계산해 매일 마셔야 한다. 체중이 68kg이라면 2~3리터의 순수한 물을 매일 마셔야 한다. 다음은 수분 재섭취 과정을 시작하는 규칙들 가운데 일부이다.

1. 물을 좀처럼 마시지 않는 사람이라면, 천천히 섭취량을 늘릴 필요가 있다. 원래 마시던 양에서 1일 240㎖씩 추가하는 것으로 시작한다. 체내에 완벽한 수분을 공급하려면 더 많은 시간이 필요하겠지만, 세포들에게 갑자기 과다한 물을 공급하면 불균형을 초래한다.
2. 대략 식사 20~30분 전에 신체 및 위장의 소화를 준비하는 차원에서 물을 한 잔 가득 마시면, 효소 증가에 더할 나위 없이 좋다. 물은 위의 점액층에 수분을 재공급함으로써 자극을 유발하거나 위 조직을 쓰리게 하는 위산 분비를 억제하고, 위산의 역류도 막아준다. 소화와 관련 있는 췌장과 간 같은 장기들에 충분한 물을 공급해 장기들이 더 효과적으로 작용하도록 만든다. 소화 촉진을 위해 신선한 유기농 레몬을 4분의 1조각 짜서 물에 넣는다.
3. 식사 때는 되도록 물을 마시지 않는다. 물을 마시면 분비된 내부 효소뿐만 아니라, 복용한 효소 캡슐의 강도와 효과도 희석된다. 뜨겁고 차가운 모든 음료는 효소를 비활성화하기 때문에 정상적인 소화를 방해한다. 음식물을 유동체가 될 때까지 씹으면, 식사 동안 갈증이 해소될

것이다. 기억할 점은 치아는 씹기 위해 존재하며, 위에는 치아가 없다는 사실이다. 식사 때 반드시 물이 필요할 경우에는 2주의 조정 기간 동안 식사와 함께 110㎖의 상온의 물을 마시되, 적어도 식사 후 1시간 이내에는 물을 마시지 않는다.

4. 반드시 30분마다 물을 마시도록 한다. 두 시간을 참다가 한꺼번에 다 마시지 않는다. 즉 한 시간에 두 번을 마셔야 하는데, 물의 양은 체중을 기준으로 계산한다. 사람은 물을 연소시키는 기계라는 점을 명심한다. 운동을 심하게 했다면, 10~20분마다 마셔서 운동할 때 소모된 수분을 보충한다.

5. 기관의 수분 재섭취를 위해 깨끗하고 정화된 물을 마신다. 누군가가 수도꼭지에서 받은 물을 마시는 것을 생각하면 등골이 다 오싹해진다. 절대 금물이다! 다음의 몇몇 사례들을 읽어보기 바란다.

1993년 밀워키에서 40만 명이 오염된 수돗물로 인해 질병에 걸렸는데, 이 가운데 적어도 104명이 죽었다. 충격적인 사실은 당시 밀워키의 상수도 시스템이 모든 주와 연방국의 건강 기준과 일치했다는 점이다.

1992년 미국 환경보호국(EPA)에서 8,100개의 도시 상수도 시스템을 검사했는데, 그 가운데 10%에서 기준치를 넘어서는 납 수치가 검출되었다. 이 819개의 상수도를 통해 약 3,000만 명에게 기준치 이상의 납이 공급되었다.

이 놀라운 사실은 현재도 진행 중이다. 어떤 미국의 수돗물도 예외일 수 없다. 하지만 바쁜 일상을 핑계로 어느 누구도 여기에 관심을 갖지 않는다. 그러니 제대로 알고 있을 턱이 없다. 그러면 우리는 이제 무엇을 해야 하는가?

깨끗하고 평판 좋은 생수를 권한다. 로스앤젤레스에 있는 내 임상 진료소 환자들은 체내 수분 보유를 위해 생수에 천연 소금 소량(1 작은 스푼)과 유기농 레몬즙을 추가해 마시는데, 마시기 전에 잠깐 동안 물병을 세게 흔들어 섭취한다. 피지, 하와이, 또는 아이슬란드 상표가 붙은 물을 권할 수도 있으나, 생수는 스스로 알아서 결정하기 바란다. 주의할 점은 일상에서 수시로 마셔야 한다는 것이다. 이러한 상표의 생수들이 좀 더 자연적으로 구조화되어 수분 섭취가 더 잘 되는 것은 사실이다.

하지만 내 견해와 몇 해 동안의 철저한 연구를 통해 볼 때, 안전하고 구조화된 최상의 생리수는 일반 소매점에서는 구입할 수 없다. 이러한 물에 관심이 있다면 내 웹사이트를 방문하기 바란다.

레몬의 혜택

레몬은 체내 에너지 순환을 돕고 정화해 간의 작용을 활발하게 해주는 과일로, 소화기관을 돕는 가장 효과적인 음식 가운데 하나다. 아침에 일어나자마자 위에서 설명한 240㎖의 물(생수 또는 구조화된 물에 소량(1 작은 스푼)의 소금과 유기농 레몬즙을 짜 곁들인 물)을 마신다.

레몬은 간과 같은 형태의 에너지가 들어 있는 유일한 음식이다. 간과 레몬은 음이온(음전기를 띤 이온) 에너지를 가지고 있는 반면, 대부분의 음식들은 양이온(양전기를 띤 이온) 에너지를 갖는다. 음이온의 레몬은 이러한 방식으로 음이온의 간에 양분을 주어 지탱시키면서 간을 재충전한다.

화학적으로, 에너지를 만들어내는 힘은 두 개의 상충하는 힘들과 함께 작용한다.

양이온의 음식들이 몸 안으로 들어오면 상반되는 힘이 서로 충돌해 유익한 에너지 폭발을 일으키는데, 이것이 신체가 음식으로부터 에너지를 얻는 방법 가운데 하나다. 아침에 일어나자마자 레몬수를 마시면, 간을 성공적으로 작동시켜 기관들이 움직일 수 있는 기틀을 제공하기 때문에 간으로 하여금 소화 과정을 돕도록 준비시킬 수 있다. 또 레몬수는 간에 활력을 주어 간의 소화액을 상승시킨다. 전날 늦은 저녁식사를 한 경우 일어나자마자 레몬수를 마시면, 소화액이 핏속으로 들어가서 소화되지 않은 음식 입자들, 즉 쓰레기를 청소하도록 활력을 준다.

해독 작용을 촉진하기 위해 레몬이나 고춧가루를 소량(1 작은 스푼) 탄 물, 막 강판에 간 약간의 생강즙, 그리고 선택 사항인 B등급 유기농 은행 시럽 2㎖를 첨가한다.

레몬수는 하루를 시작하는데 아주 효과적인 해독 음료로 혈액 순환에 매우 좋다. 간단히 물에 레몬즙을 짜 넣기만 해도, 레몬즙 자체는 아주 강한 해독 작용을 한다. 레몬은 비타민C, 식물성 항독제 및 항염증제

성분이 있는 바이오 플라보노이드(비타민P)로 가득 차 있다.

　10대에 캐리 림스(Carey Reams)의 pH 이론을 공부하면서, 그가 레몬의 강력한 체내 생화학 효능과 pH 단계를 아주 좋아했다는 사실을 알게 되었다. 레몬은 포타슘(칼륨)이 풍부하고, 건강과 웰빙에 필수적인 다섯 가지 다량 미네랄 가운데 하나다. 레몬과 물을 식사 전 20~30분에 마시기를 권장한다.

조직에 수분을 재공급시킬 때 유의해야 할 신호들

1. 몸이 수분을 흡수할 때 종종 몸의 특정 부위가 부을 수 있다. 하지만 수분을 천천히 공급하면 사라질 것이다. 끈기 있게 꾸준히 섭취하면 효과가 있다는 사실을 확신할 수 있다.
2. 보험증서의 추가 사항으로, 물은 몸에 들어가자마자 무기물을 공급한다. 다양한 종류의 균형 잡힌 걸쭉한 액체 무기물을 찾기는 상당히 어렵다. 왜냐하면 건강식품점에서 구할 수 있는 오래된 싸구려 유동 무기물에는 이러한 요소들이 들어 있지 않기 때문이다. 나는 오랜 세월을 가장 좋은 공급원들을 찾는 데 보냈다. 따라서 여러분은 다시 시간을 허비할 필요가 없다. 내가 가장 좋아하는 이온 무기물들을 내 웹사이트에 담아놓았다.

3. 소변의 색깔을 살피자. 정상적인 색깔은 거의 무색이거나 연한 황색이어야 한다. 그러나 종합 비타민 보충제나 복합 비타민B를 섭취하면 밝은 황색으로 바뀐다. 정확한 소변 색깔을 판단하려면 종합 비타민과 복합 비타민B 섭취를 중단하는 것이 최선이다. 나는 아예 종합 비타민을 복용하지 않아야 한다고 생각한다.

4. 소변 색깔이 평소보다 진하면 몸에 충분한 수분이 흡수되지 않았다는 것을 의미한다. 하루는 착실히 물을 마셨겠지만 그 다음날은 너무 바빠서 물 마시는 것을 잊어버렸을 것이다. 그러나 몸은 우리가 얼마나 바쁜지 또는 마감시간에 쫓겨 일을 하는지 개의치 않는다. 우리 몸은 종일 지속적으로 물 보충을 필요로 한다. 그렇지 않으면 신체가 제대로 기능을 하지 못한다. 신체가 할 일을 못하면, 그 대가는 우리가 고통을 받는 것이다.

5. 잠이 오지 않으면, 물 한 잔을 들이켠다. 그리고 혀끝에 균형 잡힌 비정제 소금 한 줌을 얹어서 녹인다. 이때 혀가 입천장에 닿지 않도록 해야 한다. 소금에 자극성이 있기 때문이다. 이는 편두통에도 효험이 있는데, 이와 달리 냉수 한 잔을 마시는 것도 좋다. 냉수는 이 경우에만 권한다.

6. 체중 문제가 있다면, 식탐은 허기가 아닌 갈증의 신호일 수 있다. 몸은 아마 여러 신호들로 혼란스러울 것이다. 몇 해를 거듭하는 동안, 많은 환자들이 충분한 수분 섭취를 통해 식탐이 사라졌다고 보고했다.

7. 몸에 해로운 독소가 있다면, 다시 수분을 흡수하는 것은 꽤 어렵다.

그렇다고 낙담하지 말자. 이는 처음에만 국한된 것이다. 충분한 양의 물로 희석해 몇 해 동안 축적된 독과 찌꺼기를 씻어내기만 하면 몸은 극도로 좋아질 것이다.

천천히 몸에 수분을 공급하는 것은 완벽한 첫 번째 단계로, 해독 과정의 출발점이다. 수분을 재섭취하지 못하면, 최적의 건강을 얻지 못한다.

뱃맨겔리지 박사는 약으로 호전시킬 수 없는 수천 명의 환자들을 물만으로 치료했다. 나 또한 물과 관련된 많은 기적들을 보았으므로 다음 2주 동안은 이 과정에 전념한다.

많은 환자의 이야기들을 통해 입증된 바와 같이, 이 원칙을 잘 따르면 병에서 회복할 수 있지만, 따르지 않으면 몸을 망가뜨리게 된다. 결국 우리의 건강을 호전시키는 사람은 오로지 우리 자신이다.

물을 마시는 방법

1. 240㎖의 깨끗한 물과 유기농 레몬 4분의 1쪽으로 아침을 시작한다.
2. 체중의 50~75%를 계산해 리터 단위로 매일 마신다.
3. 늘 상온의 물을 마신다.
4. 식사 중에는 물을 마시지 않는다. 식사 1시간 후에 다시 깨끗한 물을 마신다.

5. 식사 20~30분 전 레몬과 함께 물을 한 잔 마신다. 레몬이 여의치 않다고 해도 어쨌든 물은 마신다. 식이 효소를 섭취하기에 가장 좋은 때이다.
6. 30분마다 물을 마시되, 물을 마시지 않는 시간을 1시간은 넘기지 않는다.
7. 이 절차들을 매일 준수하면 만사형통이다.

물은 산소에 이어 총체적 신체 건강과 웰빙에 가장 중요한 요소다. 음식은 먹지 않아도 얼마간은 버틸 수 있지만, 물 없이는 잠시도 살 수 없다. 『영양에 대한 견해(Nutrition in Perspective)』의 저자 퍼트리샤 크로이틀러(Patricia Kreutler)는 이렇게 말했다.

"사람은 물이 없는 상태에서는 3~4일 안에 죽을 것이다."

몸에 수분을 공급하지 않고는 반나절도 버틸 수 없다. 따라서 평생 동안 지켜야 할 물 마시는 습관을 새로이 정립해야 한다는 사실을 명심하라. 물 마시는 것을 잊어버렸다거나, 물맛이 없다거나, 너무 바쁘다는 핑계를 대서는 안 된다. 어떤 천연음료라도 순수한 물을 대신할 수는 없다. 신선한 과일주스를 마실 때도 순수한 물을 곁들여 마신다. 생과일주스를 마셨다고 해서 물 마시는 일을 중단해서는 안 된다.
혼란을 피하기 위해, 최상의 생수와 구조화된 생리수를 구별하기 바란다. 나는 줄곧 변화가 많은 생수 시장에 대한 연구에 여전히 많은 시간을 쏟고 있다. 몸에 맞는 물을 선택하는 데 도움을 줄 내 웹사이트를 방문해 보기 바란다.

무엇을 언제 먹을까

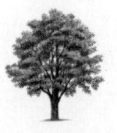

    신체에 수분을 공급함으로써 건강 회복의 첫걸음을 뗀 당신에게 축하를 보낸다. 이제는 2주간의 프로그램을 시작할 차례다.

    많은 사람들이 한결같이 아침에 늦게 일어나 샤워를 하고, 옷을 걸쳐 입고, 저온 살균 우유를 담은 그릇에 가공 시리얼과 설탕을 붓고, 토스트에 마가린과 잼을 발라 먹어 치운 후 손에 커피를 든 채 문을 나선다. 이것이 아마도 가장 신속하고 손쉬운 아침식사일 것이다.

    또는 가까운 스타벅스에 들러 달콤한 모카 그란데와 달짝지근한 스콘을 먹을 것이다. 이미 직장에 도착하기도 전에 몸이 엉망이 되는 이유는 급격한 카페인 공급으로 부신이 세차게 고동치고, 혈당이 정상치를 훨씬 초과하기 때문이다. 생화학적 균형을 저버리고 몸이 산성으로 변하기 시작하면 세포가 산소를 몰아내고 바이러스, 암, 박테리아가 증식할 수 있는 환경이 만들어진다.

커피는 이미 수분이 사라진 세포들을 더욱 건조시켜서 보유 에너지의 밑바닥까지 퍼내게 한다. 만일 여러분이 팝타르트(설탕을 첨가한 파이의 일종), 토스트, 베이글 클럽의 회원이라면, 여러분은 매일 아침 자신의 몸을 서서히 그리고 확실하게 망가뜨리고 있는 셈이다. 자신의 몸을 벼랑 끝으로 내몰고 있는 것이다. 죽은, 가공된, 생명이 없는, 영양이 결핍된, 이른바 건강 파괴 음식을 잔뜩 섭취하는 것은 하루를 불균형의 길에서 시작하는 것이다.

건강은 전적으로 균형에 달려 있다. 따라서 균형 잡힌 영양분을 제공하기 위해서는 식단에 광범위한 비타민, 다량 혹은 미량의 미네랄, 아미노산, 필수지방산, 포화지방, 단백질, 그리고 올바른 형태의 효소들을 포함시켜야 한다.

앞으로 2주간은 전적으로 아침식사 습관을 변화시키는 데 써보자. 당분간 점심과 저녁식사에 대한 걱정은 잊고, 먼저 좋은 아침식사 습관을 들인 뒤 다음 식사로 나아가기로 한다. 이제 균형 잡힌 식사에 관한 지침들을 읽어보기로 하자.

균형 잡힌 식사를 위한 지침

다음 항목들에 유의한다.

- 입에 넣는 모든 것에 주의한다.
- 식사 20~30분 전에 위장의 소화 준비 차원에서 레몬과 깨끗한 물을 마신다.
- pH의 균형을 되찾기 위해 생과일과 채소를 섭취한다.

익힌 음식을 섭취하는 식습관으로 인해 효소 보유량이 고갈되었음에도 불구하고, 우리는 어렸을 때부터 먹어온 음식에서 손을 뗄 수가 없다. 다량의 생식을 권장하는 이유는 날 음식에는 효소들이 고스란히 들어 있기 때문이다. 부분적으로 익힌 음식을 먹는 경우에는 식사 이전, 식사 도중 또는 식사 이후에 살아 있는 식이 효소를 섭취해야 한다. 나는 부분적으로 익힌 음식을 먹었을 때 항상 식사 전, 식사 도중, 식사 후에 식이 효소를 복용한다. 왜냐하면 효소 보유량과 면역체계를 보호해주고 노화의 진행을 막아주기 때문이다. 익힌 음식은 효소와 비타민이 파괴되어, 필수지방산과 포화지방산을 손상시켜 몸을 위험하게 만든다는 사실을 명심하기 바란다.

반대로 땅에서 나와 가공되지 않은 천연 그대로의 살아 있는 음식을 섭취하면, 소화에 필요한 에너지 이상을 음식으로부터 얻을 것이다.

- 야생동물처럼 자연에서 직접 난 것을 섭취한다. 야생동물은 음식의 형태를 바꾸지 않기 때문에 아주 건강하다. 이는 몸에 독소를 형성하는 모든 가공음식과 정크푸드는 먹어서는 안 된다는 뜻이다.
- 혈당을 급격하게 올리거나 떨어뜨리는 음식을 삼간다. 빵, 파스타, 토르티야 칩, 페이스트리 같은 정제한 모든 곡물제품을 피한다.
- 적절하게 음식을 섞어 먹으면 소화 과정이 확실히 원활해진다. 하지만 단백질, 곡류, 전분은 함께 먹지 않아야 한다. 이런 음식들은 각각 소화에 관여하는 효소들이 상반되는 소화 pH 매개물을 채택해 소화 속도를 느리게 하고, 발효하게 되기 때문이다. 이와 마찬가지로 고기, 감자, 샌드위치도 먹지 말아야 한다. 왜냐하면 단백질 식품과 빵을 같이 먹어서는 안 되기 때문이다. 과일은 식사 30분 전이나 식사 1~2시간 후에 먹어야 한다. 채소와 함께 발아 곡류를 섭취하라.
- 우리 모두 같은 음식을 계속 먹는 경향이 있다. 종류를 다양화하지 않으면 필요한 영양소를 얻을 수 없다. 토마토와 오이를 곁들인 아이스버그 상추 샐러드를 먹는다고 해서 원래의 채소 성분에서 우리 몸이 필요로 하는 모든 것을 얻는 것은 아니다. 여러분이 선택하는 다양한 음식에 쉽게 흡수되는 광범위한 비타민, 미네랄, 아미노산, 필수지방산, 포화 지방, 단백질, 변형되지 않은 살아 있는 효소들을 반드시 포함시키도록 해야 한다.

- 음식이 유동체가 될 때까지 씹어라. 그러면 필요한 에너지와 영양소가 우리 몸에 쉽게 공급된다. 그리고 식사와 함께 물을 마셔야 한다면, 양질의 균형 잡힌 상온의 물을 소량 섭취한다.
- 경화유를 피한다. 정제유는 사지도 요리하지도 말라. 적은 양의 물과 허브에 음식을 살짝 담갔다 꺼낸 후 정제하지 않은 기름을 넣는다. 꼭 필요한 경우에만 천연 야자유나 최상품에서 첫 번째로 저온 압착한 생올리브 오일을 사용해 살짝 구워주기만 하면 된다.
- 식탁용 정제 소금을 금한다. 균형 잡힌 고품질 비정제 바다소금, 또는 비정제 균형 미네랄과 허브 소금만이 무난하다.
- 주머니 사정이 허락하거나 현지 사정이 허락한다면 유기농 채소, 과일주스, 성장 촉진용 호르몬이 없는 육류를 구매한다. 여의치 않다면 가까운 슈퍼마켓에서 천연 세제를 구입해 제초제와 살충제를 씻어낸다.
- 식사 후 디저트를 삼가고, 특히 단백질 섭취 후 단것은 먹지 않는다.
- 전자레인지를 버린다. 나는 이것으로 인해 많은 사람들이 불편해할 것이라는 것을 알지만, 전자레인지로 조리한 음식은 다음과 같은 문제가 있다. 음식을 전자레인지에서 꺼낸 후에도 조리가 계속 진행되기 때문에 음식물이 높은 온도를 유지하게 되고, 이로 인해 음식의 영양소들이 파괴될 뿐 아니라 우리 몸 안에 세포 조직도 손상된다.

합성 비타민제를 버리고
천연 비타민제를 먹어라

대부분의 사람들은 아침식사로 비타민과 미네랄을 섭취하지만, 가까운 약국에서 파는 영양 보충제가 건강식품점에서 파는 것과 다르다는 사실을 이해하지 못할 것이다. 시중에는 세 종류의 비타민 보충제가 있다. 일부는 식품을 기반으로 한 것이지만, 다수의 비타민과 미네랄 보충제는 특정 식품에서 추출하거나 실험실에서 만들어진 것으로, 자연식품을 섭취할 때 얻는 혜택과는 상당한 거리가 있다. 식원(食源)에서 분리 추출한 비타민은 신체를 딜레마에 빠뜨리는데, 그 이유는 비타민과 미네랄은 단독이 아니라 한 팀으로 작용하기 때문이다.

신체는 합성 비타민 보충제를 외부 침입자로 간주하면서도 그 대처 방법에 대해서는 알지 못한다. 또 합성 보충제는 소화를 위해 과다한 에너지와 효소들을 사용하는데, 그럼에도 신체가 제거해야 할 또 다른 물질에 지나지 않는다. 그 밖의 것들은 실험실에서 만든 것으로, 제조업체들은 때때로 식원에서 특정한 비타민을 뽑아내기 위해 석유화학제품을 사용한다. 과연 괜찮다고 생각하는가? 여러분에게 이롭다고 생각한 보충제는 이미 지쳐 기진맥진한 조직들에 더욱 부담을 줄 뿐이다. 비타민 보충제를 218℃의 오븐에 30분간만 넣어 시험해보라. 화학약품 냄새가 나거나 알약이 무섭게 그을린 검은색 또는 갈색으로 변한다면, 추출한 물질은 몸에 공급할 만한 것이 전혀 못 된다.

약국에서 구입하는 싸구려 화학 비타민들은 죽은 화학물질들을 포함하고 있기 때문에 이로움보다 해가 많다. 조리한 복숭아 씨앗을 땅에 심어 놓고 나무가 자라기를 바라다가는 굶어죽기 십상이다.

내 생각에는 죽은 합성 비타민 보충제는 건강을 해치는 약들과 함께 쓰레기통에 버려야 한다. 의사가 처방해준 약들을 더 이상 먹지 말라고 주장하는 것이 아니다. 중요한 것은 사실을 제대로 알아 맹목적으로 따르는 멍청한 사람이 되지 말아 달라는 것이다. 살피고, 조사하고, 생각한 다음 자신의 몸을 돌볼 방법을 선택하라. 점수를 매겨 최상의 결정을 내린 다음, 긴장을 풀고 자신 있게 선택하라.

정크푸드를 당장 끊어라

식단을 바꾸고 정크푸드를 끊는 것이 그렇게 어려운 일은 아니다. 답은 간단하다. 정크푸드를 구입하지 않으면 된다.

찬장, 냉장고, 냉동고를 살펴 패키지, 박스, 캔에 담긴 유해한 것들을 몽땅 쓰레기봉투에 담아 내다버린다. 어렵게 번 돈으로 구입한 해로운 음식을 결코 아깝게 여기지 않는다. 왜냐하면 이것들은 사람을 서서히 죽이고, 아프거나 병에 걸렸을 때는 이보다 훨씬 많은 돈이 들어갈 것이기 때문이다. 모두 내버리고, 빈 찬장, 냉장고를 응시하면서 기다린다. 긴장을 풀고, 숨을 쉬고, 미소를 지어보라. 어느 정도 배가 고프면 새로 선택한 음식들이 정말 좋아 보일 것이다.

돌아가신 나의 아버지처럼, 요즘에는 두 명 중 한 명이 심장병으로 사망한다. 그리고 어머니가 그랬듯이 2.5명 중 한 사람이 암과 위험한 치료로 인해 죽어간다. 나는 부모님이 요절하신 원인이 바로 식습관 때문이라는 사실을 명확히 알고 있다. 여러분도 그렇게 되지 않으려면 아이들이 이런 음식들을 먹도록 내버려두지 않아야 한다. 자녀들은 부모로부터 건강한 유산을 기대할 수 있어야 한다. 정크푸드를 먹는 습관이 좋지 않음에도 불구하고 그대로 자녀들에게 물려주는 것은 비극이다. 여러분이 너무 완고한 나머지 트윈키(Twinkies; 미국의 대표적 불량 식품)와 페투치니 알프레도(파스타를 버터와 크림치즈로 버무린 이탈리아 요리)를 포기하지 않는다면, 그런 질병과 불행을 유산으로 남겨주게 될 것이다.

어느 면에서 우리 모두는 자신의 건강과 웰빙에 대해 책임을 져야 한다. 내 환자들은 찬장에 있던 모든 정크푸드를 내다버렸기 때문에 자신을 치료할 수 있었다. 그들은 교육을 받고 책임을 다했으며, 실천을 하고, 자신을 고치고 치유했다. 그러니 그냥 해보라. 당장 오늘부터 시작하라!

아침식사로는 무엇이 좋을까?

우리의 소화액이 가장 적절히 작동하는 시간은 오전 7~11시이다. 잠을 푹 잔 후에 제일 먼저 '허기를 채우는(break-fast)' 정도로 먹어야 하며, 위에 지나친 음식들을 급격히 퍼부어서는 안 된다. 잠에서 깬 즉시 레몬수를 마신다. 이후 뭔가 먹고 싶다면, 30분 후에 과일 한 조각을 먹는다.

항상 제철 과일을 섭취하되, 유기농인지 확인한 다음 일단 몸이 과일을 소화할 능력이 있는지 먼저 알아본다. 칸디다 알비칸스 진단을 받았다면 소화기 계통이나 간, 쓸개가 회복되어 장내 세균총이 균형을 찾을 때까지 대부분의 과일은 피해야 한다. 칸디다가 아니더라도 만약 과일을 먹은 후 가스가 차거나 팽만감을 느낀다면, 신체의 균형이 회복될 때까지는 다른 음식으로 하루를 시작한다.

다음의 과일 목록은 내가 추천하는 것으로, 항산화 작용이 뛰어나고 체내로 당분을 서서히 주입해주는 것들이다.

- **모든 종류의 딸기**
- **약산성 과일** : 사과, 포도, 복숭아, 배, 자두
- **열대 과일** : 어린(타이) 코코넛, 망고, 파파야, 파인애플
- **산성 과일** : 자몽, 오렌지
- **멜론** : 모든 종류의 멜론은 따로 섭취해야 한다.
- **단 과일** : 바나나와 단 과일은 가스를 만들어 내는 경향이 있기 때문에 가끔 먹어야 한다. 1주일에 한두 번 정도가 적당하다. 말린 과일을 그대로 먹는 것은 피하되, 말리기 전의 상태로 먹고 싶다면 설탕 수치를 낮추기 위해 하룻밤 동안 물에 재워 설탕 수치를 낮춘 다음 먹는다.

명심할 것은 가급적 다양하고 살아있는 비타민, 적당한 미네랄, 아미노산, 필수지방산, 포화지방산, 단백질, 효소를 섭취하기 위해서는 균형 잡힌 식사와 영양소가 가득한 식사가 중요하다는 사실이다. 그러나 우리 대부분은 아침에 이런 준비를 할 시간이 많지 않기 때문에 아침식사로 필요한 영양소를 만족시킬, 신속하면서도 곧바로 준비할 수 있는 해법을 고안했다.

평생 먹어온 음식들을 끊는 것이 얼마나 어려운지는 잘 알고 있다. 아픈 환자들에게 이제는 베이글과 커피를 먹지 못한다고 말하면, 그들은 금세 슬픈 표정을 짓는다. 망연자실한 채 "그럼 저는 이제 뭘 먹어요?"라고 되묻곤 한다.

그들의 심정을 모르는 것은 아니다. 나도 10대 때 바르게 먹는 방법을 스스로 습득했지만, 주방에 가득한 정크푸드인 시리얼을 쳐다보면서 "아침으로 뭘 먹지?" 하며 머뭇거린 적이 있다. 그 후 많은 실험을 통해 영양이 풍부한 아침 셰이크 만드는 방법을 체득했고, 만족감과 함께 힘이 솟구치는 것을 느꼈다.

환자들에게 제일 먼저 한 일은 똑같은 셰이크를 만드는 방법을 전수하는 일이었고, 그 다음에는 시판하는 것 가운데 가공하지 않은 음식을 통해 다양한 영양소들을 섭취할 방법을 찾아보도록 권했다.

■ 만들기

유기농 생식품 가루를 양질의 좋은 물에 넣거나 발아한 씨앗 또는 견과우유를 넣는다.

이 경우 가장 좋아하는 과일을 추가하는데, 내가 좋아하는 과일은 딸기, 블루베리, 검은 딸기, 망고, 코코넛 즙과 코코넛 육질(건강에 좋은 불포화지방산) 등으로 이루 말할 수 없이 많다.

셰이크에 아마(flax)와 보라지유 또는 참기름을 넣는다. 앞에서 말한 바와 같이 호르몬의 균형을 맞추고, 완만하면서도 안정적으로 지속적인 에너지를 만들어낼 수 있도록 코코넛 오일과 같은 건강한 포화지방산을 첨가한다. 생지방 분자에서는 저지방 분자인 단백질 분자나 탄수화물 분자에 비해 두 배 반 정도 많은 에너지를 추출할 수 있다고 확신한다. 아보카도를 넣어도 좋다.

한 번에 여러 종류를 넣는다면, 맛에 질리지 않고 아침마다 새로운 경험을 하게 될 것이다. 음식을 섞어 조화시키되, 제철에 맞는 먹을거리여야 한다는 사실을 항상 기억한다. 내가 셰이크에 바나나를 조금만 넣는 이유는 과당이 많기 때문이다. 그럼에도 바나나는 트립토판(필수 아미노산의 하나)을 많이 함유하고 있어서 지친 신경 조직을 진정시키고 아미노산을 안정시켜 준다.

윗부분이 뾰족한 태국산 어린 코코넛을 하얗고 두꺼운 깍지가 달린 껍데기째 먹어본 적이 있는가? 코코넛 즙은 정말 달고 맛있다. 과육 또한 부드럽고 맛있는데, 여기에는 가공하지 않은 건강한 포화지방산과 비타민D가 풍부하다. 코코넛 즙과 과육 두 가지를 셰이크 가루와 함께 넣으면 최고로 맛있게 섞일 것이다. 가장 인기있는 셰이크 요리법들을 수록해놓은 나의 웹사이트를 방문해보기 바란다. 가까운 건강식품점이나 식품점에서 태국산 어린 코코넛을 구해보자. 코코넛을 가를 때는 큰 칼을 사용한다. 처음에는 코코넛을 옆으로 눕히고 조심스럽게 코코넛 윗부분에 칼을 가까이 대고 자른다(뾰족한 부분). 안쪽에 있는 껍질을 가른 뒤에 재빠르게 코코넛 바닥을 아래쪽으로 돌려놓아 소중한 과즙이 흐르지 않도록 한다. 유리용기에 코코넛 즙을 붓고, 코코넛 과육을 큰 칼로 윗부분을 잘라내는 것으로 끝낸다. 숟가락 뒤쪽을 이용해 껍질에 붙어 있는 과육을 떼어내고, 남아 있는 조각들을 베어낸다. 과육은 셰이크나 다른 요리들에 넣으면 된다.

셰이크는 특히 하루를 시작할 때 매우 유익하다. 내 환자들과 가족, 친구들도 셰이크를 좋아하는데, 나는 이 조리 방식에 색다른 전체 식품 처방들을 추가해 세포의 영양분 섭취를 극대화시킨다.

■ 기본 타이 코코넛 셰이크

- 타이 코코넛 즙과 과육
- 유기농 블루베리 또는 딸기(생것과 얼린 것) 1컵
- 기호에 따라 라임 과즙 1/2 내지 1 큰 스푼
- 기호에 따라 용설란 시럽 1 작은 스푼(선택사항)
- 부드러워질 때까지 재료들을 갈아준다.

■ 열대 스무디

- 즙 낸 타이 코코넛 1개
- 바닐라 추출액 1/2 내지 1 작은 스푼
- 화분(벌이 어린 벌에게 먹이는 꽃가루) 1 작은 스푼(선택사항)
- 기호에 따라 용설란 시럽 1 작은 스푼(선택사항)
- 약간의 계피가루
- 단백질 추가와 걸쭉함을 위한 천연 발아 버터아몬드 2 작은 스푼(선택사항)
- 생 또는 얼린 망고, 파파야, 파인애플 1컵(하나만 선택)
- 얼린 바나나 반쪽 또는 1개
- 부드러워질 때까지 재료들을 갈아준다.

■ 초콜릿 셰이크

- 발아 견과 우유 2컵(248쪽의 조리법 참고)
- 얼린 바나나 1컵
- 용설란 시럽 1~2 큰 스푼
- 유기농 카카오 또는 유기농 코코아 가루 2~3 작은 스푼
- 부드럽고 크림 상태가 될 때까지 갈아준다.

■ 채소주스 딜라이트

- 과도한 곰팡이 증식으로 고통 받거나 혈당 문제로 고민하고 있다면, 이 상쾌한 채소 주스로 하루를 시작해보자. 여기 소개한 조리법에 다른 자연식품을 더해도 된다.

- 유기농 시금치 한 움큼
- 유기농 오이 1개
- 유기농 토마토 1개
- 유기농 셀러리 3줄기
- 이 유기농 채소들을 즙을 내어 같은 양의 정수한 물로 희석한다.

■ 시리얼 애호가용

어떤 사람은 시리얼이 없으면 아침식사를 할 수 없다. 아이들도 시리얼을 좋아하겠지만. 대부분의 시판 시리얼은 혈당을 급격히 치솟게 하는 정제 설탕이나 다른 감미료들을 포함하고 있다. 또 밀가루와 발아하지 않은 곡물, 첨가제, 인공 색소, 방부제, 합성 비타민 뿐만 아니라 신체의 불균형과 결핍을 유발하는 죽은 음식도 포함하고 있다. 신체는 시리얼을 외부 침입자로 간주해 백혈구 세포를 자극함으로써 불필요한 힘을 동원하는데, 이는 심각한 건강 문제를 일으키는 실마리가 될 수 있다. 현재 여러분의 몸은 망가져 가고 있다. 왜냐하면 전적으로 다양한 색상의 시리얼을 먹기 때문이다.

시판 시리얼에는 '완전한 자연식품'이라고 써 있는데, 만약 발아하지 않은 밀가루와 같이 간 자연식품이라면, 혈당치를 높여서 인슐린 수치에 해를 미쳐 면역계에 스트레스를 줄 것이다. 발아하지 않은 건강식품점의 곡물 시리얼에는 효소 억제제가 들어 있어서 환자의 소화기 계통을 혹사한다는 사실이 반복적으로 관찰되었다. 정제 밀가루와 감미료는 당을 너무 빠르게 투입시켜서 췌장, 간, 위, 장을 과로하게 만든다.

아침에 몸이 필요로 하는 영양소를 골라 다량의 영양식을 공급할 필요가 있다. 발아한 시리얼을 먹기로 작정했다면 몸에게 큰 호의를 베푸는 것이다. 자신이 부지런하다고 생각한다면, 건강식인 귀리 빵(granola) 또는 시리얼을 만들어 아래 견과 우유 조리법과 함께 만든다.

■ 올라 발아 견과 시리얼

- 2시간 이상 물에 담근 해바라기 씨 1/2컵
- 하룻밤 물에 담근 아몬드 2컵
- 하룻밤 물에 담근 호두 2컵
- 하루밤 물에 담근 피칸 3컵
- 바닐라 추출액 1 작은 스푼
- 간 계피 1 큰 스푼
- 기호에 따라 천일염 약간

재료들을 미리 분쇄기로 가볍게 갈아둔다. 아침에 견과류와 나머지 재료들에서 수분을 뺀다. 먹은 후 바로 냉장고에 넣으면, 이틀 정도 더 두고 먹을 수 있다. 견과 우유를 재료들 위에 붓는다. 기호에 따라 용설란 시럽을 넣고 좋아하는 과일을 몇 개 더 넣는다. 올라는 스페인 인사말이고, 내가 제일 좋아하는 것은 유기농 블루베리(생것이나 얼린 것)와 신선한 유기농 사과를 썬 것이다.

■ 시간 안 드는 견과 우유

- 정수한 상온의 물
- 천일염 약간

- 기호에 따라 용설란 시럽 1/2 내지 1 작은 스푼

- 바닐라 1/2 내지 1 큰 스푼

- 계핏가루 약간(선택사항)

- 육두구 약간(선택사항)

- 유기농 코코아 또는 카카오 가루 1 작은 스푼(선택사항)

- 정제하지 않은 발아 버터견과 1 작은 스푼

- 부드러워질 때까지 갈아 냉장 보관하거나 바로 먹는다.

■ **다른 견과 우유**

- 하룻밤 담근 피칸 1컵 또는 마카다미아넛

- 상온의 정수된 물 3컵

- 용설란 시럽 3 작은 스푼

- 바닐라 추출액 1 작은 스푼 내지 1 큰 스푼

- 버터코코넛 1 작은 스푼 또는 코코넛 오일 1 작은 스푼(선택사항)

- 피칸이나 마카다미아넛에서 수분을 뺀다. 부드러워질 때까지 갈아 냉장 보관한다.

도넛과 커피에서 더 건강한 아침식사로 옮아가는 데 도움이 되는 몇 가지 제안들이 있다. 이제 설탕과 커피로 신체의 인위적 자극을 중단해야 한다. 아침식사 메뉴를 빠르게 변경할수록, 몸은 더 빨리 치료될 것이다. 영양이란 자극을 주는 것이 아니라 자양분을 공급하고 균형을 주는 것임을 잊지 말자.

사람은 누구나 생식 셰이크로 하루를 시작해야 한다. 셰이크는 다양한 모든 영양소를 공급한다. 이 프로그램에서 가장 중요한 것은 균형과 동시에 최적의 건강을 되찾는 것이다.

단번에 모든 것을 포기하지 않으려는 사람들의 경우, 아침에 토스트 한 조각이 너무 먹고 싶을 때는 소화를 방해하는 효소 억제제가 들어 있지 않은 발아빵이 제일 좋다. 물론 발아빵이라도 밀가루로 만든 것이기 때문에 혈당에 영향을 줄 것이다. 따라서 당분의 배출 속도를 늦추려면 천연 버터, 천연 코코넛 기름 또는 천연 발아 버터견과를 바른다. 달콤한 빵을 먹고 싶다면 가공하지 않고, 데우지 않은 꿀 또는 용설란 시럽을 사용하되, 농축 과당이 과다한 잼이나 젤리는 피한다. 마가린이나 모든 종류의 버터 대용품은 금한다. 화학 성분은 사람의 몸을 위한 것이 아니기 때문이다. 인공 버터는 원래의 자리인 쓰레기통에 내다버린다. 발아빵이나 토스트는 과도기의 음식으로 단번에 습관을 바꾸려는 노력을 덜어줄 것이다.

하루에 커피를 한 잔 이상 마신다면, 물 섭취량을 늘림으로써 이를 보완할 수 있다. 아침에 계란을 먹는다면 유기농 유정란만을 먹되, 계란을 약간 요리하는 방식으로 천연 코코넛 오일이나 냉 압착으로 첫 번째 거른 올리브 오일을 사용한다. 채소를 추가해 식사 전이나 도중에 식이 효소들을 섭취하는 것이 가장 바람직하다.

직접 다양한 과일 모둠을 만들 수 있다. 몇 년간 개발한 훌륭한 조리법들이 있는 필자의 웹사이트를 방문하면 넋을 잃을지도 모른다!

다음은 내가 좋아하는 것들이다.

■ 과일 딜라이트

다음 재료들을 한 줌씩 넣는다.

- 유기농 블루베리나 딸기(생것이나 얼린 것)
- 깍둑썰기 한 유기농 사과 조각
- 유기농 망고
- 피칸이나 호두(하룻밤 불려 냉장 보관한 것)
- 천연 코코넛 오일 1 작은 스푼
- 간 계피 약간
- 천연 코코넛 오일 1 작은 스푼(위에 살짝만 뿌려준다)

다음 조리법들은 환자 및 친구들에게 전수한 것들이다.

■ 퀵스타트 아침식사

- 깍둑썰기 한 유기농 오렌지 1~2개
- 발아 호두 또는 좋아하는 다른 견과류 모음 한 줌(하룻밤 전에 불려 놓았다가 냉장 보관한 것)

재료들을 잘 섞어 맛있게 먹어보자.

■ 오트밀 익스프레스

- 조리시간을 단축하기 위해 하룻밤 전에 불려놓아 익힌 오트밀(나는 익히지 않은 오트밀

을 좋아한다)

- 피칸과 호두(불려놓았다가 냉장 보관한 것)
- 기호에 따라 용설란 시럽
- 타이 코코넛 과육 다진 것 1개
- 천연 버터 또는 천연 코코넛 오일 1 작은 스푼
- 천일염 약간
- 좋아하는 견과 우유(선택사항)

■ 해물 아침식사

연어나 넙치(양식이 아닌 자연산)를 소량의 정수한 물에 약간 데친다. 조리 후 냉압착으로 처음 걸러낸 냉압착식 엑스트라버진 올리브 오일을 위에 살짝 뿌린다. 마늘가루, 고춧가루, 천일염을 살짝 뿌려준다. 유기농 당근 1개와 유기농 비트 반 개를 갈아 압착으로 처음 걸러낸 고급 올리브 오일과 유기농 레몬 1/4 조각(즙을 내서)을 살짝 뿌려준다.

칸디다 알비칸스가 과도 증식하거나 극심한 혈당 문제가 있는 사람은 과일 대신 다른 식품을 선택한다. 다양한 종류의 브랜틀리 해물 아침식사를 맛볼 수 있다. 아니면 크래커에 아보카도, 토마토, 양파를 곁들여 자연 치즈를 바른다.

■ 아침식사를 위한 장보기

가급적이면 항상 유기농 고기, 과일, 채소를 사용한다. 아래의 과일, 견과류, 씨앗들을 섞어서 적절하게 선택해 창의적으로 만든다. 나의 제안들로 상상력을 발휘하면 만족스럽고 풍요롭게 식사를 할 수 있다.

- 과일 : 사과, 배, 어린 타이 코코넛, 딸기류, 체리, 두리안, 자몽, 키위, 망고, 오렌지, 파파야, 복숭아, 서양 배, 자두, 파인애플
- 견과류와 씨앗 : 아몬드와 천연 발아 버터아몬드, 아마 씨, 마카다미아넛, 피칸, 깨, 해바라기 씨, 호두
- 채소 : 세상의 모든 채소

식단을 단번에 바꾸려다 오히려 망치는 수가 있다. 2주간은 아침식사에만 집중하고, 변화를 서두르지 않는다. 자신을 위해 새로운 습관을 들이는 기간이기 때문에 시간이 걸린다. 자신감이 생기고 불편함이 사라지면 점심 식단으로 넘어간다.

점심식사로는 무엇이 좋을까?

오전 내내 일을 하고 나면 기분이 어떤지 알 것이다. 허기지고 시간도 없어 직장 동료들은 가장 가깝고, 기름기 넘치는, 가장 싼 패스트푸드점으로 서둘러 발길을 향한다. 아니면 제일 좋아하는 델리식품점으로 달려가 훈제 꿩고기와 발효 빵에 감자칩을 얹은 아메리칸 치즈 샌드위치에 탄산음료를 곁들여 먹느라 정신이 없을지도 모른다.

대부분의 사람들은 샌드위치가 없는 식사는 점심식사가 아니라고 생각한다. 내가 아는 많은 사람들은 평생 같은 샌드위치를 매일 먹는데도, 결코 질려하는 법이 없다. 여러분이 바로 그러한 게으른 사람이라면, 샌

드위치에 질리지 않는 대신 샌드위치가 여러분을 지치게 할 것이다. 사실 단백질, 저온 살균 유제품, 정제 탄수화물을 포함한 샌드위치야말로 가장 큰 적들 가운데 하나다.

설상가상으로 다수의 델리식품점 육류에는 위암의 원인 물질인 질산 성분의 함량이 높고, 소화기계 장기들은 설탕과 방부제가 들어 있는 조미료, 기름(경화유)에 튀겨 수소화된 소금을 뿌린 감자칩, 정제 설탕, 인공 화학 물질, 카페인이 가득한 탄산음료들과 싸워야 한다.

점심 메뉴를 바꾸는 것은 가장 짜증나는 일이지만, 낙담은 하지 말기 바란다. 이제 건강한 점심 메뉴에 대해 이야기해보자.

가급적 유기농 육류, 과일, 채소를 사용하라.

다음 한 주간에 걸쳐 점심식사 습관을 바꾸기 위한 방법으로, 당장 샌드위치를 포기할 수 없다면 대신 절충안을 시도해본다.

1. 현지 식당에서는 샌드위치용 발아빵을 구입하기가 쉽지 않기 때문에 직접 샌드위치를 만들어야 한다. 발아빵, 천연 치즈를 구입하고, 가까운 건강식품점에서 얇게 썬 꿩고기와 닭고기를 산다. 고기에 질산이나 아질산염이 포함되었는지 여부를 확인한다. 소금 없이 생수에 담은 참치 통조림은 과도기 식품으로 괜찮다. 가까운 건강식품점에서 조미료를 구입하되 카놀라유나 설탕이 첨가되지 않았다는 사실을 확인해야 한다.

2. 집에서 직접 부리토(고기·치즈 등을 토르티야로 싸서 구운 멕시코 요리)를 만

들고 싶다면, 발아 토르티야를 구입한 다음, 콩에 라드(돼지기름)가 없는지 확인한다. 살균 치즈는 피한다. 과카몰리(아보카도를 으깨 만든 멕시코 소스), 살사 소스, 실란트로(향신료의 일종)를 넣는다.
3. 채소나 현미같이 간단한 것들의 조리법은 아래 '곡물, 씨, 견과류의 발아법과 조리법'의 지침을 따른다.

■ 곡물, 씨, 견과류의 발아법과 조리법

- **곡물**: 기장, 현미, 오트밀, 키노아, 아마란스(비름나물과) 등의 곡물에 같은 양의 정화수, 정수, 생수 또는 증류수를 붓는다. 천연 유기농 사과 식초나 레몬즙을 큰 스푼으로 하나 넣는다(선택사항). 덮어서 상온에 하룻밤 정도 놔둔다(7~10시간). 물기를 빼고 곡물을 헹군 후 다시 같은 양의 깨끗한 물이 담긴 냄비에 담아 익힌다. 물에 불렸기 때문에 조리 시간이 더 짧아질 것이다.

- **씨와 견과류**: 그릇에 정수한 물, 씨와 견과류를 담는다. 균형 잡힌, 정제하지 않은 천일염을 넣어도 좋다(선택사항). 하룻밤 상온에 둔다. 아침에 물에 헹군 후 그대로 먹거나 견과류나 씨를 천 위에 깔고 자연 건조시킨다. 먹을 수 있는 양보다 더 많이 만들었다면 말린 후 냉장 보관한다.
  2~3일 안에 먹어야 한다. 다 먹기 전까지 하루에 두세 번 헹궈줄 수 있다. 모든 발아빵, 토르티야와 마찬가지로 닭고기, 꿩고기와 같은 얇게 썬 가공 육류들도 과도기 식품이다. 발아 곡물도 괜찮다.

■ **최적의 권장 점심식사**

매식사 20분 전마다 다양한 식이 효소를 섭취하고, 식사 도중에 한 번 더 섭취한다. 잊어버리고 있었다면, 식사 도중 아무 때나 섭취한다. 생선이나 고기를 먹은 경우에도 먹도록 하고, 여의치 않을 경우에는 발아 견과류나 발아 씨 또는 발아 콩류 등으로 대체한다(천연 치즈는 선택 사항). 이 권장 메뉴들에 자신의 창의력을 발휘한다.

- **브랜틀리 선장의 연어** : 연어를 살짝 굽고(가운데는 가급적 익지 않게 한다), 배추와 깍지콩을 살짝 삶는다(1~3분). 삶은 후 천연 버터를 넣거나 냉압착식 엑스트라버진 올리브 오일와 균형 잡힌 비정제 천일염을 넣는다. 많은 양의 샐러드 모둠과 같이 먹는다.

- **브랜틀리 넙치** : 넙치 또는 붉은 돔(red snapper)을 살짝 구운 뒤(가운데는 가급적 익지 않게 한다), 다 구워지면 천연 버터와 레몬즙, 샐러드와 깍둑 썬 토마토, 깍둑 썬 오이, 다진 파슬리와 바질, 유기농 그리스 올리브, 붉은 양파, 올리브 오일과 함께 얇게 썬 붉은 고추, 레몬, 또는 유기농 사과 식초를 곁들인다.

- **브랜틀리가 가장 좋아하는 것** : 횟감 연어를 생으로 얇게 썰어 채소와 양상추 샐러드, 올리브 오일, 레몬, 갖은 양념과 함께 곁들인다.

- **브랜틀리 촙과 견과류, 생채소 다진 것** : 다양한 색상의 채소들을 선택한다. 접시에 간 비트, 다진 토마토, 홍고추, 간 당근, 간 노란 호박, 다진 고수(coriander) 잎 또는 이탈리아 파슬리, 간 자색 양배추를 함께 배열

해 담는다. 이탈리안 드레싱은 올리브 오일, 레몬즙, 향신료, 보기 좋게 깍둑 썬 파슬리와 고수 잎을 넣어 만든다. 아보카도를 얇게 썬 뒤 선택에 따라 발아 깨, 해바라기 씨, 아몬드, 피칸, 호두를 넣어도 좋다 (또는 좋아하는 모든 종류의 발아 견과 및 씨).

- **브랜틀리 해물 샐러드** : 해초(또는 좋아하는 다른 해초)를 5~30분 정도 담근 후 헹궈준다. 해초, 녹색 양파, 오이를 얇게 썰어 참기름과 사과 식초와 버무린다. 양념을 넣고, 균형 잡힌 비정제 천일염과 발아 씨 또는 견과류를 넣은 다음 하룻밤 절여둔다. 찐 옥수수 또는 천연 버터와 정제하지 않은 천일염을 뿌린 참마(麻)와 같이 먹는다.
- **브랜틀리 롤업** : 후무스(이집트 콩), 아보카도, 토마토, 싹 채소를 양배추에 넣고 양념과 향신료를 곁들여(발아 견과류와 씨는 선택사항) 말아준다. 양상추 대신 한 장씩 쌀 수 있는 검은 해초로 대체할 수 있다.
- **브랜틀리 모험** : 당근 간 것, 비트, 옥수수와 간 야콘, 깍둑 썬 고수 잎, 올리브 오일, 레몬, 향신료, 정제하지 않은 소금이 필요하다. 단백질을 추가하려면 발아 크래커에 아보카도와 천연 버터 또는 천연 코코넛 오일을 곁들인다.

■ 적절한 생선과 고기

붉은 고기를 좋아하든 생선을 좋아하든 상관없이 가급적 덜 익히도록 한다.

올리브 오일이나 천연 코코넛 오일을 가볍게 발라 2~3분 동안 팬에 걸을 살짝 굽되 완전히 익히지 않도록 주의한다. 생선을 준비하는 가장 올바른 방법은 미리 허브를 깐 접시에 올려두는 것이다. 생선과 허브를 약간의 물이 든 팬에 넣어 살짝 데치되, 가운데 부분은 익지 않도록 한다. 데친 후 팬의 생선을 꺼내 위에 올리브 오일이나 천연 버터를 발라준다. 기름에 살짝 구워도 된다.

■ 점심식사를 위한 장보기

점심식사를 위해 다음 식품들이 잘 어우러지도록 한다. 장보기 전에 더 많은 정보가 필요하다면 추가 요리법들이 있는 필자의 웹사이트를 방문한다.

- **생선**: 비늘이 있는 모든 한류성 어류 즉 연어, 넙치, 붉은 돔, 바다농어, 참치 같은 양식하지 않은 자연에서 잡힌 것들이 좋다.
- **고기**: 풀을 먹고 자란, 호르몬을 투여하지 않은 쇠고기, 햄버거 스테이크용 다진 고기와 양고기 등이 좋다.
- **채소**: 셀러리, 깍지콩, 완두콩, 브로콜리, 오이, 아스파라거스, 아이스버그 양상추를 제외한 모든 양상추, 꽃양배추, 녹색과 적색의 배추, 토마토(모든 색깔의), 싹 양배추, 고구마, 마, 당근, 비트, 여름과 겨울 호박, 자주감자, 물엉겅퀴, 아보카도, 모든 종류의 싹 채소, 해초(검은 해초, 미역, 홍조류, 톳, 다시마), 고수 잎, 파슬리, 아르굴라, 시금치, 옥수수, 무, 야콘, 고추(적색, 황색, 귤색), 그 밖에 다른 많은 것들

- **유제품**: 천연 치즈, 우유, 가공하지 않은 크림, 천연 버터(저온 살균, 균질화하지 않은 것)

다음 한 주간은 서서히 그러나 확실히 점심식사 메뉴를 바꾸는 데 전념하되, 일생 동안 뿌리박힌 방식을 바꾼다는 것을 기억한다. 물론 훈련이 필요하겠지만, 그럴 만한 가치가 있으므로 건강과 인생을 위해 자신과 싸워야 한다. 정크푸드 때문에 이 모든 것을 포기하지는 말라. 여러분은 그럴 만한 힘을 스스로 갖추고 있지만, 약간의 시간이 필요하다. 1주일 안에 변화가 힘들다면, 기간을 좀 더 늘리면서 할 수 있는 데까지 하되 너무 무리하지는 않는다. 머지않아 이전의 음식 중독증이 가라앉고, 마음속에서 더 이상 초콜릿을 탐내지 않을 것이다. 그리고 물을 마실 것이다.

채소 샐러드나 시리얼이 먹고 싶어지기 시작하면, 이제 올바른 궤도로 들어선 것이다. 여러분만의 '건강 미스터리'를 푸는 과정에 있다는 사실을 명심하라. 흥분되지 않는가? 계속 진행하고, 이제 저녁 식탁에서 만나자.

저녁식사로는 무엇이 좋을까?

여러분은 현재 땅에서 나는 음식의 치유력을 이해하고 경험하고 있다. 아마 증상들은 사라지고 있을 것이며, 더 많은 에너지를 느낄 것이고, 밤에는 푹 잘 것이다. 아침과 점심의 일과가 자리 잡혔을 것이고 몸과 친구가 되었을 것이다.

점심에는 패스트푸드 점포에 가지 말고, 델리식품점과 샌드위치 가게에도 다가가지 않음으로써 성공적인 하루를 보냈을 것이다. 직장 가까이에서 건강한 음식들을 제공하는 작고 훌륭한 음식점을 찾을 수도 있다. 아니면 집에서 준비해서 직장에 가지고 갈 것을 생각해내야 한다. 이렇게 하다 보면 직장 동료들로부터 건강에 너무 집착하는 사람이라는 소리를 들을지도 모른다. 이 정도 되면 확실하게 옳은 방향으로 가고 있는 중이다. 곧 음식을 먹는 새로운 방법이 호흡처럼 자연스러워질 것이다.

다음 권장사항들은 건전한 저녁식사를 위한 선택을 도울 것이다. 식탁을 차리고 여러분의 몸이 균형을 위해 빨강, 초록, 노랑, 주황, 보라 등의 무지개 색깔 식품을 섭취하도록 하라.

다음 한 주간은 저녁식사의 자연스런 변화를 위해 보낸다. 이제 몸이 충분한 수분을 보유하고 아침과 점심식사에 변화를 가져왔다면, 여러분은 이미 식품이 아닌 식품의 대부분을 중단했다고 볼 수 있다. 이제 최적의 저녁식사를 위한 제안들이 큰 도움을 줄 것이다.

하루에 필요한 모든 영양소들, 즉 다양한 종류의 비타민, 다량 혹은 미량의 무기질, 효소, 포화지방산, 필수지방산, 아미노산 등을 섭취함으로써 몸은 다시 균형을 찾고, 모든 조직들에도 활력이 찾아올 것이다. 몸은 설계될 때부터 이미 자연교정 장치이자 자가치유 장치가 있다는 사실을 항상 기억하라.

이제 또 한 주가 지났으니 다음 주(또는 그 이상)에는 저녁식사 습관을 바꾸도록 한다. 관례적으로, 이는 더 가벼운 식사여야 한다. 일찍 먹고, 적어도 잠자리에 들기 3시간 전에는 식사를 마친다. 만약 밤늦게 먹어야 한다면 가급적 생것으로 먹는다. 저녁식사 선택은 소화가 쉽고 간단한 것으로 해야 하며, 긴장을 풀어야 한다. 취침이 여의치 않다면 삶은 채소와 함께 찐 감자와 천연 버터 또는 오일을 곁들여 먹는다.

■ 최적의 권장 저녁식사

가능하면 항상 유기농 고기, 과일, 채소를 사용한다.

- **브랜틀리 코코넛 이슬비** : 선택한 과일을 그릇에 담고, 천연 코코넛 오일이나 가공하지 않은 크림을 살짝 위에 뿌려준다. 발아 견과류나 씨는 선택사항이다.
- **브랜틀리 살짝 구운 생선** : 생선에 당근 간 것, 비트, 올리브 오일, 레몬을 곁들여 가볍게 굽는다. 당근, 비트, 레몬즙, 올리브 오일은 간과 쓸개를 해독하는 데 좋다.
- **브랜틀리 부드러운 붉은 껍질** : 상추, 토마토, 호박 간 것, 깍지콩 생것, 껍질째 얇게 썰어 살짝 찐 감자에 부드러운 아보카도 드레싱을 얹는다. 믹서에 아보카도, 물 약간, 레몬즙 약간, 양념, 균형 잡힌 비정제 천일염을 넣는다.

- **브랜틀리 비트 잎사귀** : 케일, 근대, 콜라드(collards; 케일의 변종), 비트 잎사귀를 살짝 데친다. 하나 또는 몇 개를 섞어 올리브 오일 또는 천연 버터와 레몬을 곁들인 양념을 사용한다.
- **브랜틀리 그대로 굽기** : 구운 감자를 천연 버터와 곁들이거나 올리브 오일에 과카몰리(아보카도가 든 샐러드)와 살사를 곁들인다.
- **브랜틀리 옥수수 연어** : 집에서 만든 양배추 샐러드, 통 옥수수와 함께 연어를 살짝 굽는다. 시중에서 파는 양배추 샐러드에는 보통 마요네즈와 설탕이 너무 많이 들어 있다. 적색과 녹색 양배추를 다지고, 붉은 양파를 얇게 썰어 기호에 따라 올리브 오일, 마늘, 양파 가루, 바다소금을 넣는다. 통 옥수수는 천연 버터와 고춧가루를 약간 곁들인다.

이 간단한 권장 메뉴들은 도약을 위한 발판이다. 가끔씩 정크푸드에 돈을 낭비할 수도 있다. 이처럼 부득이한 경우에는 음식을 즐기되, 자책하지 않는다. 1주일 동안 이 권장 메뉴들을 시도한 후, 직접 늘려간다. 외식이나 사교 모임에 참석하는 것이 곤혹스러워질 수도 있다. 모임에 참석했을 때 죽은 식품, 식품이 아닌 식품, 정크푸드가 담긴 접시들이 있는데, 배가 고프면 어떻게 해야 할까? 모든 상황에 잘 대처해 기분이 유쾌해지는 방법이 있다.

건강을 위한 간식

이제 아침, 점심, 저녁식사와 몸의 균형을 확립해, 잘 관리하기만 하면 된다는 사실을 아는 것만으로도 어느 정도 나름대로 만족하리라고 확신한다. 더 이상 끌려 다니지 않고 텔레비전 광고에 속지 않으며, 배운 것을 그대로 실천하기만 하면 그것이 바로 힘이라는 사실을 여러분은 알게 된 것이다.

바빠서 건강식 점심을 먹지 못하고 있는데 옆에 간식거리나 바삭바삭한 먹을 것이 있다면 어떻게 해야 할까? 지금은 직장에서 한창 바쁜 오후 3시, 너무 배고프고, 피곤하고, 스트레스까지 받은 상황이다. 커피포트 옆으로 가서 아침식사 때 남은 페이스트리를 갈망하는 눈길로 바라본다. 몇 걸음만 움직이면 즐거움들이 있을 것이다. 이럴 경우 명심해야 하는 것은 '나 자신이 질병의 원인인 동시에 치료자이다!'라는 금언이다. 자, 됐는가?

이는 우리 모두가 빠질 수 있는 함정이다. 초콜릿 바의 깜짝 세일을 거절할 수 없는 것은 어쩌면 당연한 일일 수도 있다. 그러니 이제부터 트레일 믹스(간식용 식품; 견과류와 씨를 섞은 것) 또는 발아 생식품 바를 미리 준비해 직장에 지니고 간다. 마트에는 탄수화물, 지방, 설탕이 적어 보이는, 이른바 단백질바로 불리는 것들이 많이 있지만, 그것들은 건전식품이 아니다. 실은 겉으로만 맛있고 건강하게 보이는 허울뿐인 캔디바에 지나지 않는다.

스낵바를 먹고 싶다면 그 바에 들어 있는 모든 것은 살아 있고 건강해야 하며 생것이어야 한다. 건강한 바들을 다소 구할 수는 있지만, 반드시 라벨을 확인하라. 바가 생것이라 해도 설탕이 너무 많이 들어 있을 수 있다. "그럼 크런치는?" 자신에게 묻는다. "토르티야 칩도 못 먹으면 어떻게 하지?" 그것이 싸긴 하다. "그럼 크런치를 대신할 훨씬 좋은 대안을 알려주세요!" 환자에게 내가 들은 가장 큰 불만 가운데 하나다.

지난 몇 년 동안, 무수한 회사들이 생것을 그대로 건조해 맛이 거의 설탕 같은 크래커와 칩들을 출시했다. 나는 균형 잡힌 영양소들로 구성된 살아 있는 스낵들을 권장한다. 맛이 좋은 발아 크래커가 먹고 싶다면 내 웹사이트를 방문해보기 바란다.

간식에 이어 또 다른 단것들이 먹고 싶다면, 몸에는 아마 필수지방과 단백질이 결핍되어 있을 것이다. 환자들이 캔디바를 너무 먹고 싶어 하는 경우, 천연 코코넛 오일 1/2 작은 스푼이나 천연 버터 1/2 작은 스푼을 권한다. 발아 크래커 위에 얹어 먹어도 좋다. 너무 맛있어서 단것을 탐하는 마음이 빨리 사라지는 데 놀랄 것이다.

■ 브랜틀리가 권장하는 기타 스낵

- 사과, 호두, 피칸 또는 아몬드
- 발아 트레일 믹스(견과류와 씨로 구성)
- 셀러리 줄기, 발화된 아몬드 또는 버터캐슈너트

- 얇게 썬 오이, 당근, 붉은 피망 조각
- 신선한 살사 소스와 발아 크래커

거듭 강조하지만, 균형과 몸이 전달하려는 내용을 파악하는 것이 무엇보다 중요하다.

식당에서는 이렇게 하라

건강식 카페가 아니면 사실 건강식을 먹기 힘들다고 생각하지만, 반드시 그렇지만도 않다. 식당에서 외식을 할 경우, 빵이 담긴 바구니를 치우는 것을 시작으로 그 다음 식사가 나오기를 기다린다. 이어 아침, 점심, 저녁식 사용 지침들을 생각해보라. 외출 전에 어떤 건강 스낵을 먹을지 생각해두었다면 최초로 나오는 것들에 손을 대지 않을 것이다. 집을 나서기도 전에 이미 허기가 느껴진다면, 잠시 시간을 내어 생식 셰이크를 만들도록 한다.

음식을 적절하게 섞는 것은 아주 중요한 기본 사항이다. 단백질과 탄수화물이 같은 식사에 있으면 안 되고, 과일은 따로 먹어야 한다. 고기와 감자 또는 고기와 쌀(현미라도)도 역시 마찬가지다. 단순하고 쉽게 생각하라. 샐러드는 항상 올리브 오일과 레몬을 곁들이고, 직접 천일염을 지참하고 다녀야 한다. 시판 드레싱에는 설탕과 방부제들이 가득하기 때문이다.

생선을 주문할 때는 살짝 그을려 가운데가 익지 않도록 하며, 식용유와 소금은 쓰지 말라고 부탁한다. 살짝 익힌 후 식탁에 나오면, 올리브 오일(냉압착)을 바른다. 붉은색 육류인 경우, 양면을 빠르게 살짝 굽되 기름을 사용하지 말라고 부탁하라. 단백질을 선택하는 경우에는 유기농이 아닐 수도 있기 때문에 샐러드나 감자와 삶은 채소를 대신 주문할 수 있는데, 이는 여러분의 선택사항이다.

디저트는 선택사항이 아니다. 명심할 것은 특히 동물성 단백질 식사 직후 설탕으로 덮인 디저트 섭취는 소화에서 자살 행위와 같다는 사실이다. 신체의 균형을 위한 음식을 많이 공급할수록, 식사 후 디저트 생각이 나지 않을 것이다. 식사 직후 멋진 과일들을 고를 수 있다면, 그 효소들을 섭취한다. 과일을 먹기 위해 아이스크림, 소스, 거품 크림을 주문하지 않는다. 그렇게 하면 어머니와 같은 자연의 정원은 전혀 가꿀 수가 없다.

디너파티에서 금하는 음식과 행동 지침

남의 집에 가서 식사를 할 경우 식탁에 앉아, 피자와 마리나라 소스를 곁들인 스파게티가 나왔다. 여러분은 어떻게 할 것인가? 빨리 마음을 정하고 샐러드를 먹도록 한다. 그런 자리에는 항상 샐러드가 차려지기 마련이다. 접시에 샐러드를 가득 올려놓고 맛있게 많은 양을 먹고 난 후, 이 샐러드가 지금까지 먹어본 것 가운데 최고라고 말한다. 샐러드만 먹으면 음식 맛을 보고 골라 먹었다는 느낌이 들지 않아 초대한 사람의 마음을 상하게 하지 않는다.

나는 다른 사람들의 기분을 편안하게 해주려고 식품이 아닌 식품을 먹음으로써 건강을 해치는 행위는 절대 거부한다. 접시에 담긴 파스타를 먹으라고 권할 때, 예를 들면 그냥 웃으면서 대화의 주제를 바꾼다. 중요한 것은 자신에게 신경이 쏠리지 않도록 식사 분위기를 따라가면 된다. 항상 당근과 셀러리 스틱이 있기 마련이다. 사실 내 친구들은 모하비 사막 한가운데서도 내가 건강한 먹을거리를 찾을 수 있을 거라고 말하는데, 친구들의 말에 전적으로 동의한다.

절친한 친구의 생일날 달고 쫄깃쫄깃한 초콜릿 케이크를 마주하고 어떻게 해야 할까? 꼭 비위를 맞추어 먹어야 한다는 법은 없다. 진심으로 친구의 행복한 생일을 축하해주면 그것으로 족한 것이다. 자신의 몸을 정제 설탕의 공격으로부터 지키는 것이야말로 이 책의 주요 내용이며, 참으로 현명한 처사다. 케이크가 먹음직한 것은 알지만, 체내 조직에 손상을 가한다면 어떤 것도 그럴 가치가 없는 것이다. 그동안 아주 힘겨운 싸움을 해왔다는 점 때문에라도 그러한 유혹과 압박에 굴복할 수는 없다.

균형을 위한 식사의 결과, 나는 이제 달고 쫄깃쫄깃하며, 초콜릿이나 치즈, 설탕으로 뒤덮인 디저트는 구역질이 난다. 그러나 예전으로 돌아가 실수로 초콜릿 생일 케이크를 먹었다고 해서 너무 자책하지는 말자. 누구나 한 번쯤은 반칙을 한다. 집에 돌아와 양질의 식이 효소와 약초 해독 제품을 꼭 섭취하도록 한다. 이것들이 해를 입은 여러분을 지켜줄 것이다.

잘 차려진 뷔페식당에 갔다면 빵, 파스타, 파스타 샐러드, 디저트, 칩,

치즈, 크래커, 그리고 경화 지방으로 조리해 달고 쫄깃쫄깃해 보이는 모든 음식들은 빨리 지나친다. 생선, 고기, 삶은 채소(가급적 소스를 뿌리지 않은), 생채소를 찾아라. 그리고 다른 음식이 먹고 싶지 않도록 접시를 그것들로 채운다. 달리 선택할 것이 없을 경우, 자신의 접시에 채소들을 가득 채운 다음 열심히 멋진 식사를 한다.

마지막으로 명심해야 할 사항이 있다. 음식들의 영양소에 의심의 여지가 있다면, 신선한 생식 셰이크를 기름과 곁들여 충분히 먹는다. 그러면 든든하게 배를 채우게 되어 저녁 내내 느긋하고 정중하게 채소를 즐길 수 있을 것이다.

간식, 외식, 파티 등이 금지식품을 먹기 위한 구실이 되어서는 안 된다는 것을 기억하고 또 기억하라. 신체는 누구를 축하하는지, 누가 케이크와 아이스크림을 권하는지 개의치 않는다. 여러분의 몸은 균형과 생동감을 유지하기 위해 자신의 일을 하느라 바쁘므로 힘들게 만들지 말기 바란다. 항상 상황을 의식하면서, "제기랄, 칩 한 줌만 먹을 걸."하고 말하지 말라. 오로지 지속적으로 자연식을 섭취하고, 항상 자신에게 이렇게 질문하라.

"오늘밤 내 행동이 몸에 해를 가할까, 아니면 치유를 할까?"

땅과 바다로부터 직접 나오는 음식들을 즐겨라. 바르게 먹고, 바르게 마셔라. 그러면 즐거워질 것이다.

이제 '기피 음식들'의 완벽한 목록을 보도록 하자. 여러분을 위해 쉽게 만들었기 때문에 버려야 할 것인지 또는 피해야 할 것인지 금방 알 수 있을 것이다. 이 목록은 나와 식음에 관한 생활양식을 공유한 수천 명의 환자들과 장기간에 걸쳐 고안해낸 것이다. 그들에 대한 연구를 바탕으로, 그들이 섭취해 건강 문제의 원인을 제공한 식품들을 밝혀냈다. 기꺼이 이 목록을 냉장고 또는 잘 보이는 사무실 책상에 붙여놓거나, 지갑 속에 지니고 다녀라. 생명을 구해줄 것이다.

최상의 건강을 위해 다음과 같은 '식품이 아닌 식품들'을 먹지 말자.

1. 파스타 또는 피자
2. 정제하거나 정백하지 않은 곡류 빵
3. 머핀, 스콘, 데니시 패스트리를 포함한 밀가루 식품, 베이글, 도넛, 팝 타르트, 시나몬 롤, 흰 토스트, 밀 토스트, 롤빵
4. 가공하거나 정제한 밀가루 크래커 또는 도리토스(Doritos), 골드피시(Goldfish), 트리스킷(Triscuits), 포테이토칩, 프리토레이(Frito-Lays), 솔틴(saltine), 휘트 틴스(Wheat Thins)를 포함한 모든 종류의 토르티야 칩
5. 쌀 과자
6. 시판 시리얼
7. 식탁용 소금(table salt)
8. 토르티야(밀 또는 옥수수)

9. 설탕 또는 아스파탐(누트라스위트), 스플랜다(수크랄로스)와 같은 인공 감미료

10. 저온 살균 우유, 치즈, 크림치즈, 사워크림, 코티지(cottage) 치즈를 포함한 모든 종류의 저온 살균 유제품

11. 핫도그 : 꿩, 돼지고기, 쇠고기, 훈제 쇠고기, 살라미 소시지, 페퍼로니, 콘비프(쇠고기 소금절이)를 포함한 질산, 아질산 처리된 음식점 고기, 훈제 고기는 위장 내벽에 좋지 않다.

12. 베이컨(캐나디언 베이컨도 포함)

13. 과일과 채소 통조림

14. 가공하거나 포장한 식품

15. 냉동식품과 가공 냉동식품

16. 설탕, 사탕, 아이스크림, 쿠키, 파이, 케이크, 컵케이크

17. 타코벨(Taco Bell), 아르비스(Arby's), 맥도날드, 칼스 주니어, 버거킹, 인앤아웃버거, 여러 피자 음식점들을 포함한 패스트푸드점, 중국 패스트푸드, 서브웨이, 케이에프씨(KFC), 파파이스, 그리고 다른 종류의 패스트푸드

18. 감자튀김, 양파 링, 프라이드치킨 또는 치킨 윙, 호박 튀김 스틱 등을 포함한 튀긴 음식

19. 가짜 버터 맛을 낸 팝콘

20. 설탕이 든 감미료, 소금 또는 방부제, 설탕이 잔뜩 든 케첩과 마요네즈 포함

21. 방부제, 첨가제, 수소화된 것이나 부분적으로 수소화된 기름(경화유). 모든 재료들을 알고 있다고 여길 때도 구입하기 전에 설명서를 읽어본다. 발음하기 힘들거나 모르는 것이 적혀 있다면 구입하지 않는다.
22. 카페인과 카페인이 든 차
23. 병 속에 들어 있거나 포장된 과일, 채소주스
24. 돼지기름, 쇼트닝, 가공 식물성 기름을 포함한 모든 종류의 마가린 또는 버터 대체제

목록을 읽어보았다면, 당황해서 이제는 무엇을 먹어야 할지 고민이 될 것이다. 하지만 좋은 식습관과 좋은 건강의 세계로 여러분을 인도해줄 것이므로 계속 읽는다면 나름대로 영감을 얻을 수 있을 것이다.

■ 과일과 채소의 나라

건강식품점의 농수산물 진열대로 둘러보라. 여기에 땅에서 나온 진짜 식품들이 있다. 멋지지 않은가? 점포의 이 진열대에는 통로마다 살아 있는 음식들이 있고, 좋아하는 어떤 것도 살 수 있다. 이 살아 있는 식품들을 골라잡아 카트에 쌓아 올린다.

항상 유기농 제품을 우선적으로 택해야 하지만, 농산물 시장이나 건강식품점이 멀리 있다면, 가까운 식품점에서 과일과 채소를 구입한 후 잘 씻으면 살충제를 제거할 수 있다.

정크푸드, 가공 및 포장식품, 그리고 어두운 곳에서 반짝이는 식품들

은 사람이 섭취할 것이 아니란 점을 항상 기억하라. 인생의 대부분을 주로 정크푸드만 먹고 살아 있는 음식은 거의 섭취하지 않았다면, 아파서 고통 받는 이유가 바로 떠오를 것이다.

정크푸드를 빼면 먹을거리가 전혀 없다고 누군가 말한다면, 그로 인해 굶주림에 지쳐 눈물 흘리는 사람들이 농수산물 시장으로 걸어 들어가 멋진 과일과 채소들을 구입하는 모습을 떠올린다. 식품점을 둘러보면, 농수산물과 육류가 보일 것이고, 장바구니는 항상 자연식품들로 가득하게 될 것이다.

농수산물 코너에서 좋아하는 것이 꽃상추와 맛있는 빨간 사과뿐이라면, 이제는 시야를 넓힐 때다. 인생의 방향을 돌려 건강하게 살고 싶다면, 방대한 과일 및 채소의 왕국과 친밀한 친구가 되어야 한다. 꽃상추와 랜치 드레싱(샤워 크림으로 만든 흰 샐러드 드레싱)으로는 건강해질 수 없다. 이는 여러분이 선택해서는 안 될 것들이다.

격주로 두세 종류의 새로운 과일들과 채소들을 식단에 첨가하면, 식구의 새 일원이 될 것이다. 이제는 창의적으로 새로운 과일과 채소들을 시도해본다. 입맛에 길들여질 때까지 뜸을 들이는 것은 인내와 실천이 필요하겠지만, 몸에 있는 독소가 씻겨나가기 시작하면 정크푸드를 먹고 싶은 마음이 사라지고, 살아 있는 식품의 선택을 기꺼이 즐기게 될 것이다.

■ 고기와 생선

고기와 생선을 먹는다면, 해당 진열대로 가보자. 양식이 아닌 직접 잡은 싱싱한 생선이나 유기농 또는 호르몬을 주입하지 않은 고기가 없다면, 그냥 걸어 나온다. 화학물질을 제거해주는 해독제가 있지만, 육류와 생선의 살에 들어 있는 것은 씻어낼 수 없다.

시장에서 싱싱한 유기농에 호르몬을 투여하지 않은 고기를 판다면 다양하게 살펴보라. 맛을 내기 위해 튀기거나 볶거나, 빵가루를 묻히거나 통구이를 하거나, 찜을 하거나 압력솥으로 요리해서는 안 된다. 유기농 육류나 생선은 되도록 덜 익히고, 가급적 항상 날것으로 먹는 방향으로 나가라. 약초와 함께 물에 살짝 데치거나 생유와 약초로 살짝 굽는다. 간단히 하라.

■ 생 냉압착유

가장 건강한 생유는 인터넷이나 건강식품점에서 판매한다. 슈퍼마켓은 최상의 건강을 뒷바라지하는 물건에 관한 한 시대에 뒤떨어져 있다. 전혀 조리를 하지 않거나, 극도로 싫어하거나, 또는 방법을 모른다면 생식을 위한 완벽한 자세가 갖추어진 것이며, 그것이 바로 우리가 먹고자 하는 방식이다.

■ 균형 잡힌 비정제 천일염

정제하지 않은 바다소금이야말로 건강 회복과 유지에 가장 중요한 요소다. 그러나 이런 소금을 찾는 것은 쉽지 않은 일이다. 선반에 많은 소금들이 있기는 하지만, 대부분은 건강을 위협하는 정제 소금이다. 어떤 것들은 '천일염'이라고 적혀 있지만 대개 정제한 불균형 소금이라는 사실에 주의한다. 균형 잡힌 소금을 섭취하면 정제염을 섭취할 때 생길 수 있는 갈증, 탈수 또는 손과 발의 부기 같은 부작용을 겪지 않는다.

 비정제 소금을 사용함으로써 정제 소금으로 겪는 부작용들을 전혀 겪지 않는다면 얼마나 좋은 일인가.

몸의
찌꺼기를
제거하자

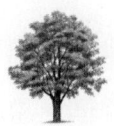

장 해독하기

새로운 식습관의 결과로 세포 조직과 기관, 혈액, 내분비선이 얼마나 축복받고 있는지 상상도 못할 것이다. 여러분이 알아채지 못할지 모르지만 이미 이삿짐센터에 전화를 걸고 쓰레기를 서서히 버릴 준비를 한다. 바야흐로 이삿짐센터로 하여금 오래 묵은 쓰레기를 끌어내도록 할 때가 왔다. 그런 다음에야 비로소 우리 몸이 최적의 건강 상태를 달성할 수 있다.

직시해야 할 것은 어느 누가 하수 오물의 냄새를 참을 수 있겠는가 하는 것이다. 우리 몸 안에서 썩고 있는 쓰레기가 악취를 풍기지 않는다고 어떻게 장담하겠는가. 쓰레기를 내다 버리면 집 안에서는 냄새가 나지 않을 것이고, 그렇게 하지 않으면 악취가 코를 찌를 것이다. 이것이 지금 여러분의 몸 안에서 일어나고 있는 것이다. 좋은 것을 먹었지만 오래되고 소화되지 않은 물질들이 여전히 거기에 달라붙어 있다. 파스타가 왜 벽에 달라붙어 있다고 생각하는가? 사람들은 문자 그대로 그들의 창자에 접착제로 붙여 놓고 있는 것이다.

장의 완전한 해독이 필요치 않다고 여전히 생각한다면 다음 내용에 귀를 기울이기 바란다. 막히거나 더러운 장기 계통은 신체의 모든 곳에서 여러 가지 문제를 일으킬 수 있다.

노먼 워커 박사는, 13살 때부터 심한 간질 발작으로 고생하는 20대 초반의 젊은 여성과 그 부모가 자신의 병원을 찾아온 놀라운 이야기를 들려준다. 그녀의 결장 X-레이(부모들은 이상하다고 생각했다) 사진을 검토한 결과, 박사는 결장의 팽창과 변형 때문이라고 진단한 뒤, 그녀에게 일련의 결장 해독이 필요하다고 말했다. 또 천연 주스를 마시면서 생식을 통한 식이요법을 하도록 권고했다. 그녀의 장 독성이 증상의 원인이라고 추정한 그는 아마도 기생충이 있을 것이라는 말도 전했다.

박사는 5~6주 동안 매주 6일씩 장 해독을 하고 자신이 권하는 식이 처방을 엄격히 지켜야 한다고 충고했다. 그녀는 마지못해 동의하기는 했으나 장이 간질 발작과 무슨 관련이 있는지 어리둥절해 했다. 간질은 뇌 및 전기 시스템과 관련 있는 문제가 아니던가. 그녀의 부모는 이런 처방이 불합리하다고 생각했으나 달리 방법이 없었으므로 동의하고 말았다.

3주가 지났음에도 매일 결장을 해독하는 동안 유리관에서는 비정상인 것이 아무것도 나타나지 않았다. 그녀는 낙담했고 부모들은 이런 우스꽝스런 치료로 돈을 낭비하는 것이 불쾌했지만, 워커 박사는 그들에게 이 치료 과정을 마치도록 설득했고 그들은 동의했다.

5주가 지나갈 무렵, 그녀는 갑자기 결장 해독 테이블에 바로 앉은 채 다량의 독성 찌꺼기들을 배설하기 시작했다. 그 후 그녀는 6주 동안 천연 주스, 생식, 장 해독요법을 받았다. 마침내 그녀의 간질 발작은 사라졌고 다시는 재발하지 않았다. 워커 박사의 치료 예에서 보듯, 문제가 장 안에 쌓인 독성물질과 관계가 없다고 생각한다면 큰 오산이다.

이제 수분도 섭취했고 식이요법도 비교적 철저하게 지킨다고 해서, 한 손에 콜라를 들고 다른 손에는 관장용 튜브를 든 채 장을 해독할 수는 없다는 사실을 명심하기 바란다.

첫 단계는 신선한 채소주스를 매일 아침저녁으로 마시는 것이다.

기상 즉시 유기농 레몬 4분의 1 조각으로 짠 주스와 240㎖의 따뜻한 물을 마신다. 변비나 대장염, 위염 또는 독성 장염 등 대부분의 장 문제 해결을 위해서는 우선 장을 해독하기 위해 당근과 시금치 혼합 주스를 마실 것을 권한다. 이러한 혼합 주스는 장에 활력을 주어 완벽한 장 해독을 위한 약간의 공간을 확보해줄 것이다.

갓 만든 240㎖의 주스(당근과 시금치 혼합 주스는 짠 후 즉시 마신다)으로 시작한 다음, 최소한 하루에 480~960㎖까지 마실 수 있도록 1주일 동안 매일 마시는 양을 늘린다. 신선한 주스는 물과 함께 마시지 않는다. 혈당 문제가 있을 경우, 이런 혼합 주스를 마신 후 피로를 느낀다면 천연 당분이 높은 당근주스의 양을 줄여야 한다.

몇 년 전까지만 해도 독성이 쌓인 장 해독 방법과 직면했을 때 장 해독제의 선택 범위는 매우 좁았다. 그러나 오늘날에는 광범위한 해독제들이 나와 있다. 여러분의 숙제이다.

우선 전신으로부터 노폐물과 독성을 제거할 수 있는 조제를 찾으라. 노폐물이 배출되기 시작한 뒤, 여러분의 굼뜬 장은 다음 주쯤에야 반응하기 시작할 것이다. 이 첫 단계가 매우 중요하다. 하루에 최소한 두 번 또는 그 이상 배변을 해야 한다. 몸이 조절되도록 시간을 주어야 하며, 여러 해 동안 혈액에 쌓인 독소를 서서히 제거하는 편이 훨씬 좋다.

매일 대변을 볼 때, 대장 및 소장 안벽에 달라붙은 단단하고 끈적끈적한 플라크를 부드럽게 해주는 약초처방을 추가할 수 있다. 이 처방은 여러 해 동안 축적된 노폐물을 제거하는 흡사 빗자루 같은 역할을 해서 배설되는 대변의 양을 상당히 늘려줄 것이다. 장이 독소나 찌꺼기(슬러지) 등으로 막혀 있을 경우, 매일 저녁 30분 동안 피마자유 팩을 복부에 붙이면 꼼짝 않던 노폐물도 분해할 수 있다. 첨가제나 방부제가 들어 있지 않은 양질의 피마자유를 사용하라(엔진 오일이 아닌 피마자 열매에서 짜낸 것으로

몇천 년 동안 효율적으로 사용되어 왔다). 그리고 복부를 덮을 만큼 큰 하얀 플란넬 천 조각에 피마자유를 흠뻑 적신다. 적신 플란넬을 복부에 대고 비닐 덮개나 헌 수건으로 덮어 싼다. 수건 위에 온열 패드를 얹고 30분간 조용히 눕거나 앉아 있는다. 그런 다음 플란넬을 제거하고 샤워를 한다. 피마자유가 잘 씻기지 않을 때는 베이킹 소다를 축축한 수건에 뿌린 후 천천히 문지르면서 씻어낸다.

장 계통을 더 깊숙이 해독하길 원한다면, 약초처방을 복용하면서 단식을 생각해본다. 최초 해독 기간에는 단식을 적절히 조절해 이틀이나 사흘 이내로 한다. 이 해독 기간의 단식은 신체를 자극해 독성을 훨씬 빨리 배출시킬 것이다. 두통, 통증, 또는 피로 증세가 있다면 해독이 진행 중이라는 의미다. 그러나 이런 증세가 지나치게 심하다면, 며칠 동안 중단했다가 증상이 가라앉았을 때 다시 시작한다. 해독 과정에서 증세가 계속 악화되면, 일과가 끝날 무렵 전신을 뜨거운 물에 담근다. 1컵의 황산마그네슘(하제)을 첨가해 20~30분간 몸을 담근다. 물이 식기 시작하면 뜨거운 물을 더 넣는다. 담근 후 샤워로 씻어낸다. 이렇게 하면 모공을 통해 독성분이 빠져나간다.

하루걸러 베이킹 소다로 목욕을 하면 산성화된 몸을 알칼리로 만드는 데 도움이 될 뿐만 아니라, 평온함과 상쾌한 기분도 느끼게 된다. 욕조에 견딜 만한 뜨거운 물을 채워 몸을 담근 후 240㎖ 정도의 베이킹 소다를 푼다. 20~30분간 몸을 담근 후 샤워로 씻어낸다. 바로 수건으로 몸을 감싼 후 최소한 20분 정도 편안히 누워 있으면 된다.

장 해독 때는 적당한 휴식이 매우 중요함을 기억하라. 밤 10시 이전에 잠자리에 들되, 이 시간만큼은 무리를 해선 안 된다. 여러분의 신체는 스스로를 위해 일할 기회가 필요하다. 집 안 청소를 위해 저장 에너지를 축낼 여유가 있는가? 여러분의 몸은 밤에 자연스럽게 해독 주기로 들어간다. 그러니 취침 최소한 3시간 전에 반드시 식사를 끝내라. 야근을 할 경우에도, 저녁을 일찍 먹을 수 있도록 식사를 지참해 자연스런 리듬을 유지하도록 한다.

이런 과정에는 인내가 필요하다. 어떤 사람들은 쉽사리 불필요한 독성분들을 제거할 수 있을 것이다. 하지만 어떤 사람들은 동일한 결과를 얻기 위해 반복적이면서도 장기간에 걸친 해독이 필요할 것이다. 결국 단식을 하고 해독을 하면, 창자 안쪽에서 일련의 가느다랗고 고무처럼 끈적거리며 단단하고 두꺼운 층이 배설되는 것을 볼 수 있다. 보통 색깔과 질감은 사람에 따라, 그리고 식습관과 현재의 건강 상태, 체질에 따라 다를 수 있다.

하루 금식을 하면, 1주일 후에 다시 해독을 한다. 예컨대 3일간 해독을 한다면, 3주간을 기다린 후에 해독을 한다. 7일간 금식한다면 해독을 반복하기까지 7주를 기다려야 한다.

필수적인 수개월 동안의 깊숙한 해독을 일단 마치면, 적어도 1년에 두세 번씩 평생에 걸쳐 해독을 반복할 필요가 있다. 집 청소와 외모를 단장하는 것처럼, 가장 중요한 것은 말끔한 청소와 청결하게 유지하는 것이다. 여러분의 신체도 감사할 것이다.

이제 해독 과정의 다음 단계인 간과 담낭 편으로 이동하자.

간과 쓸개 해독하기

간은 24시간 언제나 대기 상태에 있고, 여러분의 생존을 위해 여러 가지 어려운 임무를 수행한다. 간의 주된 일은 시종 피를 깨끗하게 하는 것이다. 간은 몸에서 독성이 될 수 있는 물질을 흡수하거나, 먹고 들이마신 모든 것들을 제거하고 중화한다. 즉 모든 의약품, 소화되지 않은 음식 입자, 바이러스, 박테리아, 곰팡이, 죽은 세포, 부스러기, 알코올, 합성 세제, 향수, 물감, 방부제, 첨가제 등의 물질들을 잡으려고 부단히 노력한다. 또 피부를 통해 흡수되는 모발 스프레이, 방향제, 크림, 비누 잔여물, 화장품, 인공 독성분, 살충제 같은 개인용 치장 및 치료 품목, 화학적으로 가공 조작된 모든 것들을 제거하고 중화한다.

아마도 여러분 가운데 기름진 음식을 먹기가 곤혹스럽다고 느낀 적이 있다면 간이나 특히 쓸개가 제대로 작동하지 않기 때문이다. 쓸개의 기능 가운데 하나는 중화된 독을 갖고 있는 간의 노폐물인 담즙을 저장하는 것이다. 담즙은 소화를 자극해 지방을 적절히 분해하고, 대장의 율동적인 물결인 연동 운동을 자극해 배변을 유도한다. 간과 쓸개는 적절한 소화와 건강에 필수적이다. 이들이 고장 나면 여러분도 고장 나고 만다. 내가 진찰한 모든 환자들이 간과 쓸개를 해독한 후 더 나아진 것을 느꼈는데, 내 생각에는 모든 사람들이 이것을 할 필요가 있다.

이 해독 과정에서는 지속적으로 간과 쓸개가 독소를 몰아내도록 해야 한다. 독소가 충분히 그리고 신속하게 빠져나가지 못하면 독소는 피 속에서 다시 순환해 림프 분비선에 과도한 부담을 주고, 다시 흘러들어 몸의 어딘가에 쌓이게 될 것이다. 해로운 것이다.

간과 쓸개를 효과적으로 해독할 강력한 약초처방을 찾아라. 간을 위해 여러 해 동안 단단히 굳은 독소들을 제거하고 부드럽게 할 약초처방이 필요하다. 이들 처방은 간에 영양분을 공급할 수 있는 약초를 포함한다. 쓸개를 위해서는 담석을 용해하고 서서히 부드럽게 할, 그리고 단단히 굳은 콜레스테롤 입자를 용액 속에 용해시켜 쉽사리 제거할 수 있는 약초처방이 필요하다.

담석으로 통증과 불편함을 느낀다면 다음을 복용하라.

- **천연 사과주스** : 240㎖의 유기농 천연 사과주스면 대체로 증세가 진정된다. 점포에서 판매하는 사과주스는 사용하지 말라. 동일한 효과를 볼 수 없다. 신선하게 압착한 사과주스만이 염증을 줄이는 데 도움이 된다. 그러나 혈당 문제가 있을 경우에는 순수한 물을 마시고 사과주스는 끊는다. 내가 그래니 스미스(Granny Smith) 사과를 권장하는 이유는 다른 사과에 비해 덜 달아 혈당에 민감한 환자들이 잘 견딜 수 있기 때문이다.

■ 1일 프로그램

　나는 사전 준비 없이 강력한 해독요법으로 충격을 주기보다는 서서히 간과 쓸개를 완화시키는 방식이 더 좋다고 생각한다. 담석증 진단을 받았다면 조심해서 진행한다. 해독요법을 하기 전에 적어도 5~7일 동안 간과 쓸개를 준비시킬 필요가 있다. 그 전에 해독을 한다면, 오직 3일 동안만 할 수 있다. 판단은 여러분의 몫이다. 다음 사항을 준비하라.

■ 매일 마시기

　아래 성분들을 믹서로 혼합해 갈고 나서, 강력한 해독을 하기 하루 전에 모두 마신다.

- 유기농 레몬주스 30㎖
- 유기농 라임주스 30㎖
- 유기농 오렌지주스 30㎖
- 순수한 물이나 증류수 480㎖
- 신선한 생강 1조각
- 마늘 1쪽(선택사항이지만 효과를 높일 것이다)

　필요한 경우, 레몬이나 라임, 오렌지주스 대신 천연 사과주스를 사용하라. 천연 사과주스는 천연과당이 많아 위에 팽만감을 줄 수 있으므로 몸에 맞는 적절한 것을 선택한다. 매일 마시는 음료수에 약초 담석 용해

제를 첨가하면 여러 해 동안 축적된 담석과 단단히 굳은 것들을 서서히 부드럽게 해준다. 이는 간 해독에도 유용하다.

■ **수분 섭취**

순수한 물을 체중의 50%까지 리터 단위로 계산해 마신다. 즉 체중이 80kg이라면 2.7리터의 순수한 물을 마셔야 한다.

■ **음식 섭취**

단순하게 먹어야 한다. 즉 아침에 신선한 과일, 오후와 저녁에 유기농 천연 채소샐러드를 먹되 조리한 음식을 피한다.

매일 저녁 6시에 간과 쓸개의 약초 해독제를 복용한다. 9시에 처음 짠 올리브 오일과 그레이프프루트 주스를 각각 30㎖씩 섞어 마신다.

이 절차를 매일 반복한다. 이 사전 절차로 간과 쓸개의 마지막 해독을 준비시켜, 막히고 굳은 기관 및 담석을 서서히 부드럽고 묽게 한다. 사전 준비 기간은 여러분에게 달렸지만, 해독하기 전 적어도 3일 전에는 해야 한다. 간과 쓸개의 모든 쓰레기 층을 벗겨내기 위한 시간을 줄 필요가 있다.

■ **간과 쓸개를 해독하는 날**

준비한 기간의 마지막 날인데도 여전히 무언가를 먹고 있다면, 아침 식사 이후 종일 단식하라. 마지막 해독요법 전에 2~3일 단식하는 것이 더 효과적인 경우도 있다.

담석 용해 약초처방과 함께 매일 마신다.

- **오후 6시** : 약초 해독제 복용
- **오후 9시** : 다음의 재료를 믹서로 갈아 신속하게 모두 마신다.

  새로 짠 올리브 오일 120~180㎖

  신선한 유기농 그레이프프루트 주스 180㎖

  유기농 레몬 1개로 짠 주스

이어 해독요법 음료를 빨리 마신 후, 간과 쓸개 부위(우측 위, 갈비뼈 아래)에 따뜻한 물병을 30분간 올려놓은 채 태아형(胎兒型) 자세로 눕는다.

■ **기대 효과**

해독용 음료를 마신 후에는 메스꺼움을 느낄 수도 있고, 어떤 이들은 토할 수도 있다. 이런 현상은 자주 일어나지는 않지만 간과 쓸개가 제 기능을 못하고 있는 증거다. 토할 경우에도 해독요법은 여전히 효과를 발휘한다.

인내심을 갖도록 한다. 왜냐하면 장이 열리려면 약간의 시간이 걸리기 때문이다. 해독하는 동안 배변은 대단히 느슨하고 부드럽다. 담석은 흡사 대변 속의 푸른 콩처럼 보이거나, 또는 단단히 굳은 노란색, 아니면 초록색이나 하얀 덩어리일 수도 있다. 그러나 아무것도 볼 수 없다고 해서 걱정할 필요는 없다. 독소와 담석은 이미 완전히 용해되어 제거되었기 때문이다. 간과 쓸개의 해독요법은 특히 처음 할 때 조심하라. 독소의 악취는 믿을 수 없을 만큼 지독하다. 이것은 여러 해 동안 막혀 있던 모든 것들이 쏟아져 나오기 때문이다.

해독 마지막 날에는 간, 쓸개, 대장 등이 오전 중반 아니면 최소한 늦게까지는 깨끗해질 것이다. 쓸개가 작동을 제대로 하지 못하고 있으면, 쓸개가 유연해지고 막힌 것이 배출될 때까지 몹시 불편한 증세를 느끼므로 인내심을 가져야 한다. 그 후 식욕이 다시 돌아올 것이다. 하루 중 남은 시간 동안 가볍게 먹고 신선한 레몬과 함께 순수한 물이나 증류수를 마신다. 휴식을 취하라. 밤에는 전신 약초 해독제를 복용해 독소가 이동하도록 한다.

해독이 끝나도 간과 쓸개는 계속 독소를 배출한다. 따라서 며칠 동안 피로를 느끼더라도 놀랄 필요는 없다. 해당 독소를 배출하려고 신체가 많은 에너지를 쓰기는 했지만, 시기적절한 에너지 배출이다. 제거된 담석을 보지 못하더라도 실망할 필요는 없다. 간과 쓸개는 시간이 갈수록 서서히 부드러워질 것이고, 담석도 곧 나오게 될 것이다. 애당초 담석이 없었다면 여러 해 동안의 독소들을 배출할 것이며, 간과 쓸개에 계속 불편함을 느낀다면 3주 내에 이들 해독을 반복할 수 있다. 최적의 건강을 위해 매년 해독을 적어도 두 번은 하라.

지금부터는 신장과 방광을 해독할 차례다.

신장과 방광 해독하기

신장병 또는 만성적 방광염에 걸리지 않거나 또는 신장 결석이 없다고 해서 신장 기능이 100% 발휘된다는 것을 의미하지는 않는다. 평생 정크 푸드를 먹었다면 여러분의 신장은 아마도 부분적으로 막혔거나 효율적으로 작용하지 않을 것이다.

우리는 불완전한 세상에서 살고 있다. 우리는 더러운 공기를 마시며, 더러운 음식을 먹고, 오염된 물을 마신다. 따라서 이 모두를 창자와 신장 또는 피부를 통해 배출해야 한다. 이들을 해독하지 않으면 몸은 균형을 잃어 고통 받게 되고, 한 기관이 영향을 받으면 다른 모든 기관들이 영향을 받게 되는데, 이는 모든 기관이 팀워크로 작용하기 때문이다. 장과 간과 쓸개를 청소한다 해도, 과로에 지친 신장을 잊는다면 목적을 이루지 못한다.

우리의 중요한 여과 장치인 신장에 주목하자.

- **수박**: 수박은 신장과 혈액 해독에 탁월한 효과가 있기 때문에 신장·방광을 해독하기 전에 몸을 준비시킬 수 있는 좋은 식품이다. 여름철에 수박을 먹으면 시원하고 상쾌하며 만족스러움을 느끼게 된다. 수박은 몸의 독소들을 빨리 배출시키는 데 유용하다.
- **수박으로 금식**: 이틀 또는 사흘 동안 오직 수박만 먹는다. 다른 음식과 주스는 먹지 않는다. 물을 마시는 것은 잊지 말자.

- **수박 금식 중단**: 다른 과일과 함께 서서히 수박을 끊고 채소샐러드를 먹는다. 며칠 기다린 후에는 견과류, 씨앗, 농축 음식을 먹는다.

■ 신장과 방광 해독 프로그램

다음의 해독 방식을 7일 동안 따라 한다.

포괄적이고 온화한 약초처방을 조합해가면서 신장과 방광을 해독할 필요가 있다. 우리의 신장과 방광은 아주 빈번하게 증세를 느끼지 못한 채 감염되거나 염증이 있거나 또는 독소 등으로 차 있다. 이를 해독하기 위해서는 완벽한 약초처방을 조합해야 한다. 거듭 강조하지만, 신장과 방광 결석을 효과적으로 용해할 수 있는 제품을 찾는 것이 아주 중요하다. 찾기가 쉽지는 않으나 해독의 목적을 달성하기 위해서는 대단히 중요하다.

- **음식 섭취**: 가공하지 않은 신선한 생과일과 채소를 먹는다. 조리한 음식, 특히 육류 단백질은 신장에 과도한 부담을 주기 때문에 금한다.
- **금식**: 강도 높은 해독을 위해 필수사항은 아니지만, 소화되거나 소화되지 않은 음식과 음료에서 독소 제거를 위한 과도한 작업으로부터 신장을 쉬게 할 것이다. 셀러리, 파슬리, 당근주스만 먹으면서 금식하되, 단지 소량만 먹도록 한다.

이들 해독을 위한 다양한 선택의 최적의 제품들을 보려면 내 웹사이트 (www.brantlecure.com)에 자세히 나와 있다.

태양, 정신, 운동, 휴식, 여가, 놀이 그리고 용서

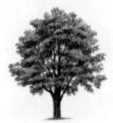

이제 신체가 균형(주요 성과)을 잡아가는 때이므로, 이제 일상생활에서도 서서히 균형을 잡아야 한다. 일상생활에서 균형을 잡기 위한 7가지 요소를 'SSERRFF', 즉 태양(Sun), 정신(Spirit), 운동(Exercise), 휴식(Rest), 여가(Relaxation), 놀이(Fun) 그리고 용서(Forgiveness)로 부른다.

태양

건강의 가장 중요한 요소 가운데 하나인 햇빛을 현대 의료업계에서 잘못 해석하고 있다. 피부에 쬐는 소량의 햇볕(1일 20~30분)은 비타민D_3 (cholecalciferol) 생성과 칼슘 및 기타 미네랄 흡수에 필수다. 태양의 UVB선은 피부 표면 내부와 외부 양쪽에서 콜레스테롤과 작용해 칼슘을 흡수·활용하는 데 도움을 주는 비타민D_3을 만들어낸다.

세포 영양분이 적절한 신진대사 주기를 통해 세포에 영양을 전달하는 문을 열게 하는 칼슘 이온은 비타민D_3에 의해 좌우된다. 오메가-3 필수지방산(생선유 또는 아마유)이 풍부한 균형 잡힌 식단 역시 비타민D_3을 제공한다. UVB선이 더 많은 선벨트(태양이 비치는 지대, 미국 버지니아주에서 캘리포니아주 남부에 이르는 온난지대를 말함.) 내지 산악지대에 살지 않는 경우에는 자연 비타민D_3을 함유한 대구 간유 섭취를 고려해볼 수 있다. 여름철이 지나서는 유기농 육류, 달걀, 생선에서 천연 비타민D_3을 섭취할 수 있다. 그러나 합성 비타민D_2로 보충하지는 말자.

땅과 바다에서 직접 먹이를 구하는 원시 문화권에서 피부암이나 흑색종(黑色腫) 문제가 거의 없다는 사실은 알고 있을 것이다. 지구상에서 100살 이상 장수하는 사람들은 거의 매일 온 몸을 햇빛에 드러낸다. 그러니 식사를 조심하고 되도록 햇빛을 즐기되 너무 오랜 시간을 보내지는 않는다.

정신

우리의 기분을 긍정적이고 활기차게 유지하는 것은 우리 각자에게 달려 있다. 자신과의 대화에 유의할 필요가 있는데, 이는 정통한 통계에 따르면 자신과의 대화가 우리의 경험을 결정하기 때문이다. 여러분은 자신과 타인에게 좋은 일들을 말하는가, 아니면 자신을 질책하고 타인들을 비판하는가? 이제 여러분은 제대로 먹고 마실 수 있으므로, 바야흐로 치유에 관한 자세에 변화를 줄 때다. 어떠한 증상이 자신을 괴롭히더라도 바꿀 수 있음을 깨닫는다. 명심할 것은 우리는 태초부터 고유의 치유 능력을 가지고 있고, 그러므로 건강은 우리가 가지는 신성한 권리라는 점이다.

우리가 자비심을 갖고 우리의 정신을 새롭게 하면 남들을 도울 수 있다. 자신에게서 관심을 떼어내 도움이 필요한 다른 사람들에게 쏟는다. 다른 사람에게 도움을 주는 행위는 신체적으로 본인 자신과 사랑하는 사람들에게 엔도르핀(웰빙 호르몬)을 분비하게 한다. 종교나 믿음과는 상관없이 자기 스스로와 타인을 위해 좋은 생각과 도움이 되는 일을 하려고 노력해보자.

운동

우리의 신체는 근육을 사용해 힘을 보강함으로써 매일 활동적이 되기 마련이다. 우리가 운동을 하면 순환을 촉진해 산소를 들여온다. 그러면 산소가 원활히 공급되는 몸에서는 살 수 없는 암, 바이러스, 박테리아, 곰팡이, 그리고 기타 잠재적 파괴자들을 없앨 수 있다. 따라서 운동은 매우 중요하다. 앞에서 말한 바와 같이 미니 트램펄린에서 시간을 보내면 세포에 갇힌 체액들이 씻겨 내리고, 독소가 제거되며, 세포 간 소통은 물론 각 세포들의 잠재적 전기성도 원활해진다.

저강도 운동은 관절에 가장 안전하고 스트레스가 없으므로 산책, 수영, 자전거 타기 가운데서 고른다. 그러나 칩을 먹으려고 주방 쪽으로 걸어간 다음 텔레비전을 보려고 소파로 돌아오는 것은 내가 말하는 운동이 아니다.

양서를 읽고 무언가 새로운 것을 배우는 정신 운동 역시 전체적인 건강에 매우 중요하다. 늘 산소를 갈구하고 있는 우리의 몸을 위해 아침에 잠에서 깬 후 30분 정도 집 주변을 거닐며 싱그러운 장미향을 느껴보자!

휴식과 여가

『성서』에 따르면, 하느님은 6일 동안 세상을 창조하시고, 7일째에는 휴식하셨다. 휴식이 하느님에게 좋은 것이라면, 우리에게도 좋다는 생각이 들지 않는가? 휴식과 적절한 수면이 건강 회복에 절대적이라는 것은 더 이상 강조할 필요가 없을 것이다. '일찍 잠자리에 들고 일찍 일어나는 사람은 건강하고 부유하며 현명해진다'는 속담이 있다. 이는 태양과 달의 주기를 따르듯이 신체의 자연스런 24시간 리듬과 조화를 이루라는 뜻이다.

우리는 해가 지면 자고 해가 뜨면 일어나며, 그 사이에 건강한 음식을 먹도록 되어 있다. 아무리 힘들더라도, 우리의 몸이 그렇게 만들어졌기 때문에 그러한 리듬을 깨면 면역 시스템이 어려움을 겪게 된다. 해가 지면 몸의 움직임을 줄이고 휴식을 취해 몸을 회복해야 한다. 저녁 늦게 식사를 하면 신체는 자체 에너지를 이용해 소화시키는데, 이는 휴식과 회복 주기에 신체를 혹사하는 꼴이다. 모든 에너지는 활기를 되찾는 데 사용해야 하며 소화시키는데 사용해서는 안 된다. 달빛은 호르몬 생산과 내분비선 통제에 중요한 뇌하수체에 영향을 미친다. 따라서 뇌하수체에 영양분이 결핍되면 모든 기관들이 장애를 일으키는 원인이 된다.

길들인 심야 올빼미들조차 이러한 원칙을 깨면 신체의 균형이 위협을 받는다. 중의학에 의하면 사람의 신진대사는 양질의 사고, 식사, 수면을 통해서 잘 이루어진다고 한다. 늦은 저녁의 약 복용, 파티, 불량한 식사들로 가득한 생활은 정상이 아니다.

이렇게 몸을 지치게 만드는 생활양식을 유지하면서 자신들의 신체가 신비로워지기를 기대하는 것은 대단한 억지다. 지칠 때까지 내분비선들을 무리하게 작동시켜 스트레스를 주면 코티솔(스트레스 호르몬) 수치가 높아져 신체를 산성화하고, 산소를 몰아내 결국 질병을 초래한다.

동물들도 피곤하면 잠을 잔다. 모든 생명체들은 휴식을 필요로 한다. 토양조차 휴식, 보충, 재생의 기회를 주지 않으면 미네랄 성분이 결핍되어 피로를 느낀다. 이러한 토양에서 자란 음식을 먹으면 끔찍한 영양 결핍에 시달리게 된다. 중증이 아닌 환자들에게조차 매주 하루씩 모든 보충제 및 약초처방으로 휴식을 취하도록 권장한다. 나는 나름대로 1주일에 한 번씩 24시간 동안 금식을 한다. 또 매일 저녁 잠자기 전에, 그리고 아침에 일어나 명상의 시간을 가짐으로써 내 영혼을 쉬게 하고 활력을 보충한다.

놀이

우리 대부분은 과도하게 일하는 반면 놀이는 거의 하지 않는다. 어린 시절 놀 때의 기분이 어떠했는가를 기억해보라. 가족이나 친구들과 자연스럽게 그리고 아무 생각 없이 놀던 그 시절이 그립지 않은가? 바야흐로 신발을 벗고 잔디를 맨발로 걷는 기분으로 스스로를 위한 놀이에 시간을 할애할 때이다. 우리 모두 놀이를 통해 자연스런 엔도르핀을 배출하면서 한껏 기분을 내야 한다. 그러면 신체, 정신, 영혼에 매우 유익하다.

용서

상황이 아무리 끔찍하더라도, 용서하지 않으면 결국 자신에게 해가 된다. 증오는 곪아서 암이나 심장병의 원인이 되기 때문이다. 건강은 결국 마음과 가슴속에 들어 있는 감정과 관련이 있다. 이상하게 들릴지 모르지만, 용서의 마음이 모자라면 체내에 산성화 상태를 유발해 세포에서 산소들이 빠져나가면서 신체의 에너지가 정체된다. 용서의 힘과 관련한 과학적 연구에 따르면, 용서는 단순한 픽션 개념 이상의 것으로 입증되었다. 그러므로 남을 용서할 수 없다면, 편지 등의 방법으로 자신의 마음을 적어 내려가면서 순환시키는 방법을 시도해보자.

우리 모두는 실수하며 그 어느 누구도 완벽하지 않다. 나는 절대 화난 채 또는 속상한 채 잠자리에 들지 말라고 가르쳐주신 아버지에게 감사한다. 소년기에 사랑하는 사람들에게 애정과 감사를 표시하는 포옹에 대한 가치를 터득했다.

아버지는 이렇게 말씀하셨다.

"걱정거리를 가지고 잠자리에 들지 마라. 하느님과 더불어 마음을 비우거라. 불을 끄기 전에 잘못을 고백하면 갓난아기처럼 잘 수 있을 것이다."

아버지의 말씀이 옳았다. 최상의 음식, 음료 그리고 생각들로 우리 자신들을 배양하면 우리는 진정으로 질병, 고통, 부정적 상황으로부터 자유로워질 것이다.

비만
치료

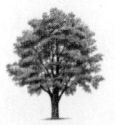

비만에 대한 해답은 올바른 식습관을 찾는 데 있는 것이 아니라 우리 몸의 균형을 찾는 데에 있다. 체중 감량을 시도하고 있는 대다수 사람들은 생각할 수 있는 모든 방법을 동원해보았을 것이다. 하지만 체중을 줄인 경우에조차 신체적 정서적 식탐이 매우 강해서 장기간 체중 감량을 유지하기란 거의 불가능하다. 우리는 허기지거나 살기 위해서, 또는 고통스러운 감정을 참기 위해 음식으로 배를 채운다.

우리는 배고프지 않을 때조차 음식을 입속에 넣으면 어떤 느낌이 드는지, 또 뱃속이 이미 꽉 차 있다는 느낌을 받기 전에 많은 양의 음식을 섭취하면 어떤 감정이 드는지 이미 알고 있다. 우리가 실질적으로 유행하는 다이어트를 통해 체중 관리를 할 수 있다고 하더라도, 궁극적으로는 영양 결핍이 될 수 있고, 이전에 지방 조직 내에 축적되었던 독소가 자기도 모르는 사이에 체내 시스템으로 유입될 수도 있다. 내부의 독소 수치가 상승하면 식탐이 강해지고, 음식 아닌 음식을 다시 섭취하게 됨으로써 결국 요요 현상을 피할 수 없게 된다. 이처럼 금지된 식품을 일단 다시 섭취하게 되면, 우리의 몸무게는 더욱 늘어나게 되고, 결국엔 마음이 혼란스러워지고 자기 합리화와 자기혐오 속으로 더 깊숙이 빠져들게 되는 것이다.

여러분이 비만과의 전쟁에서 패한 이유는 가장 기본적인 원칙에 귀를 기울이지 않았기 때문이다. 만사는 균형에 좌우된다. 신체가 과도한 지방 조직 내에 과도한 독소 및 유해물질을 지니고 있다면, 신체는 자유롭게 자체의 임무를 수행할 수 없다. 식단을 변경해 정크푸드 섭취를 중단할 때, 신체는 과도한 설탕을 지방으로 바꾸기 위해 에너지를 소비하기 시작한다. 음식 아닌 음식들을 과잉 섭취하지 않는다면, 신체는 기존에 축적된 과다 지방을 연소시킬 수 있다.

뒤뚱거리는 걸음걸이를 극복하려면, 장의 독소 제거를 시작으로 과다한 쓰레기가 체내에 쌓이지 않도록 예방해야 한다. 간과 쓸개의 독소를 제거함으로써 딱딱해진 콜레스테롤 분자를 제거하고, 간과 쓸개가 자유롭게 과도한 지방을 에너지로 분해해 활용할 수 있게 하는 것이 중요하다. 쓸개의 담석이 제거되면 담즙산염(bile salts)을 더 효과적으로 방출함으로써 음식에 포함된 순수 지방을 지방이 아닌 에너지로 전환시킬 것이다. 올바른 식사를 할 경우 순수 지방은 더 이상 우리의 적이 아니라는 것은 희소식이다.

분명한 것은 충분한 운동이 필요하다는 점이다. 과체중이라면, 1주일에 5일은 30분씩 심장을 강화해주는 운동인 달리기를 하면서 천천히 신체를 단련하도록 하라. 이는 신진대사를 통해 과도한 지방 연소를 도울 것이다. 환자들은 치료를 받지 않는 기간임에도 불구하고 나를 찾아와 영양식과 알맞은 해독을 시작하는 것만으로도 체중이 내려갔다.

과체중은 환자들의 심한 질병에 비하면 사소한 문제였는데, 내 방침을 따르면서 균형과 회복을 되찾아 당뇨, 심장병, 암 등과 관련된 위험은 물론 원치 않던 체중까지 빠지게 되었다.

모든 것이 균형의 문제라는 사실을 망각하지 말라. 허기를 참거나, 물만 마시고 금식을 하거나, 또는 살을 빼려고 사란 랩(Saran Wrap; 다우케미컬사 제품)을 휘감고 8km의 조깅을 하라는 것이 아니다. 누가 그것을 지속할 수 있겠는가? 사실 이들 모두가 불균형에서 비롯된 것이다. 체중에 연연하지 말라. 이미 일어난 일이다. 올바른 일들을 제대로 하면, 나머지는 몸이 알아서 스스로 균형을 찾을 것이며, 건강도 회복될 수 있을 것이다.

매들린 해먼드, 비만을 치료하다

비만과 관련한 예로는 잡지 〈버라이어티(Variety)〉의 공동 발행인인 매들린 해먼드(Maddeline Hammond)만큼 좋은 예는 찾아보기 힘들다.

그녀를 처음 만난 날은 1999년 4월 2일로, 그녀의 체중은 평균 체중보다 23kg이나 더 나가는 확실한 비만 상태였다. 당시 그녀는 우울증과 심한 알레르기를 겪고 있었다. 테스트 결과 면역 반응 저조, 기생충, 소화기 계통의 불균형, 효모와 요산 결정체, 비타민과 미네랄 결핍, 호르몬 불균형, 간 중독, 히스타민 반응, 칸디다균이 발견되었다. 그녀는 유산으로 세 아이를 잇달아 잃은 후, 신체적으로나 정서적으로 혼란한 상태였다. 하루에 한두 번씩 자신을 증오하고 심한 소외감을 느꼈다.

또 알레르기가 매우 심해져 항상 코를 풀어야 했다. 또 눈이 너무 가려운 데다 부어올라 보이지 않을 정도였고, 얼굴 역시 심하게 부어올랐다. 아래 내용은 그녀가 직접 쓴 것이다.

알레르기가 시작되자 얼굴은 심하게 텄고, 항상 휴지 뭉치와 작은 안면용 수건을 지니고 다녀야 했습니다. 그러나 브랜틀리 박사님의 프로그램을 통해 내 알레르기는 감쪽같이 사라졌어요. 그 후 몇 년 동안, 딱 두 번 알레르기가 있었습니다. 한 번은 다저 독(Dodger dog, 소시지 브랜드) 네 개를 먹은 후에 나타났는데, 프로그램을 따르지 않고 정크 푸드 같은 음식 아닌 음식을 섭취하게 되자 몸이 그 즉시 균형에서 벗어났음을 알려온 것이죠. 이런 식으로 프로그램을 벗어날 경우, 전 히스타민이 다시 생성되는 것을 어느 정도 느낄 수 있었습니다. 그 후 오랫동안, 제가 실수해서 빵을 먹으면 바로 알레르기가 생기더군요. 순간의 쾌락치고는 할 일이 아니었죠.

브랜틀리 선생님의 시스템이나 원리들이 복잡한 것이 아닙니다. 살아 있는 음식은 살아 있는 조직을 만들지만, 죽은 음식은 죽은 조직을 만든다는 사실을 박사님께서 설명해주셨습니다. 아울러 땅에서 난 음식을 먹되, 단지나 캔에 담긴 음식 또는 포장 음식은 먹지 말라고 하셨습니다. 채소주스는 필수이며, 식사 간격은 4시간을 넘기라는 말씀도 해주셨습니다.

식단에는 카페인, 설탕, 빵을 금지했고, 과일주스가 아닌 채소주스를 마셔야 했는데, 저는 그때까지 채소는 거의 먹지 않고 살았습니다. 처음에는 너무 힘들어 당근과 오렌지주스로 시작했지만, 너무 달더군요. 그래서 셀러리와 오이주스로 바꾸어 오늘날까지 계속 마시고 있고, 이제는 셀러리와 오이주스 없이는 살 수 없답니다. 사실, 아침에 기상하자마자 믹서로 간 신선한 음료만큼 좋은 것은 없습니다.

하루 종일 전적으로 물을 마실 필요가 있었고, 그래서 아침에는 레몬수를 마셨습니다. 물은 프로그램에서 매우 중요한 부분이었고, 이는 저의 배설 기능을 완전히 바꾸어 놓았습니다. 전 브랜틀리 선생님이 만드신 효소도 복용했고, 간·쓸개 해독은 물론 모든 종류의 해독을 했습니다. 제게 일어난 진정한 변화는 선생님이 일러주신 아주 간단한 방법들을 통해서였지만, 결코 쉽지만은 않았습니다. 전에는 음식이 내 생각과 기분을 좌우했기 때문에 머릿속에서는 언제나 잡음이 일었습니다. 음식은 보상이자, 형벌이며, 우리의 친구이기도 합니다. 제 몸은 저를 배신했고, 매우 화가 난 저는 항우울제에 의지했으며, 사진에서 내 모습을 모두 잘라내기까지 했습니다. 나이 먹는 것이 불안해 성형수술에 의지했던 저는 거울에 비친 자신의 모습을 혐오감 없이는 바라볼 수 없었습니다. 내면의 나 자신은 몸뚱이와는 별개였으며, 움직이기는 했지만 죽은 것이나 마찬가지라고 느꼈습니다. 무엇보다도 분명한 것은 내 몸이 나를 버렸다는 사실이었습니다.

'음식에 관한 잘못된 굴레를 깨버리면 모든 것에서 자유를 얻는다.'

저는 여전히 기억합니다. 얼마나 힘들었고, 얼마나 열심히 일했으며, 얼마나 슬펐는지를 말입니다. 한밤중 귀갓길에 운전을 하면서 햄버거 가게가 보이면, 바로 차를 가게 쪽에 세우고, 잠시나마 기분을 좋게 해줄 햄버거와 감자튀김을 먹었지만, 곧바로 두려운 기분이 드는 이유는 좋지 않은 음식을 먹었기 때문이었습니다. 패스트푸드에 중독이 되어 있었죠.

그러나 변화가 일어났습니다. 브랜틀리 선생님은 제가 먹는 음식에 대해 책임을 져야 한다고 말씀하셨고, 의심할 여지없이 변화를 확인할 수 있었습니다. 제 생활의 대부분이 음식 조절이어서 지겨웠지만, 식습관을 바꿈으로써 이러한 족쇄들을 단번에 확실하게 벗어버릴 각오를 했지요. 그리하여 마침내 1999년 4월 2일, 모든 정크푸드와 몸에 좋지 않은 음식을 단번에 끊었습니다. 저는 체중을 빼 날씬해지고, 건강하며 자유롭기를 원했습니다. 자신의 의지력으로 테니스 의상을 입고, 청바지에 셔츠를 집어넣고 싶었습니다. 그리고 수영장 파티에 초대되었을 때마다 당황하며 거절하지 않기를 바랐습니다.

프로그램을 시행하기 이전에는 제 자신이 늙고 뚱뚱하고 매력도 없을 뿐더러 건강에도 문제가 있다는 사실 때문에 체념하고 있었습니다. 하지만 이 프로그램을 시작하고 나서 저는 제 몸에 플러그를 다시 꽂았습니다. 이전의 부정적인 생각은 제게서 모두 가져가버리시라고 하느님께 기도했습니다. 어느 누구든 영적, 성적, 그리고 정서적 자신을 발견할 수 있습니다. 왜냐하면 슬픔, 후회, 절망에 얽매이면 아무 일도 제대로 할 수 없기 때문입니다. 잠자리에 들 때 몸을 위해서 가급적 건강한 상태로 만사를 추진하고 있다는 것을 생각하면 스스로가 대단하게 느껴졌습니다. 모든 것은 분명히 변하고 있었습니다.

처음으로 알아차린 변화는 배변이었습니다. 만성적인 답답함, 변비, 설사를 겪은 몇 년 후, 브랜틀리 선생님이 알려준 전신 해독을 시작했습니다. 청바지는 헐렁해지기 시작했고, 몸무게는 줄었으며, 스스로도 더 확고한 자신감을 가질 수 있었습니다. 배변을 통해 몸의 균형을 찾고자 하는 열망은 더욱 커졌습니다. 최상의 건강을 찾고 있다는 확신이 있었고 결국 그대로 이루어졌습니다.

체중이 줄어들자, 단지 몸무게가 아닌 건강에 관해서도 자각하게 되었습니다. 이 프로그램을 시작하고 석 달 후, 옷 가게에 들어가 생전 처음으로 작은 사이즈의 재킷을 구입했습니다. 인생에 박자를 맞춰가면서 언덕 산책을 즐기게 되었고, 아침엔 채소주스를 마시고, 항우울제가 아닌 하루 일과로 인해 피로를 느끼게 되어 저녁이면 바로 잠에 들었습니다. 뻐근하고 기진맥진하거나, 파김치가 된 느낌이 아닌 활기와 희망으로 잠을 깨는 느낌을 좋아하게 되었습니다.

이러한 부분적 변화는 브랜틀리 선생님이 제게 일러주신 운동에서 비롯된 것임을 알게 되었습니다. 매주 한 차례씩 테니스와 가벼운 걷기로 시작했지만, 한 달 후에는 가벼운 뛰기를 병행하면서 테니스를 계속했습니다. 두 달째에는 언덕을 오르고, 달리기를 시작했습니다. 달리기, 테니스, 필라테스를 병행하면서 갈수록 강도를 높였는데, 제 스스로 운동을 더 원했고, 결국 제 힘은 강해졌습니다. 브랜틀리 선생님은 또 굳은 혈장 단백질을 깨기 위해 미니 트램펄린에서 뛰라고 일러주셨습니다. 하지만 선생님의 주된 강조 사항은 매일 어떤 신체적인 운동을 해야만 한다는 것으로, 만일 아침에 운동을 한다면 나의 신진대사에 박차가 가해질 것이라고 약속했습니다.

신체의 가장 큰 성과는 다음과 같습니다. 1년 내에 체중은 84kg에서 65kg으로, 허리는 95cm에서 76cm로, 힙 사이즈는 119cm에서 99cm로, 옷 사이즈는 16에서 8로 바뀌었습니다. 저는 다이어트를 위한 식이요법을 전혀 하지 않았고, 오직 건강을 위한 식사를 했으며, 이로 인해 제 몸은 바뀌었습니다.

브랜틀리 선생님이 하신 말씀이 생각나는군요. "마들린, 자신의 의지력에 대해 외치세요. 전 당신께 할 일을 일러주었고, 당신은 잘 따라주었습니다. 이 프로그램에서 노력한 만큼, 아니 그 이상의 효과를 얻었습니다. 이 프로그램에서 20% 노력을 덜했다면 80%의 성공만 거두었을 것입니다. 하지만 100% 프로그램에 참여했다면, 해당 프로그램은 100%의 결과를 돌려줄 겁니다. 이 프로그램에서 신비란 존재하지 않습니다. 사람들은 당신의 겉모습만으로도 당신의 몸에 어떤 변화가 일어났는지 알아볼 겁니다. 하지만, 내부의 변화야말로 너무 커서 형언할 수 없을 것입니다!"

지금 그 시절을 회상해보니, 내가 얼마나 슬프고 화가 났었는지 기억이 납니다. 그로 인해 브랜틀리 선생님께 많은 신세를 졌습니다. 프로그램을 통해서, 선생님은 아이를 유산한 끔찍한 죄의식을 일깨워 주셨으며, 나의 거부감도 간파하셨습니다. 선생님은 과거에 대한 집착을 버리고 책임감을 갖도록 격려해주셨고, 제가 이룬 성과들을 통해 향후 삶에 대한 정신 자세를 잡아주면서 이전에 결코 알지 못했을 인생의 여정에 함께 해주셨습니다.

스스로를 희생자요 낙오자라고 생각하던 느낌이 일단 멈추자, 저의 삶을 완전히 바꾸어준 음식 섭취에 대해 스스로 책임을 지게 되었습니다. 저는 다른 사람이나 환경에 대한 불만을 멈추고, 나 자신의 불행에 기꺼이 책임을 졌고, 그래서 몇 가지 방법으로 그것을 깨달았습니다. '나는 내 몸의 주인이다!' 이 사실을 깨달은 순간, 모든 불만은 사라지고 모든 것이 전적으로 나 때문임을 알게 되었죠. 브랜틀리 선생님은 "매우 간단해요. 수만 가지 일을 다 할 필요는 없어요. 그저 먹은 음식 하나하나에 책임을 지면 됩니다."라고 말씀하셨습니다.

최근에 누군가 제게 묻더군요. "햄 샌드위치가 그립지 않으세요?"

제가 말했죠. "글쎄요. 가끔은 생각나요. 하지만 티슈 뭉치를 손에 들고 행사에 참가하면서 연신 재채기를 하던 일은 그립지 않네요. 또 누군가의 향수가 늘 알레르기에 민감한 저를 자극하지 않을까 두려워했는데, 그 역시 그립지 않아요. 정말이에요. 이 모든 것이 햄 샌드위치를 포기하게 만드는 이유죠. 전 정말 괜찮아요."

제대로 된 음식을 먹고, 물을 충분히 마시며, 자신의 건강을 관리할 때만큼 좋은 느낌은 없습니다. 왜냐하면 여러분의 몸이 말로는 형언할 수 없는 느낌을 여러분에게 주기 때문이죠. 우리 자신을 위해 할 수 있는 최선은 몸이 필요로 하는 것을 먹는 것입니다.

최근에 저의 주치의는 제게 에스트로겐 수치가 내려갔고 혈당치를 주의 깊게 관찰할 필요가 있다고 말했지만, 저는 이로 인해 조금도 당황하지 않았습니다. 브랜틀리 선생님에게서 배운 모든 것으로 무장되어 있는 저는 제가 해야 할 일을 정확히 알고 있기 때문이죠. 저는 즉시 수분 섭취를 늘렸고 아침에 과일 먹기를 중단했으며, 자신만의 운동 프로그램을 다시 시작했습니다. 그리고 생각했죠. '지름길은 없다'는 것을 상기시켜주셔서 감사하다구요. 지속적인 노력만이 결과를 가져올 수 있습니다. 단지 필요한 것은 '원인 제거'입니다. 이제 더 이상의 미스터리는 없습니다.

나로서는 더 할 말이 없다. 유일한 희망사항은 마들린이 했던 것처럼 여러분이 이 프로그램을 100% 실행하는 것이다.

삶의 균형을 맞추어라. 당신 스스로가 치료자다!

노화
치료

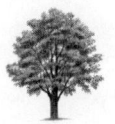

노화의 원인은 무엇인가?

여러분은 늙는 것이 진정 무엇 때문인지 궁금해한 적이 있는가? 나쁜 식습관에서 오는 영양 불균형과 갖가지 의약품, 유해한 환경 등이 독소를 만들어 우리 세포의 깊숙한 곳까지 침투해 세포를 약화시키고, 빠르게 파괴한다. 이와 동시에 우리 몸은 매순간 활성산소(free-radical)에 의한 손상을 견뎌내며 세포 조직과 분비선, 기관, 피부 등이 노화해간다.

우리의 세포는 산소를 이용해 에너지를 만들어낸다. 이때 소화, 신진대사, 혈액 순환과 같은 기능을 매일 매일 수행하는 데서 오는 결과물이 바로 활성산소다. 활성산소는 또 공기 오염, 살충제, 담배 연기, 가정용 일반 세제 등에서도 만들어지는데, 이런 불안정한 분자들은 우리 몸 주변을 떠돌다가 방금 총을 떠난 뜨거운 탄환처럼 어디에 박히든지 우리 몸에 상처를 입힌다. 만약 피부에 기미가 나타나고 주름살이 보인다면, 이는 활성산소에 의한 손상을 보여주는 외형적인 표시에 지나지 않는다. 그 이면에는 조직과 분비선, 기관, 근육 등도 이미 활성산소에 의한 손상으로 고통 받고 있으며, 이런 손상은 암을 유발할 수도 있고, 다른 퇴행성 질환을 가져올 수도 있다.

전에는 활성산소가 세포의 DNA를 손상시킨다고 알려졌지만 1978년, 헝가리 태생의 과학자이자 의사인 임레 너지(Imre Nagy)가 100살까지 사는 사람들의 세포를 얻어 분석한 결과, 이들의 세포도 여전히 DNA를 재생산해낼 수 있으며, 세포의 DNA 역시 손상되지 않았음을 밝혀냈다. 너지 박사는 몇 년간의 연구를 통해 활성산소는 DNA가 아니라 대부분 세포의 외피층을 손상시킨다는 결론을 내리고, 노화의 피막 가설에 대한 논문을 발표했다. 세포막은 한 번 손상되면 영양소를 흡수하고, 배설물을 배출하는 기능을 상실하기 시작한다. 즉 배출되지 못한 칼륨과 같은 염류 및 찌꺼기는 쌓여서 세포 안에 자리 잡기 시작하고, 따라서 수분은 강제로 세포 밖으로 쫓겨나기 때문에 세포는 수분을 빼앗기게 된다.

우리 몸의 세포는 매일 이런 손상을 입지만, 그래도 견뎌낸다. 왜냐하면 인체는 자기 방어 시스템을 구축하고 있어서 산화 방지제가 활성산소와 싸우도록 하기 때문이다. 산화 방지제는 활성산소가 서로 결합하는 데 필요한 전자를 제공한다. 이때 활성산소가 서로 결합하면 안정되어 더 이상 세포의 다른 부분에 들러붙으려 하지 않는다.

우리가 이롭지 않는 음식을 계속해서 먹고, 계속 상처를 낸다면, 우리의 자재 창고인 산화 방지제도 다 고갈되고, 결국엔 너무 이른 시기에 노화를 경험하게 될 것이다. 따라서 이와 같이 빈번히 발생하는 집중 사격으로부터 우리 몸을 보호하려면, 산화 방지제가 풍부한 유기농 생과일 또는 채소가 풍부한 식단이 필수적이다. 또 우리 몸이 일상의 과정을 통해 입은 상처를 회복하려면 휴식과 안정이 절대적으로 필요하다.

더 젊어 보이고, 더 젊어진 것을 느끼려면, 우리 자신을 느긋하게 침대에 눕혀야 한다. 스트레스는 바로 우리 피부에서 확인된다. 이때는 적당한 수분을 공급하는 것이 매우 중요하다. 스트레스를 받았는데도 수분을 보충하지 않으면 하루 사이에 10년씩 늙어가는 것을 확인할 수 있다.

노화의 또 다른 원인은 우리 몸에서 만들어지는 성장 호르몬 양의 감소에 있다. 성장 호르몬의 감소는 20대부터 일어나기 시작한다. 성장 호르몬과 노화 방지법, 피부 제품 등에 대한 자세한 정보는 내 웹사이트를 참고하기 바란다.

토니와 설탕과 커피

여러분은 주름에 무관심할지 모르지만, 에너지에 대해서 무관심한 사람은 없다. 젊을 때는 아침 8시부터 10시까지 일하고, 퇴근 후에도 밤새 파티를 즐기는 일을 계속 반복하면서도 앞으로도 영원히 그렇게 할 수 있을 것처럼 생각한다. 하지만 일정한 나이가 되면 더 이상 계속할 수가 없다. 녹초가 되어버리는 것이다. 일하고 집에 오면 소파에 드러누워 주방까지 걸어갈 힘도, 저녁을 준비할 힘도 없다. 에너지 고갈은 해마다 생일을 지날 때마다 더 심해지는 것처럼 느껴진다. 내 환자인 토니의 경우에도 일, 대인관계, 심리적 상태 어느 면에서든 이런 상황이 나타나고 있었다. 토니는 완전히 기진맥진해서 왜 그런지 아무런 생각도 할 수가 없었다.

토니의 아내가 몇 달 전에 나를 찾아왔는데, 아내의 변화를 보고 놀란 토니 역시 나를 보고 싶어 했다. 1994년에 처음 예약을 하고 만났는데, 토니는 170cm의 키에 몸무게가 89kg이나 나갔기 때문에 거의 무기력한 상태였다.

"아침에 샤워를 할 때면 너무 피곤하고 지쳐서 거의 눈물이 날 지경이었죠. 지금까지 2~3년 동안 계속 그런 것 같아요."

토니는 말했다. 그는 직장에서는 어떻게든 버텼지만, 집에 와서는 아무런 흥미도 힘도 없었다. 그는 신나는 것이 아무것도 없다고 말했다.

토니는 당시 58살이었고, 자신의 식단이 건강에 어떤 영향을 미치는지에 대해서는 전혀 생각도 하지 않고 있었다. 회사에 출근한 그는 식당에서 점심으로 무엇이 나오든 그냥 먹었다. 베이컨, 달걀, 샌드위치 등 잡동사니 같은 것들을 말이다. 설탕도 많이 섭취했고, 하루에 15~20잔의 커피를 마셨다는 말을 했을 때, 나는 거의 기절할 뻔했다. 토니는 1974년에 담배를 끊었는데, 그 전에는 23년 동안 하루 평균 10개비의 담배를 피웠다.

토니에게는 또 다른 증상도 가지고 있었는데, 정작 본인은 이를 부인했다. 처음 토니를 보았을 때 숨이 가빠 보였는데, 내가 이를 지적하자 토니는 그런 사실을 깨닫지 못하고 있었다. 토니는 계단을 걸어 올라왔고, 내 사무실에 들어왔을 때 몹시 숨을 헐떡였지만, 이런 증상에 익숙해져 있어서 그런지 전혀 알아채지 못했다.

첫 상담이 끝난 후, 나는 토니에게 영양 프로그램을 짜주었고, 토니는 이를 엄격하게 지켰다. 지금까지 살아오면서 그렇게 열심히 무언가를 한 적이 없었음에도 불구하고 말이다. 그때가 11월이었고, 토니의 둘째 딸이 이듬해 4월 결혼할 예정이었는데, 토니는 그때까지 좋아지기를 원했다. 내 제안대로 식이요법과 약초 섭취를 실천하기 시작한 지 1주일 만에 토니는 에너지가 변화하는 것을 느꼈다. 그 후 매주 토니는 점점 더 좋아지는 것을 느꼈고, 마침내 피로감이 완전히 사라져버렸다.

이전에는 자신의 몸이 어떻게 반응하는지에 관심이 없었고, 그것을 느끼는 데도 두 배는 오래 걸렸지만, 나의 약초처방을 받아들이면서 그는 자신의 몸이 좋아지는 것을 즉각적으로 느꼈다.

"이 처방으로 인해 두 배는 더 먹고 싶은 식탐이 생기기는 하지만, 절대 그렇게 하지 않았어요. 일정량을 꾸준히 먹었죠. 그렇게 하면, 정말 좋아졌거든요. 지금까지도 선생님의 약초 섭취 처방을 사랑하고, 그것 없이는 못살죠."

토니는 몸의 구석구석까지 건강이 좋아졌고, 4개월만에 89kg에서 74kg으로 체중이 줄어 결혼식장에서 흔쾌히 딸의 손을 잡고 입장할 수 있게 되었다. 토니가 한 것이라곤 적당히 먹고, 커피와 설탕을 섭취하지 않은 것이 전부였다. 체중을 줄이려고 노력한 것은 아니었지만, 어쨌든 결과적으로 그렇게 되어 몹시 기뻐했다.

딸의 결혼식 즈음에 토니는 정말 컨디션이 좋았고, 모든 종류의 스트레스를 잘 이겨내고 있었는데, 자기 생애에 이처럼 좋은 때는 없었다는 말도 잊지 않았다. 벌써 12년이나 되었지만, 지금도 토니는 이렇게 회상한다.

"가끔은 선생님이 아니었다면, 지금쯤 어땠을까 하고 생각해요. 왜냐하면 전 그 당시 정말 급속도로 쇠약해지고 있었거든요."

토니와 그의 아내 프랜시스와 함께 한 것은 나에게도 영광이었다. 그들은 자신의 인생 전부를 통틀어 이보다 더 좋은 적은 없었다고 말한다. 토니는 어린 시절보다 현재가 더 건강하다는 것을 느낀다고 말했다.

건강은 가장 신성한 권리

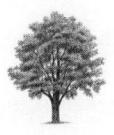

건강하고 활력 넘치는 몸으로 매일 기분 좋게 살아가는 것을 상상해보라. 이것이 환상이 아니라고 여러분에게 말한다면 어떨까? 여러분의 몸이 이미 균형 잡힌 최적의 건강을 갖도록 설계되었다는 것은 사실이다. 실제로 건강은 하느님이 우리 개개인을 만들 때 염두에 두셨던 것으로, 여러분이 태어날 때부터 가지고 있는 신성한 권리다.

여러분의 몸은 균형을 유지하는 방법, 치료하는 방법, 회복하는 방법을 스스로 확실히 알고 있다. 여러분이 그렇게 하도록 해주기만 한다면 말이다. 균형은 '최적의 건강'을 뜻한다. 몸은 끊임없이 균형과 건강으로 돌아가도록 설계되어 있다. 따라서 질병은 건강한 몸속에서는 살 수가 없다. 여러분이 할 일은 단지 이 책에서 말한 대로 균형을 위한 하느님의 로드맵을 따르기만 하면 되는 것이다.

지금껏 여러분에게 그 비결을 알려주었으니, 건강한 내적 환경을 만들어 여러분의 타고난 권리를 주장하고 선택하는 것은 이제 여러분에게 달려 있다. 여러분은 이미 건강의 비결을 알고 있다. 이제 그 기본 사항들을 되짚어보자.

- 유일하고 진정한 권위자인 자연의 법칙과 규칙을 따르라.
- 자연의 법칙에 따라 살고, 예방이 열쇠라는 사실을 명심하라.
- 항상 균형이라는 말을 머리에서 떠나보내지 마라.
- 터득한 내용이 효력이 있음을 알고 그 이유를 이해하라.
- 이해가 되지 않을 때는 질문하고, 쉬지 말고 끝까지 해답을 찾으라.
- 행동과 입속에 넣는 것에 책임을 져라.
- 문제가 생기기 전에 행동을 취하라.
- 여러분 자신이 최고의 건강 보험증서다.

누구나 자기 스스로의 노력으로 오랫동안 최적의 건강을 누리며 살 수 있는 이유는 우리 몸 스스로가 모든 것을 회복할 수 있기 때문이다. 바로 필자인 내가 살아 숨쉬는 증거다. 내 주치의가 나에게 내 여생을 그 상태로 살 수밖에 없다고 진단했었으니 말이다. 나는 그 말을 받아들이려 하지 않았고, 여러분도 그런 말을 받아들여서는 안 된다. 여러분이 건강 문제로 의지했던 사람들이 유일한 치료자인 자연의 법칙을 이해하지 못하고 있는 것이 분명한 경우, 그 시점이 바로 다른 곳으로 눈을 돌려야 할 때다.

핵심은 자연이 우리에게 주는 것만이 사람의 몸에 적합하다는 것이며, 이 진실은 유사 이래 한 번도 변하지 않았고, 앞으로도 그럴 것이다. 30년이 넘도록 나의 환자들은 비록 현대의학 의료진들이 희망이 없다고 했음에도 불구하고, 자연이 자신들의 삶을 구했다는 데에 동의한다. 자연은 항상 옳았고, 운 좋게도 내가 인간의 건강에 대한 유일하고 진정한 권위인 자연 그 자체를 재발견했다는 사실에 감사한다.

우리 인간이 땅과 바다에서 나온 음식을 활용해 최적의 건강을 누리며 살도록 만들어졌다니, 그 훌륭함을 한 번 생각해보라. 인간이 만든 그 어떤 것도 자연인 인간의 몸에 들어갈 수 있는 유일하고 올바른 믿음 체계가 만든 완벽함에 견주지 못했고, 앞으로도 그럴 것이다. 이러한 마술 같은 요소들이 음식으로, 음료로, 그리고 자연적인 약으로 우리의 몸에 들어와야 하는 것이다. 다른 것은 필요 없다. 여러분 자신은 자연의 혜택을 받을 만하다고 생각하는가? 여러분 자신이 갖고 있는 최고의 건강을 누리는 권위만큼, 여러분의 마음과 몸과 정신에 이로운 선택을 할 만큼 자신을 사랑하고 존중하는가?

반복해서 말하지만, 여러분의 최고 건강보험은 전적으로 자신의 몸을 위해 무엇을 먹느냐에 달려 있다. 여러분에게 돌아갈 것은 고통과 질병이 아니면 균형을 갖춘 최적의 건강이 될 것이며, 이는 진정으로 여러분에게 달려 있다. 이제 여러분은 무엇을, 어떻게, 해야 하는지 알고 있다. 건강에 좋고 우리 몸이 만족할 만한 선택을 함으로써 우리가 태초에 자연에서 태어난 대로 살아야 하지 않겠는가? 우리 몸이 어떤 질병을 앓고 있든, 또는 그 질병에 관해 누가 뭐라고 말하든 잊지 말아야 할 것은, 우리 자신이 우리를 치료할 수 있다는 사실이다.

삶의 균형을 잡아라. 병은 나 스스로가 치유한다.

저자와 출판사는 이 책에 포함된 정보의 활용이나 응용에서 직간접으로 일어나는 일에 대해 어떤 책임도 지지 않는다.

브랜틀리 제품들에 대한 저자의 설명은 저자 자신의 임상 시술을 통해 얻은 결과물이다. 따라서 결과가 각각의 사람들에게 똑같이 적용되지 않을 수 있으며, 이 제품들은 또 전문적인 의료 처방의 대체제로 제공하려는 의도를 가지고 있지 않다.

브랜틀리 처방 건강 제품

수많은 약초 제품과 영양제, 그리고 유사제품들을 믿기 어려운 현실에서 우리는 과연 어디서 조언을 구할 것인가? 여러분의 몸에 적합하고, 건강을 되돌려 줄 수 있는 제품을 어떻게 선택할 것인가? 우리의 뿌리, 즉 하느님께서 주신 음식과 약초, 그리고 땅으로 돌아가 거기에서 답을 찾을 수 있을 것이다. 나는 10대에 그것을 찾았고, 자연은 나를 결코 실망시키지 않았다고 정직하게 말할 수 있다. 내 처방은 히포크라테스 선서에 근거하고 있다.

"너의 음식이 약이 되게 하고, 너의 약이 음식이 되게 하라."

오랫동안 개인적으로 연구해오면서 내 환자와 가족, 친구들에게 정성 들여 제조해주었던 약초와 식품을 결합한 제품들을 여러분에게 제공할 수 있게 되어 매우 설렌다. 하느님께서 우리에게 이런 자연적인 치료 물질을 애써 제공해주셨고, 나에게 이런 약초들을 다른 방법으로 조합하여 제조할 수 있는 특별한 재주를 주셨음에 새삼 감사한다.

　나는 치료 약초와 음식을 연구하는 데 열정을 쏟았고, 30년 넘게 약초 처방 연구에 심혈을 기울여 왔다. 또 이 치료법을 글자 그대로 죽어가는 수많은 나의 고객들에게 처방했고, 그들의 유일한 희망이 되었다. 내 처방이 효력을 발휘할 수 있도록 내가 가진 모든 지식과 능력을 동원했다. 이런 처방들은 지난 30년간 위독한 상태의 고객들을 훌륭히 치료해냈고, 수천 명의 생명을 구하기도 했는데, 이 처방들이 너무도 강력하고 효과적이었기 때문에 가능한 일들이었다.

　약초 식물학자이자 자연의학자이며, 의학박사이기도 한 나는 여러분을 혼란스럽게 하고 싶지 않다. 따라서 오랜 내 연구 가운데 훌륭한 결과만을 선택해서 제시한다. 그리고 최선을 다한 실험을 통해 확신을 가지고 단언한다. 내가 처방하는 약초들은 서로 효과적으로 보완할 뿐만 아니라 가장 효력이 뛰어난 약초들을 조합한 제품이다.

　내 인생의 사명은 최고 품질의 약초를 구하는 것이며, 내 처방에 그 약초를 쓰는 것이다. 여러분이 할 일이란 인간에게 알려진 가장 효과 있는 약성분, 즉 자연이 주신 것을 씻어서 섭취하는 것이 전부다. 그런 다음 여러분의 몸이 스스로 치료하게 하는 것이다. 명심하라, 여러분이 치료사이다.

브랜틀리 건강 제품 주문 방법

　브랜틀리의 제품들은 상점에서 판매하지 않기 때문에 주문하려면 웹사이트 www.brantleycure.com이나 전화번호 1-800-560-CURE로 전

화해야 한다. 웹사이트에서는 포괄적인 연구 자료 및 현재 진행 중인 건강에 대한 자료들을 볼 수 있다. 이 밖에도 아래에 기술하는 여러 가지 정보를 얻을 수 있다. 모든 목록과 서비스는 계속 조사하고 업데이트 된다.

1. 암, 비만, 심장 질환, 당뇨병과 장, 간, 쓸개에 대한 자세한 설명, 신장과 방광 해독 프로그램과 프로토콜 등에 대한 교육용 DVD
2. 암에 대한 자연 치료법 및 세계의 진료소 목록
3. 새로운 브랜틀리 건강제품
4. 세미나 일정 및 텔레비전 방영에 관한 최신 일정
5. 건강에 도움을 주는 물 구입처 정보
6. 자연치료사와 건강 전문가 목록
7. 건강식품과 자연식 레스토랑 목록

참고문헌

- Alt, Carol. Eating in the Raw. New York: Clarkson Potter, 2004.

- Baird, Lori, and Julie Rodwell, eds. The Complete Book of Raw Food. Long Island City, N.Y.: Hatherleigh Press, 2005.

- Barefoot, Robert R., and Carl J. Reich, M.D. The Calcium Factor. Wickenburg, Ariz.: Bokar Consultants, 1992.

- Batmanghelidj, F. Your Body,s Many Cries for Water. Falls Church, Va.: Global Health Solutions, 1995.

- Becker, Robert O., and Gary Selden. The Body Electric. New York: William Morrow, Quill, 1985.

- Calbom, Cherie, and Maureen Keane. Juicing for Life. New York: Avery Books, 1992.

- Emoto, Masaru. The Hidden Messages in Water. New York: Atria, 2005.

- Goldberg, Burton. Alternative Medicine: The Definitive Guide. Berkeley, Calif.: Celestial Arts, 2002.

- Gursche, Siegfried. Healing with Herbal Juices. Burnaby, B.C., Canada: Alive Publishing Group, 1993.

- Howell, Edward. Enzyme Nutrition. New York: Avery, 1985.

- Jensen, Bernard. Tissue Cleansing through Bowel Management. Escondido, Calif.: Bernard Jensen Enterprises, 1981.

- Kulvinskas, Viktoras. Survival into the 21st Century. 21st Century Publications, 1975.

- Mars, Brigitte. Rawsome. North Bergen, N.J.: Basic Health Publications, 2004.

- Perricone, Nicholas. The Wrinkle Cure: Unlock the Power of Cosmoceuticals for Supple, Youthful Skin. New York: Rodale, 2000.

- Rubin, Jordan S. The Maker,s Diet: The 40-Day Health Experiment That will Change Your Life Forever. Fayetteville, Ark.: Siloam Press, 2004.

- Walker, N. W. Become Younger. Norwalk, Conn.: Norwalk Press, 1972.

- Walker, N. W. Fresh Vegetable and Fruit Juices. Norwalk, Conn.: Norwalk Press, 1970.

- Walker, N. W. The Natural Way to Vibrant Health. Ottawa, Ill.: Caroline House, 1976.

- West, C. Samuel. The Golden Seven Plus One: Conquer Disease with Eight Keys to Health, Beauty, and Peace. Orem, Utah: Samuel, 1981.

옮긴이 _ 박경민

대학에서 불어를 전공했다. 테크니컬라이터로 활동하면서 기술, 경영 관련 서적과 잡지, 신문에 과학자, 경영인, 예술인 등 인물에 대한 새로운 관점의 글과 첨단기술, 해외기술, 문화트렌드 등을 소개하는 글을 기고하고 있다. 특히 분야를 막론하고 역사에 족적을 남긴 위대한 인물들의 삶의 궤적을 추적하는 일에 관심을 가지고 장기 프로젝트를 진행하고 있으며, 예술, 과학, 기술, 경영 등 각 분야의 새로운 트렌드를 취재하고 소개하는 일에 매진하고 있다.

저서로는 『아트 재테크』, 『박경림의 사람』, 『국민건강, 양보는 없다』 등이 있으며, 역서로는 『마인드해킹 따라잡기』, 『브랜드 마케팅』 등이 있다. 『가족애 발견』, 『침묵하는 의사 절규하는 환자』, 『착한 성공』 등 다수의 북디렉팅 작업에도 참여하고 있다.

자연치유력

개정판 1쇄 인쇄 | 2016년 9월 2일
개정판 1쇄 발행 | 2016년 9월 9일

지은이 | 티모시 브랜틀리
옮긴이 | 박경민
펴낸이 | 강효림

편집 | 이용주
디자인 | 채지연
마케팅 | 김용우

종이 | 화인페이퍼
인쇄 | 한영문화사

펴낸곳 | 도서출판 전나무숲 檜林
출판등록 | 1994년 7월 15일·제10-1008호
주소 | 03961 서울시 마포구 방울내로 75, 2층
전화 | 02-322-7128
팩스 | 02-325-0944
홈페이지 | www.firforest.co.kr
이메일 | forest@firforest.co.kr

ISBN | 978-89-97484-81-2 (13510)

이 책은 《기적의 자연치유》 개정판입니다.
이 책에 실린 글과 사진의 무단 전재와 무단 복제를 금합니다.
※ 잘못된 책은 구입하신 서점에서 바꿔드립니다.

인간의 건강한 삶과 문화를 한권의 책에 담는다

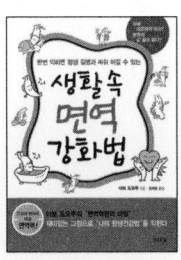

생활 속 면역 강화법

세계적인 면역학자 아보 도오루의 면역학 이론을 쉽게 풀어쓴 책. 어려운 의학 용어와 복잡한 원리를 일러스트로 쉽고 재미있게 설명하면서 생활 속에서 누구나 실천할 수 있는 면역력 강화법을 제시한다. 특히 '면역력을 높이는 10가지 방법'은 그간 아보 도오루가 제창해온 면역학 이론에서 '핵심 중의 핵심'이라는 평가를 받고 있다.

아보 도오루 지음 | 윤혜림 옮김 | 236쪽 | 값 13,000원

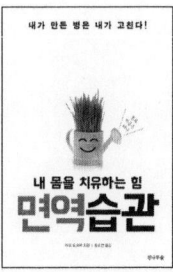

내 몸을 치유하는 힘 면역습관

내가 만든 병은 내가 고친다. 환자가 변해야 병이 낫는다! 약이나 치료에 대한 잘못된 상식을 버려라. 세계 최고의 면역학자 아보 도오루가 전하는 면역 강화 지침서. 생활습관병은 물론 암, 고혈압, 아토피 등의 병도 자율신경 즉 교감신경과 부교감신경의 조화를 유지하고 면역력을 높여주면 병원이나 약에 의존하지 않고 얼마든지 치료할 수 있다는 점을 밝히고 있다.

아보 도오루 지음 | 황소연 옮김 | 256쪽 | 값 13,000원

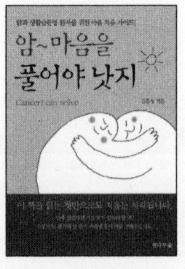

암~ 마음을 풀어야 낫지

암 발생의 가장 큰 원인 중의 하나는 바로 스트레스다. 따라서 스트레스로 고통받는 마음을 풀어야 꼬인 유전자가 풀리고 서서히 건강한 세포가 살아나기 마련이다. 저자는 암을 치료하는 데 있어서 심리치료와 영성치료의 중요성을 강조하고 전반적인 심신의학의 치료법은 물론이고 명상을 통해 마음을 치료하는 법도 제시하고 있다.

김종성 지음 | 288쪽 | 값 13,000원

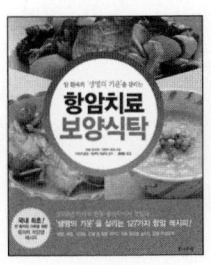

항암치료 보양식탁

항암치료 중인 암환자들에게 면역력을 높이고 체력을 보강해줄 방법을 전통 중의학에 근거해 제안. 생명의 기운을 살리는 식양생법을 127가지 요리 레시피에 담았다. 항암치료의 효과를 더욱 높일 수 있도록 엄선된 증상별, 부위별 약선요리를 소개한다.

미이 도시코 · 고타카 슈지 지음 | 다카기 준코 · 하마다 히로미 요리 | 윤혜림 옮김 |
280쪽 | 값 18,000원

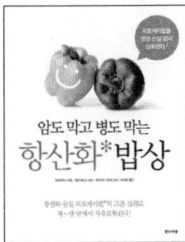

암도 막고 병도 막는 항산화 밥상

항산화 물질 피토케미컬의 고른 섭취로 평생 암에서 자유로워진다! 우리가 먹는 식품에는 어떤 항암 물질이 있으며, 무엇을 어떻게 얼마나 섭취하는 것이 좋은지, 암 예방의 이상적인 생활습관은 무엇인지를 자세하고 친절하게 안내한다. 특히 식품의 암 예방 물질 중에서도 채소와 과일에 들어 있는 항산화물질 '피토케미컬'에 주목, 영양과 피토케미컬 손실을 최소화하는 암 예방식 72가지 레시피를 소개한다.

주부의 벗사 지음 | 윤혜림 옮김 | 216쪽 | 값 15,000원

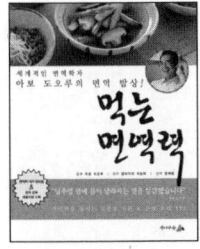

먹는 면역력

면역력을 높일 수 있는 생활 속 면역 강화법과 식사법을 소개한 면역 강화 지침서. 각종 질병과 스트레스, 환경오염 속에서 면역력을 높이고 건강을 지키는 방법을 자신의 임상경험을 바탕으로 쉽고 구체적으로 소개한다. 면역력을 높이는 일주일 식단과 일상생활에서 자주 먹는 식품으로 면역력을 높이는 방법을 알려주고 이들 식품을 이용한 간편 요리 레시피도 담았다.

아보 도오루 감수 | 겐미자키 사토미 요리 | 윤혜림 옮김 | 240쪽 | 값 14,800원

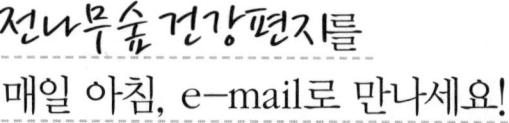

전나무숲 건강편지를
매일 아침, e-mail로 만나세요!

전나무숲 건강편지는 매일 아침 유익한 건강 정보를 담아 회원들의 이메일로 배달됩니다. 매일 아침 30초 투자로 하루의 건강 비타민을 톡톡히 챙기세요. 도서출판 전나무숲의 네이버 블로그에는 전나무숲 건강편지 전편이 차곡차곡 정리되어 있어 언제든 필요한 내용을 찾아볼 수 있습니다.

http://blog.naver.com/firforest

 '전나무숲 건강편지'를 메일로 받는 방법 forest@firforest.co.kr로 이름과 이메일 주소를 보내주세요. 다음 날부터 매일 아침 건강편지가 배달됩니다.

유익한 건강 정보,
이젠 쉽고 재미있게 읽으세요!

도서출판 전나무숲의 티스토리에서는 스토리텔링 방식으로 건강 정보를 제공합니다. 누구나 쉽고 재미있게 읽을 수 있도록 구성해, 읽다 보면 자연스럽게 소중한 건강 정보를 얻을 수 있습니다.

http://firforest.tistory.com

 스마트폰으로 전나무숲을 만나는 방법

네이버 블로그

다음 블로그

전나무숲
www.firforest.co.kr